JN267814

電磁界の健康影響

工学的・科学的アプローチの必要性

三浦正悦
Shoetsu Miura

東京電機大学出版局

本書の全部または一部を無断で複写複製（コピー）することは，著作権法上での例外を除き，禁じられています．小局は，著者から複写に係る権利の管理につき委託を受けていますので，本書からの複写を希望される場合は，必ず小局（03-5280-3422）宛ご連絡ください．

はじめに

　電磁波（電磁界，電磁場）の健康への影響に関しては，世間でも色々な情報が錯綜しており，必ずしも適切な情報開示がなされてはいない．特に昨今のインターネット全盛の時代にあっては，様々な情報がインターネット上を行き交っている．

　本書は，電磁界に関して単に不安を持つのではなく，ありのままに理解するための最低限度必要と思われる事項をまとめたものである．電磁界の健康影響に関する研究ではどこまでわかっているのか，世間で話題になっている研究に関しては新聞報道のレベルではなく，もう少し踏み込んで内容を知る必要がある．そして，今後どのような研究を行っていくべきかについても考えなければならない．

　無知もしくは先入観からくる不安は，場合によっては冷静さを失わせ，誤った判断の原因となりかねない．電波を浴びたらどうなるのか，どのようなとき，どのような電磁界が危ないのか，生体効果には益あるいは害はあるのか，安全基準はどうなっているのか．しばしば，専門家は「根拠はない，まだ統一見解がない，継続した研究が必要」と言う．

　本書は「なぜか？」と考えるきっかけになることを願う．電磁界，電気や電波は，われわれの五感ではとらえられない．だからこそ，その性質，その危険な側面を，また有益な側面を，本能ではなく知識と頭脳で理解すべきである．そう言いながらも電磁界の健康影響といえば，工学，医学，心理学，生物学，社会学などにまたがる境界領域の学問であり，決して易しいテーマではない．

　本書は，大学で工学や医学を学ぶ学生をはじめとして，このテーマに関心を持った学生のための入門書として，科学的な見地で，公正にかつできるだけ易しく，またできるだけ詳しく，電磁界の全般にわたって，最進の研究成果など

も含めて概説することを主な目的としている．

　第1章から第3章までは「総論」的にまとめてある．この部分だけでも最低限度の知識が得られると思う．そのために，用語集や用語に関連する解説は末尾ではなく，第2章に含めることにした．第4章以降は「各論」的に，主要なトピックを掘り下げてある．

　筆者はこのテーマに関する探究者であっても，専門的に学究活動を行っているわけではない．先達の書かれた多くの研究論文，成書を参考にさせていただいたが，理解不十分や誤解，不知による誤りもあるかもしれない．叱正を賜りたい．

　本書はあくまでの入門書である．また，このテーマは現在も研究が行われ，逐次その結果が学術雑誌などに公開されている．新しい知見もどんどん出てくる．最新情報を得るためにも，さらに深い知識を得るためにも，本書に引き続き，専門書や原著論文を読むことをすすめる．

2004年1月

著者しるす

注：引用する文章であっても，「電磁波」や「電磁場」は「電磁界」に，引用したグラフや図などを除いて磁界の単位「ガウス，ミリガウス」は「テスラ，マイクロテスラ」に統一した．磁界強度の単位はA/m，磁束密度の単位はテスラ，ガウスであるが，わかりやすさを優先させて「磁界10マイクロテスラ」という表記にした．

目　次

第1章　電磁波に関する工学的・科学的な見方の必要性
1-1　不安と関心 – 何が正しい情報なのか – ... 1
- 1.1.1　新聞などの報道 ... 1
- 1.1.2　誤りも多い一般の情報 ... 2
- 1.1.3　「問題がある」という研究はよく報道される ... 4

1-2　正しい判断のために必要な知識を ... 5
- 1.2.1　電磁波・電磁界の範囲と定義 ... 5
- 1.2.2　直流は安全で交流は危険か？ ... 6
- 1.2.3　交流の周波数が高くなると危険度は増すのか？ ... 6
- 1.2.4　低周波とマイクロ波の影響度の違い ... 6
- 1.2.5　機器への影響と人体への影響の峻別 ... 8
- 1.2.6　測定器の誤った使い方 ... 9
- 1.2.7　物理現象との峻別 ... 10

この章のまとめ ... 11

第2章　基礎となる工学や科学知識
2-1　電磁波とは，電磁界とは ... 12
- 2.1.1　電界とは ... 12
- 2.1.2　磁界とは ... 13
- 2.1.3　広義の電磁界の定義 ... 14
- 2.1.4　狭義の電磁界の定義 ... 16
- 2.1.5　周波数，波長 ... 17
- 2.1.6　遠方界と近傍界 ... 20

	2.1.7	取り扱う電磁界の範囲の広大さ	23
2-2	近傍界の実態の例		24
	2.2.1	900 MHz のダイポールアンテナの場合	25
	2.2.2	モノポールアンテナの場合	26
	2.2.3	モノポールアンテナで周波数を変化させた場合	27
	2.2.4	微小アンテナの場合	28
	2.2.5	ループアンテナでループ長が短い場合	29
	2.2.6	遠方界からの近傍界推定	29
2-3	電磁界測定における留意点		31
	2.3.1	近傍界における測定の課題	31
	2.3.2	測定対象の周波数と適切な測定器	31
	2.3.3	帯域外のノイズに対して	32
	2.3.4	周波数分析しながらの測定	33
	2.3.5	測定における3軸検出器の重要性	34
	2.3.6	トリフィールドメータの長所と短所	36
2-4	電磁界の健康影響に関する疫学入門		38
	2.4.1	疫学的研究とは	38
	2.4.2	疫学研究の方法	39
	2.4.3	因果関係の確定	41
	2.4.4	疫学の研究報告例	42
	2.4.5	疫学で対象とした電磁界曝露	43
	2.4.5	疫学の評価条件	44
2-5	各種用語解説		46
	2.5.1	疫学関連	46
	2.5.2	疫学以外の医学関連	49
	2.5.3	工学関係：電磁界以外の項目	50
	2.5.4	アルファベットの略語	51
この章のまとめ			54

第3章　電磁界の健康影響に関する基礎

- 3-1　電磁界の生体反応と遮蔽　　55
  - 3.1.1　電界に対する生体反応　　55
  - 3.1.2　磁界に対する生体反応　　56
  - 3.1.3　電磁界の遮蔽　　56
- 3-2　電磁界の健康影響の概説　　57
  - 3.2.1　γ線などの放射線，X線，波長の短い紫外線　　57
  - 3.2.2　波長の長い紫外線，可視光線，赤外線　　58
  - 3.2.3　電波（ミリ波，マイクロ波など）の範囲　　59
  - 3.2.4　携帯電話の電波　　60
  - 3.2.5　発熱作用の有効利用　　60
  - 3.2.6　熱以外の作用は？　　62
- 3-3　低周波電磁界の研究の概説　　63
  - 3.3.1　低周波電磁界では熱作用は困難　　63
  - 3.3.2　低周波では磁界の影響に着目　　64
  - 3.3.3　過去の研究の概説　　65
  - 3.3.4　磁界にも着目しはじめたワートハイマの研究　　66
  - 3.3.5　周波数の窓はあるか？　　68
  - 3.3.6　ノルデックの研究　　70
  - 3.3.7　リネット疫学調査報告　　73
  - 3.3.8　地上に存在する自然の低周波電磁界　　74
  - 3.3.10　低周波磁界の健康影響のまとめ　　76
- 3-4　直流電磁界の研究の概説　　76
  - 3.4.1　直流磁界の影響　　76
  - 3.4.2　直流電界の影響　　77
- 3-5　VDTとパソコンからの電磁界の概説　　78
- 3-6　電磁界過敏症（電磁波過敏症）　　78
- 3-7　安全と危険の考え方　　80

3.7.1	現象としての量-反応関係	80
3.7.2	影響度の区別も重要	81
3.7.3	「安全」と「危険」の境界はあるか	82
3.7.4	リスクという用語を考える	84
3.7.5	厳格な意味でのリスクとハザードの区別	84
3.7.6	生活空間に存在する電磁界とリスク	86
3.7.7	予防原則とは	88

　この章のまとめ　91

第4章　直流電磁界

4-1	静電界（直流電界）	92
	4.1.1 自然界に存在する静電界	92
	4.1.2 静電界の植物成長促進	93
4-2	静磁界（直流磁界）	93
	4.2.1 強い静磁界の研究	93
	4.2.2 ミリテスラレベルの磁界の研究	94
	4.2.3 直流磁気の治療器への応用	94
4-3	地磁気	95
	4.3.1 地磁気の変化	95
	4.3.2 地磁気の変動と生物	97
	4.3.3 地磁気の日内変動	98
4-4	直流電圧源から交流磁界が発生する可能性	98

　この章のまとめ　101

第5章　低周波電磁界

5-1	低周波電界の影響	102
	5.1.1 これまでの研究結果の概説	102
	5.1.2 低周波電界の電界強度の実態と感知閾値	102

- 5-2 低周波磁界の影響で確立していること 103
  - 5.2.1 磁界による体内誘導電流 103
  - 5.2.2 低周波磁界の健康影響と閾値 105
- 5-3 低周波磁界に関する疫学：小児癌 105
  - 5.3.1 プール分析の結果 106
  - 5.3.2 日本での疫学調査結果 106
- 5-4 低周波磁界に関する疫学：成人の癌 108
  - 5.4.1 スウェーデンの送電線の磁界と成人の癌 108
  - 5.4.2 カナダの職業的な磁界曝露と脳腫瘍 111
  - 5.4.3 磁界の平均値では問題なく，最大値で妊娠に影響 112
- 5-5 低周波磁界に関する細胞実験，動物実験 112
  - 5.5.1 低周波電磁界と免疫への影響 112
  - 5.5.2 強い磁界で突然変異の誘発 113
  - 5.5.3 低周波磁界の細胞生物学的影響の中間のまとめ 115
  - 5.5.4 メラトニンへの影響 116
  - 5.5.5 鶏卵を使用した実験の再現性の困難さ 116
  - 5.5.6 ショウジョバエと磁界曝露 117
  - 5.5.7 ラットの発癌実験 118
- 5-6 アメリカの RAPID 計画 119
  - 5.6.1 RAPID の作業部会報告書 119
  - 5.6.2 RAPID の最終所長報告書 120
- 5-7 国際癌研究機構 IARC の判定 121
  - 5.7.1 IARC の発癌性評価法 121
  - 5.7.2 低周波磁界に対する IARC の発癌性判定 122
- 5-8 個人曝露の実態 126
- この章のまとめ 128

第6章　高周波電磁界

- 6-1 高周波電磁界の影響で確立していること　129
  - 6.1.1 殺人光線　129
  - 6.1.2 熱作用の例　130
  - 6.1.3 電波の可聴　132
  - 6.1.4 熱作用の中間のまとめ　133
- 6-2 熱作用から非熱作用へ　133
  - 6.2.1 研究には追試験が必要　133
  - 6.2.2 非熱作用の種類と研究報告例　134
  - 6.2.3 ヒトのラジオ波やマイクロ波吸収特性　135
- 6-3 高周波電磁界の曝露例　136
  - 6.3.1 産業・職場での暴露　136
  - 6.3.2 疑われたマイクロ回線　140
- 6-4 高周波電磁界の健康影響に関する疫学研究　141
  - 6.4.1 問題を見つけた研究　141
  - 6.4.2 問題はなかったとした研究　142
- 6-5 携帯電話の中継塔からの電磁界曝露　142
  - 6.5.1 携帯電話の中継塔から発振される電波の強さの推定　143
  - 6.5.2 携帯電話の中継塔から発振される電波の強さの実例　144
  - 6.5.2 水平方向に隣接した住居があれば要注意　145
- 6-6 携帯電話ハンドセットからの電磁界曝露　146
  - 6.6.1 携帯電話ハンドセットからの電磁界の特異性　146
  - 6.6.2 SARとは　147
  - 6.6.3 SARの実測例　148
  - 6.6.4 SARの空間分布　152
  - 6.6.5 脳の内部にSARの高いホットスポットの発生　152
  - 6.6.6 電車内での携帯電話の電磁界の強さ　154
  - 6.6.7 携帯電話のハンドセットからの電磁界の疫学研究　157

 6-7 携帯電話と心臓ペースメーカの干渉 158
  6.7.1 1997年の不要電波問題協議会報告 158
  6.7.2 市民団体の動き 159
  6.7.3 2002年の電波産業会の報告 161
  6.7.4 心臓ペースメーカ着用者の反応 161
 この章のまとめ 164

第7章　その他の分野の電磁界

 7-1 波長による区分 165
 7-2 赤外線 166
 7-3 可視光線 166
  7.3.1 可視光線のACGIH規定 166
  7.3.2 レーザ光線 167
 7-4 紫外線 168
  7.4.1 紫外線の区分と太陽からの紫外線 168
  7.4.2 ACGIHの紫外線規定 169
  7.4.3 蛍光灯ランプからの紫外線 171
  7.4.4 蛍光灯ランプと変異原性の研究 172
  7.4.5 ランプから放射される紫外線の工業会規定 173
  7.4.6 ハロゲンランプからの紫外線による発癌 174
 7-5 X線 176
  7.5.1 放射線に関するイメージ 176
  7.5.2 放射線の単位 177
  7.5.3 自然界に存在する放射線 178
  7.5.4 放射線障害の例と防護規定 180
  7.5.5 遺伝に与える影響 180
  7.5.6 放射線ホルミシスの研究 181

7-6	医療応用		182
	7.6.1 電磁界の医療利用の歴史		182
	7.6.2 骨折の治療に有効		183
	7.6.3 ジアテルミ		184
	7.6.4 癌治療にマイクロ波照射		184
この章のまとめ			185

第8章　電磁界曝露規定の紹介

8-1	防護指針の歴史的な背景	186
	8.1.1 熱作用で定めた最初のアメリカの曝露基準	186
	8.1.2 東欧圏の基準との違い	187
	8.1.3 低周波電磁界に関して	188
	8.1.4 その後の曝露規定	188
8-2	日本の電波防護指針の答申と法制化	188
8-3	ICNIRP	189
	8.3.1 概要	190
	8.3.2 曝露制限のためのガイドライン	190
8-4	WHOの国際電磁界プロジェクト	192
	8.4.1 プロジェクトの発足	192
	8.4.2 プロジェクトの目的	193
	8.4.3 国際協調	194
この章のまとめ		194

第9章　VDTからの電磁界漏洩

9-1	X線	195
	9.1.1 X線漏洩の過去の調査結果	195
	9.1.2 ブラウン管からのX線発生	196
	9.1.3 X線漏洩に関する法規制	196

	9.1.4	VDT からの X 線の実態	197
9-2	紫外線		199
9-3	高周波電磁界の漏洩		200
	9.3.1	電磁界漏洩の規制の必要性	200
	9.3.2	3 GHz を超える電磁界漏洩	200
	9.3.3	30 MHz から 3 GHz の電磁界漏洩	201
	9.3.4	400 kHz から 30 MHz までの電界漏洩	202
	9.3.5	400 kHz から 30 MHz までの磁界漏洩	202
9-4	VDT からの低周波電磁界		203
	9.4.1	低周波電磁界の周波数範囲	203
	9.4.2	低周波電磁界の健康影響への不安	203
	9.4.3	VDT からの低周波電磁界の規制値	204
	9.4.4	VDT からの低周波電磁界漏洩	205
	9.4.5	瞬間的な磁界漏洩	206
9-5	静電気		207
	9.5.1	VDT からの静電気による皮膚障害の症例	207
	9.5.2	静電気の帯電防止策	208
9-6	静磁気		209
9-7	CRT と液晶モニタからの電磁界の違い		209
	9.7.1	X 線の放射	209
	9.7.2	紫外線の放射	210
	9.7.3	マイクロ波などの電波領域の電磁界放射	210
	9.7.4	低周波電磁界の放射	210
	9.7.5	静電気	213
9-8	WHO の見解：201 文書		213
	この章のまとめ		217

第10章 身のまわりの電磁界

- 10-1 身のまわりの電磁界に関する一般論 ... 218
- 10-2 家電製品からの電磁界漏洩 ... 219
  - 10.2.1 法規制対象となっている家電製品からの電磁界 ... 219
  - 10.2.2 家電製品からの電磁界漏洩実態 ... 220
  - 10.2.3 近傍での電磁界強度は？ ... 222
  - 10.2.4 電子レンジ ... 222
  - 10.2.5 電磁調理器 ... 224
- 10-3 家電製品に関する疫学研究 ... 225
- 10-4 パソコンからの電磁界 ... 226
- 10-5 電車の中の磁界 ... 227
- 10-6 アマチュア無線と近傍電磁界曝露 ... 230
  - 10.6.1 アマチュア無線局の電波防護指針への適合確認法 ... 230
  - 10.6.2 過剰な方向での評価の限界 ... 233
  - 10.6.3 短いアンテナでの課題：垂直モノポールアンテナ ... 234
  - 10.6.4 ループアンテナ利用時の課題 ... 235
- 10-7 EASからの電磁界 ... 237
- 10-8 電磁界防護用品の効能 ... 238
  - 10.8.1 電磁界の健康影響の不安 ... 238
  - 10.8.2 電磁界防護繊維などの効果検証方法 ... 239
  - 10.8.3 金属性物体の近接と受信アンテナの感度 ... 240
  - 10.8.4 回折を考慮した検証 ... 240
  - 10.8.5 化学繊維協会のガイドライン ... 242
  - 10.8.6 OA電磁界防護エプロンの効果はない ... 243
  - 10.8.7 OA電磁界防護エプロンと画面フィルタの効果検証 ... 244
  - 10.8.8 携帯電話ハンドセット用電磁界防護グッズ ... 246
  - 10.8.9 実際の使用の局面を模した試験法 ... 247
  - 10.8.10 完璧な電磁界防護服の例 ... 248

10.8.11	その他の電磁界防護グッズ	248
10.8.12	防護グッズへの対処	249
この章のまとめ		250

あとがき　　251

参考文献　　254

索引　　265

第1章　電磁波に関する工学的・科学的な見方の必要性

　電磁界（電磁波，電磁場）の健康問題として，どのようなことが話題になっているか，それらにどのように取り組むべきか，どのように今後の研究を行うべきか，などに関して考える．

　色々な専門用語が出てくるが，用語の説明は第2章を参照のこと．

1-1　不安と関心　―何が正しい情報なのか―

1.1.1　新聞などの報道

　電磁波の健康影響は，ときに新聞で大きく報道されることがある．そのひとつに，朝日新聞2002年8月24日の一面トップ記事が上げられる（第5章参照）．

> **電磁界　小児白血病発症率に影響　初の全国疫学調査**
> 　高圧送電線や電気製品から出る超低周波の電磁界，平均磁界 $0.4\mu \mathrm{T}$（マイクロテスラ）以上が及ぶ環境では子供の白血病の発症率が2倍以上になる，という調査結果が，国立環境研究所などによる初の全国疫学調査の中間解析の結果で出ている

　この記事が電磁界（電磁波）の健康影響に関する最初の報道ではない．電磁界の健康影響に関する研究やその結果の報道は，古くから行われてきている．電磁界の健康影響は古くからあり，かつ新しい話題でもある．

1.1.2 誤りも多い一般の情報

電磁波の問題を考えるときによくある間違いは，原因と結果を混同するケースである．たとえば「神経電流によって発生する磁界は 10^{-12} T（テスラ）（＝10^{-6} μT）以下の微弱な磁界である．普通の生活で，電気製品が発生させるマイクロテスラオーダの電磁波であれば，神経系が影響を受けないのは不可能」という考え方があるが，この文章を以下に検証してみる．

機械的に考えれば，人間の体は電気信号で制御されている．神経などでは電気信号によって情報が伝達されている．しかし，体内に電源があって，そこから電流が流れ出ているというわけではなく，イオンの密度の変化などの形で電気が流れているのである．こうした神経電流などによって，微弱な磁界が発生している．特殊な条件を整え，特殊な測定器を用いることで，これらの磁界を体の外から観察することができる．結果として，脳からは脳磁図[1-1]などが得られる．この磁界の大きさは非常に微弱で，10^{-12} T 程度である．したがって，「神経電流によって発生する磁界は，10^{-12} T 以下の微弱な磁界です」という記述は正しい．

さて，人間が外部に存在する磁界発生源からの磁界に曝露したとすると，その人間の体には，この外部磁界によって誘導電流が発生する．磁界の曝露に関しては，国際非電離放射線防護委員会（ICNIRP）などの国際的な電磁界曝露ガイドラインが定められているが，このガイドラインでは，周波数が低い場合は外部磁界による誘導電流の大きさを推定して，体内に存在している電流の大きさを超えないように曝露限度値を規定している．もともと体内には電流が存在しているので，その電流を乱さないようにするという考えに立脚した規定である．こうして定められた曝露してもよい最大の磁界の大きさは，たとえば 50 Hz という低周波磁界の場合は 0.1 mT（＝100 μT）とされている．100 μT を超える磁界に曝露すると，それなりに大きな誘導電流が体に流れて，人体の機

[1-1] 脳磁図とは脳の電気的活動が作り出す弱い磁界を捉えた図で，電気信号を捉えた脳波に対応して考えることができる．

1-1 不安と関心 ―何が正しい情報なのか―

COLUMN

人工的なものは有害か？

「自然界にあるものは問題ないが，人工的なものは100％の安全性が確認されるまでは危険とみなすべきである」という主張が存在する．このような考え方が「すべての電磁界は危険とみなすべきだ」という主張につながるのだが，この主張にも矛盾を指摘できる．

たとえば，電磁波の一部である目に見える光（可視光線）にも，健康影響を考えるべき制限値がある．2002年7月，世界保健機関（WHO）より「日光浴が皮膚癌や白内障の原因と自粛を呼びかけ」という報告があった．日光に含まれる紫外線は電磁波（電磁界）の一部である．日光ですら時と場合によっては健康影響を考慮しなければならないのであるから，自然界のものは問題ないとは言えない．

似たような主張に，「電磁波は目に見えないから危険である」というものがある．確かに目に見えないものは，その危険性の感知や対処が困難である．しかし，それでは目に見えないものはすべて危険なのだろうか．目に見えなくて，身のまわりに充満しているもので，ヒトの生命維持になくてはならないものがある．それは「空気」である．空気は目に見えないから危険である，と主張する人はいない．

このように論理的に考えれば，いくつかの主張はナンセンスと理解できるだろう．

能に影響が出る可能性があるということである．普通の生活環境で曝露する数μTもしくはそれ以下の磁界では，大きな誘導電流は体内に発生しない．したがって，ガイドラインに示される100μTに対して，10^{-12}Tは，ほとんど無視できる値である．

このように考えると，前述の考え方の後半部分，「電気製品が発生させるマイクロテスラオーダの電磁波であれば……」という記述が誤りであることがわ

かる．それでは，なぜ誤ったのだろうか．

　体内の神経電流によって発生する磁界は，確かに 10^{-12} T 程度の微弱な磁界である．しかし，人間の体は磁界で動いているわけではない．体が外部の磁界に曝露したとき，体内にあって磁界で動作している部分と外部の磁界が直接干渉を起こすわけではない．もし人体が磁界で制御されているのであれば，磁界の直接的な影響を受けることになる．もしくはロボットなどのようにその体が磁気を通す電磁石や鉄などで作られているのであれば，外部の磁界の直接的な影響を受けることになるが，人間はこうした材料では構成されていない．したがって，ここで注目しなければならないのは，外部の磁界によってどの程度の誘導電流が流れるかということであり，外部の磁界の大きさと体内に発生している磁界とを比べることは無意味なことである．

　繰り返すと，人体の神経系統は電気信号で制御されている．したがって，外部からの磁気曝露を問題にするときは，磁気によって体内に誘導される電流の大きさを問題にしなければならない．つまり，磁気と電流に関する誤った理解，もしくは無知が，このような情報の誤りを導いたと考えられる．

1.1.3　「問題がある」という研究はよく報道される

　文献を調査してみると，「電磁波がなんらかの影響を与えているというポジティブな報告」，「問題はない，もしくは問題は見られなかったというネガティブな報告」，「先に行われた研究を別の研究者が行ったら再現しなかったという報告」など，さまざまな情報が交錯している．「人工物は危険」，「見えないものは危険」という誤った論旨で危機感をあおる報道も見られる．

　「問題がある」という報告は，「問題はない」という結果よりもマスコミで報道される機会が多いので（これをパブリケーションバイアスと呼ぶ），その現像による影響について真の相関があるのか否かを確かめるためには，単に既存の論文を査読するだけでは不十分で，さらなる研究が必要となる．つまり，「問題がある」という研究報告で「問題がない」という研究報告を否定することはできない．逆もまた同様である．

「問題がある」という論文だけを集積すれば「電磁波は危険」という結論に，「問題がない」という論文だけを集積すれば「電磁波は安全」という結論に，恣意的に導くことができるが，どちらも正しい情報であるとはいえない．

1-2 正しい判断のために必要な知識を

1.2.1 電磁波・電磁界の範囲と定義

「電磁波」，「電磁界」，「電磁場」という用語が世間で使われているが，次章以降に示すように，これらは非常に広い意味をもつ用語である．

医療用のX線診断装置で用いられるX線も電磁波であるし，目に見える光（可視光線）も電磁波である．多くの家庭にある障子は光をさえぎることができるので，「障子は電磁波をカットすることができる」という発言も論理的には間違いではない．ほのかに燃えるろうそくの炎は光を出しているので，「ろうそくは電磁波を発生する」と主張することもできる．携帯電話の通信に利用している電波も電磁波であるので，「携帯電話からは電磁波が発生する」ということも同様に主張できるだろう．電波（電磁波）の存在を予言したイギリスの物理学者マックスウェルは，「光は電磁波である」と唱えたが，これは正しい科学である．マックスウェルは電磁波の存在を予言した．

ここでは，議論すべき電磁波の範囲をきちんと定義してから議論することが必要である．「水はうまいか，まずいか」という議論をするとき，議論の対象の水を明確に定義しないで議論をしたのでは不毛の議論となってしまうが，電磁波に関する議論もこれと同様である．

耳に聞こえる音には，大きい音や小さい音（大きさ，強度），高い音や低い音（周波数），一定の周波数だけのポーンという音や様々な周波数を含んだ音，急に大きくなったり小さくなったりする変化の大きい音など，様々な形態がある．電磁波には，こうした音の形態以上に様々な形態があり，それぞれに生体への影響は異なる．

以降，学術的には「電磁界」が多く用いられることから，本書では「電磁

波」,「電磁場」ではなく,「電磁界」という用語を統一的に用いることとする.

1.2.2 直流は安全で交流は危険か？

「直流の電磁界は変動しない電磁界なので健康影響は存在しないが,交流電磁界はプラスとマイナスの方向に変動があるので健康影響が存在する」という主張がある.このような単純な論理では,電磁界の健康影響を厳密に語ることはできない.直流でも交流でも,曝露強度などによってはともに健康への影響がありうる.直流電磁界に関しては第4章で,交流電磁界に関しては第5,6章で解説する.

1.2.3 交流の周波数が高くなると危険度は増すのか？

50 Hz や 500 Hz といった低周波電磁界の領域では,周波数に比例して体内に発生する誘導電流が大きくなる.この場合は,より高い周波数の電磁界において危険度が増大する.では,高周波電磁界の領域である携帯電話の中継塔から発信される電波の周波数（900 MHz（9×10^8 Hz = 900,000,000 Hz），2,450 MHz）ではどうだろうか.

ICNIRP の電磁界曝露ガイドラインによれば,900 MHz の周波数に対して電界強度限度値は 41 V/m であり,2,450 MHz に対しては 61 V/m である.この帯域では,曝露してもよい電界強度の限度値は周波数に比例して大きくなる.また,光も電磁波である.緑の光の場合は波長が 500 nm となり,周波数で考えれば 6×10^{14} Hz となる.

これらのことから,周波数の高い電磁界が危険であるという考え方は誤りであるということが理解できるだろう.電磁界の曝露限度値は,このように周波数によって大きく異なっている.詳しくは関係する曝露基準を参照する必要があるが,かなり複雑なものである.

1.2.4 低周波とマイクロ波の影響度の違い

1.1.1 で紹介した新聞報道の例の中で,低周波磁界における $0.4\,\mu$T という

COLUMN

電磁界の定義の混同

　WHO 国際 EMF プロジェクト（第 8 章参照）では，進行中のプロジェクトの状況や報告書をインターネットで公開している．その多くは日本語で読めるようになっている．国際 EMF プロジェクト資料番号 181「電磁界と公衆衛生」はこのプロジェクトの概要を説明している文書であるが，この中に下記のような記述が見られる．

　ここ数年，個人的あるいは商工業的な使用目的による電磁界（EMF）発生源の増加やその形態の多様性には眼を見張るものがあります．発生源の例としてテレビ，ラジオ，携帯電話，電子レンジ，レーダー，医療機器，産業機器などがあります．
　これらの技術は人々の生活をより便利に，より快適にしています．
（中略）
　一方，これらの技術は電気機器の使用による健康リスクの懸念ももたらしています．
（中略）
　しかしながら，本当の健康影響リスクは不明ですし，ある種の電磁界は確かに存在はしますが，そのレベルはかなり低いかほとんど無視できる程度です．
　さらには，ラジオ波やマイクロ波などの非電離放射線の生物学的影響とガンマ線やエックス線などの電離放射線の生物学的影響とを混同していることもあります．

　このように，WHO においても電磁界の定義の混同については注意を促している．一方，「電磁界である X 線や放射能はどんな低レベルでも危険であるので，同じ電磁界である低周波電磁界や携帯電話の電波も危険であ

第1章 電磁波に関する工学的・科学的な見方の必要性

> る」という主張が見られるが，これは上記の WHO の報告や電磁界の定義から，正しくないことがわかる．

数値が示されている．この $0.4\,\mu\mathrm{T}$ という値は，携帯電話のハンドセット（送受話器）からの電磁界などにも適用できるのであろうか？

携帯電話の場合，たとえば無線周波数を 900 MHz とすると，ICNIRP などで定められた 900 MHz の電磁界曝露限度値（一般公衆に対する規定）は，電界強度では 27.5 V/m，磁界強度では $1.4\,\mu\mathrm{T}$ である．また，テレビの UHF 放送などで使用されている 300 MHz の場合では，磁界の限度値は $0.1\,\mu\mathrm{T}$ となり，$0.4\,\mu\mathrm{T}$ もの磁界があれば完全に曝露基準を超えてしまう．送電線などの 50 Hz 低周波磁界であれば，曝露基準値は電界強度で 10 kV/m，磁界強度では $100\,\mu\mathrm{T}$ となる．

このように，曝露限度値は周波数によって大幅に異なり，低周波磁界での $0.4\,\mu\mathrm{T}$ という値の議論は，携帯電話の場合には当てはまらないといえよう．

1.2.5 機器への影響と人体への影響の峻別

現在も色々な研究が進行中であるので断定はできないが，電磁界の影響を考えるときに，電子機器や通信機器への影響と人体への影響を区別しておく必要がある．

電磁界が心臓のペースメーカに影響を与えるおそれがあるとして，携帯電話のハンドセット（送受話器）と心臓ペースメーカとの間の距離を 22 cm 以上取ることが推奨されている．これは，携帯電話のハンドセットという電波（電磁界）を出す通信機器と，ペースメーカという医療用電子機器の相互干渉の問題である．心臓ペースメーカは体内に埋め込まれているとしても，これは電磁界のヒトへの健康影響という観点ではなく，機器間の問題として捉えることが重要である．（第 6 章を参照）

また，自動車の中でも AT（オートマチック）車の誤動作に電磁界ノイズが影響しているのでないかと 1980 年代に話題になったが，最近でも「車いすの

1-2 正しい判断のために必要な知識を

● COLUMN ●

電離放射線と非電離放射線の峻別

　生物の進化の原因のひとつとして，突然変異説がある．遺伝子の変異（突然変異）が偶然に起こり，その結果が世の中でうまく生きていける方向であれば，その変異した種は生き延びることができて，新しい進化した生物となる．突然変異の結果が環境に対応していない方向であれば，その種はやがて淘汰される．

　こうした突然変異を起こす原因のひとつとして考えられているものに，自然界に存在する放射線（電離放射線といわれる X 線やガンマ線，波長の短い紫外線など）がある．これらの電離放射線も電磁界の仲間であるが，これら自然界に存在する電離放射線が生物の進化の源であり，遺伝子などに影響を与えてきたということはできる．しかし電磁界の仲間でも，携帯電話の電波や送電線に発生する磁界は非電離放射線であり，遺伝子を直接傷つけたりする能力はない．前述の WHO が指摘している「電磁界の定義の混同」は，まさにこのことである．

電波誤作動防げ　通産省が基準設定」という報道があった（2000 年 10 月）．この電動車椅子が受ける電磁界の影響は，同じく機器間の電磁界干渉の問題である．

1.2.6　測定器の誤った使い方

　トリフィールドメータという電磁界測定器と携帯電話を密着させた状態の写真に「携帯電話を測定すると針が振り切れてしまった」という説明を入れて掲載し，電磁界の怖さを強調する記述があった．これは，測定器の使用法が正しくなく，測定結果の判断も適切に行う必要がある．

9

1.2.7 物理現象との峻別

　物理的な現象と生体への影響を混同しないようにすべきである．たとえば，電子機器や家電機器にラジオ受信機を近づけると，大きなノイズ音が発生する．この現象から，異常な電磁界がそれらの機器から発生していると主張する例がある．ラジオ受信機は，非常に感度よく電波（電磁界）を受信するための機器である．たとえば，人工衛星からの電波は微弱になって地球に届くが，ラジオ受信機はその感度を高くして受信している．このような機能をもつラジオ受信機に発生する現象を，そのまま人間に当てはめるのは適切ではない．

　同様の例として，高圧送電線の下で蛍光灯ランプをかざすと蛍光灯ランプが点灯する現像がある．蛍光灯ランプが点灯するほどの強い電磁界が発生しているので，人の健康への影響が考えられると主張するものである．このような主張に対しては，蛍光灯ランプの代わりに白熱電球を持って高圧送電線の下に立っても白熱電球は光らないことから，「白熱電球が点灯しないから，高圧送電線からの電磁界は安全である」という主張も可能になるのではないだろうか．

　ここでは，なぜ送電線の下で蛍光灯ランプが点灯して白熱電球が点灯しないのかを，科学的に考えればよい．送電線から発生する比較的レベルの強い電界によって，蛍光灯ランプはその構造上，内部の水銀の粒子が動くようになる．そして，その動いた粒子が蛍光灯の蛍光塗料に衝突して発光する．蛍光灯だから高圧送電線の下でも光るのであって，白熱電球は磁界や電界の影響を受けないので光らない．高圧送電線の下で蛍光灯が光れば恐ろしい現象のように見えるが，これは普通の物理現象であるという理解が必要である．

この章のまとめ

　前述の2002年8月24日の朝日新聞報道「低周波磁界で小児癌が2倍という疫学研究」を見て，疫学調査の結果がそのまま結論であるかのように受けとめている人もいるが，疫学調査だけでは結論は出せないことに注意が必要である．

　このことは，2002年6月にNIEHS（米国環境保健研究所，RAPID計画という国家計画で電磁界の健康影響の研究が行われたときその中核となった研究所）より改訂版が出たパンフレット「Question & Answer（質問と回答集）[1.1]」でも指摘している．「電磁界は疾病をもたらすか？実験室での実験や人を対象とした研究などはパズルを解く鍵となるが，ひとつの研究，ひとつの分野の研究（例：疫学）だけではパズルは解けない，全体像は見えない．人を対象とした臨床研究，細胞を用いた実験研究，動物を使用した研究，疫学研究の総合判断が必要となる．」

　この章で述べてきたように，電磁界の健康影響に関して目にする情報は必ずしも科学的ではないし，誤りも少なくない．電磁界の健康影響は非常に複雑であるので，第2章以降で解説する工学的・科学的な知識をもって，その解明にあたらなければならない．

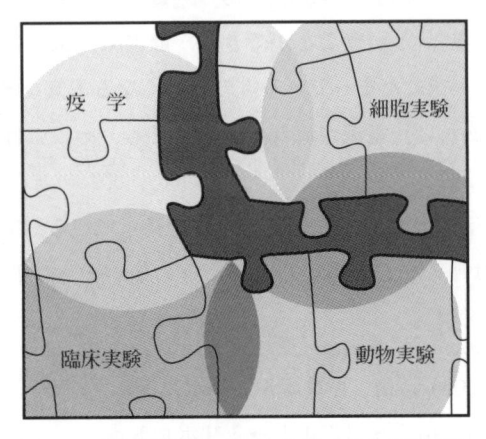

図1.1　問題解決はパズルを解くことに通ずる

第2章 基礎となる工学や科学の知識

　本論に入る前の準備として，電磁界の定義，疫学の基礎などを解説する．測定における注意事項や略語や専門用語などについてもこの章で概説するので，以降に登場する専門用語に慣れてもらいたい．
　工学系や医学系の専門の知識を持った読者にとっては当然の内容もあるので，内容に応じて読み飛ばしてもよいだろう．

2-1　電磁波とは，電磁界とは

2.1.1　電界とは

　厳密な工学的定義とは異なるが，電界とは，静電気などがチリ・ホコリなどを引き付ける力が働いている「場所」，あるいは目に見えない電気の力が働いている「場」や「界」，ということができる．静電気や家庭に来ている商用周波数電力の電気，上空にたまっている雷のもとになる電気など，電気があれば（厳密には電位があれば）電流が流れていなくても，そこには電気の働く場としての電界がある．
　電界は独立して測定が可能で，固有の単位を持っている．電界の強さ（電界強度）の単位には「V/m」が用いられる．その値が大きければ，それだけ強い電界がそこに存在する．

$$1\,\text{kV/m} = 1{,}000\,\text{V/m}\ （キロボルト→ボルト）$$
$$1\,\text{V/m} = 1{,}000\,\text{mV/m}\ （ボルト→ミリボルト）$$

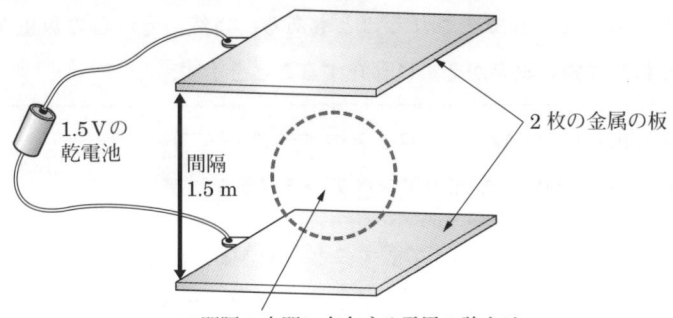

2-1 電磁波とは，電磁界とは

1.5 m の間隔の空間に存在する電界の強さは，
$\dfrac{1.5\mathrm{V}}{1.5\mathrm{m}} = 1 \,[\mathrm{V/m}]$ となる．

図 2.1 電界とは

$$1\,\mathrm{mV/m} = 1{,}000\,\mu\mathrm{V/m}\ (ミリボルト \to マイクロボルト)$$

「電場」という用語もあるが，これは「電界」と同じ意味で，工学系では「電界」という用語を，物理系では「電場」という用語が使用される．

2.1.2 磁界とは

厳密に工学的な定義とは異なるが，磁石などによって鉄の釘が引き付けられるような力が働いている「場所」，あるいは目には見えない磁気（磁石）の力が働いている「場」や「界」を「磁界」ということができる．

磁界は磁石の近傍に存在するが，電流が流れるとその近傍にも磁界が発生する．これを発見したのは，1820 年，デンマークのエルステッドである．どんな微小な電流でも，そこには磁界が発生する．人間の体も電流で制御されており，そこに流れる電流によって磁界が発生している．これらは，医療目的での脳磁図や心磁図の分析に利用されている．

「磁場」という用語もあるが「磁界」と同じ意味で，工学系では「磁界」という用語が，物理系では「磁場」という用語が使用さている．

磁界には固有の単位がある．電界と同じく，磁界を独立して測定することが可能である．磁界の強さ（磁界強度）の単位は「A/m」である．T をコイル

の巻数として，AT/m で表されることもある．当然，それらの数値が大きければ，それだけ強い磁界がそこに存在することを示す．

> 1 kA/m = 1,000 A/m（キロアンペア→アンペア）
> 1 A/m = 1,000 mA/m（アンペア→ミリアンペア）

これらの強さは「磁束密度」で表すこともできる．磁束密度の単位は「T（テスラ）」で，アメリカの電気工学者であったニコラ・テスラの名前に由来する．

> 1 T = 1,000 mT（テスラ→ミリテスラ）
> 1 mT = 1,000 μT（ミリテスラ→マイクロテスラ）
> 1 μT = 1,000 nT（マイクロテスラ→ナノテスラ）

磁界強度と磁束密度は，以下の式で換算できる．

$$磁束密度〔T〕= 4\pi \times 10^{-7} \times 磁界の強さ〔A/m〕$$

したがって，1 A/m = 1.2 μT　となる．

「G（ガウス）」という磁界の単位もあるが，これは正確には磁束密度の単位である．非常に古くから用いられている単位ではあるが，現在の ISO 単位系ではテスラを用いることになっているので，学術論文や公式な文書ではこのガウスという単位は用いられてない．

磁界の測定器をガウスメータと呼ぶことがある．ガウスという単位は磁界の単位としては使用できなくなっているが，過去の習慣からガウスメータという用語が広く利用されているようである．ガウスはテスラと相互に換算が可能で，10,000 G = 1 T，1 mT = 10 G，1 μT = 10 mG となる．

2.1.3　広義の電磁界の定義

単純に「電磁界」といってもその範囲は広く，一言では定義できない．電磁界を周波数や波長で考えると，

① ガンマ線などの放射線
② X 線：レントゲン写真の X 線

③ 紫外線：波長の短いもの
④ 紫外線：波長の長いもの
⑤ 可視光線：太陽からの光や普段目で見ている光
⑥ 赤外線：赤外線ストーブの赤外線など
⑦ ミリ波
⑧ マイクロ波などの電波：携帯電話やテレビ放送，ラジオ放送の電波など
⑨ 低周波電磁界：モータを回転させている磁界など
⑩ 直流磁界・電界：静電気が働いている場所，磁石の磁力が及ぶ範囲

に大きく分類することが可能である．

波長や周波数によって電磁界の物理的な性質は異なり，生体への影響も異なる．電磁界の健康影響を考える際には，対象となる電磁界がどの周波数の領域に属しているのかを明確にすることが重要である．

■電離放射線

①から③までは「電離放射線」と呼ばれる．ガンマ線（波長がX線の数十分の一程度の電磁界で，物質を透過する力が強い），X線（高速の電子が障壁に強くぶつかったときに発生する．透過力が強く，普通の光線を通さない物質でも透過し，干渉や回折現象を起こす）などの放射線や，紫外線の中でも波長の短い紫外線は電離放射線と呼ばれる．これらは，可視光線やX線を光子（光を一種の粒子と考えたときの光の粒子）の放射であると考えた場合，それぞれの光子が非常に大きいエネルギーを持つ．そのため，生体の細胞や分子などに直接的に，あるいは化学的に不安定な物質を生成して生体成分に影響を与えるという間接作用により，DNAの損傷などを引き起こす可能性がある．

もっとも，我々の生活環境には微量の放射性物質が存在し，常日頃放射線に曝露しながらも正常に暮らしている．自然界に微量に存在する電離放射線に対しては，ヒトはある程度の耐性ができていると考えることができる．これらの電離放射線に関しては，古くから国際的な環境基準や曝露基準などが定められている．

第2章 基礎となる工学や科学の知識

■非電離放射線

前述の④から⑩は「非電離放射線」と呼ばれる．紫外線の中でも波長の長いもの，可視光線，赤外線，マイクロ波などの電波，低周波電磁界は非電離放射線であり，分子から電子をもぎ取ったりするエネルギーは持っておらず，直接的な生体成分への影響はない．電離放射線に比べれば，非電離放射線の危険度は低い．

非電離放射線と電離放射線を包含したものが広義の電磁界（電磁波）である．

2.1.4 狭義の電磁界の定義

電磁波（電磁界）にはもうひとつ，狭義の定義がある．狭義の電磁界とは，電界と磁界が相互に密接な関係を持ち，電界が磁界を誘導し，その磁界がまた新たな電界を誘導するという動きを繰り返す形で伝播していく波，もしくはそうした力が働いている場のことである．この波の伝播の状況を図2.2に示す．電磁界としては測定が不可能なので，電界もしくは磁界としてどちらか一方を，または電界と磁界ともに測定を行う必要がある．

50 Hzや60 Hzといった低周波電磁界では，電界と磁界を互いに独立した存在として考えなければならないので，感覚的にも「電磁波」という「波」のイメージとは異なるものとなる．これが「電磁波」より「電磁界」という方が適切な用語であると考える理由である．したがって，低周波電磁界から X 線までのすべての電磁波を統合して議論するときは，「電磁波」よりは「電磁界」が

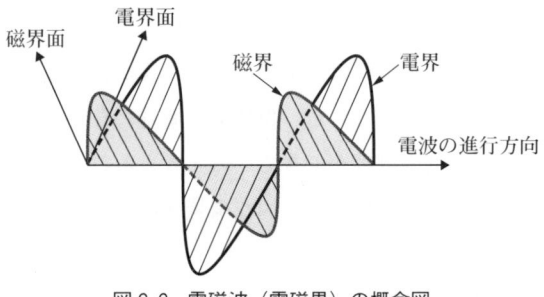

図2.2 電磁波（電磁界）の概念図

好ましい表現となる．

「電磁場」という用語もあるがこれは「電磁界」と同じ意味で，工学系では「電磁界」という用語を，物理系では「電磁場」という用語が使用されている．

「電波」という用語もある．電波は主に電気通信手段として使用されるマイクロ波などのことで，波として伝播している状態を指す．日本の電波法では，10 kHz 以上 300 GHz 以下の周波数帯域がこれにあたる．

2.1.5　周波数，波長

■周波数，波長

電磁界は繰り返す波として伝播する．1秒間に繰り返す波の回数を「周波数」という．1秒間に1回振動を繰り返すことが1サイクルであり，単位はヘルツ（Hz）で表す．

1,000 Hz＝1 kHz，
1,000 kHz＝1 MHz，
1,000 MHz＝1 GHz

電磁界は光速（30万 km/秒）で伝播する．ひとつの波の長さは，30万 km を周波数で割れば得られる．この波の長さを「波長」という．

$$波長 = \frac{光の速度}{周波数}　（光の速度：30万 km/s）$$

表2.1　周波数と波長の関係の表

周波数	波長
60 Hz	5,000 km
20 kHz	15 km
300 MHz	1 m
900 MHz	33 cm
1,500 MHz	20 cm
2,450 MHz	12.2 cm

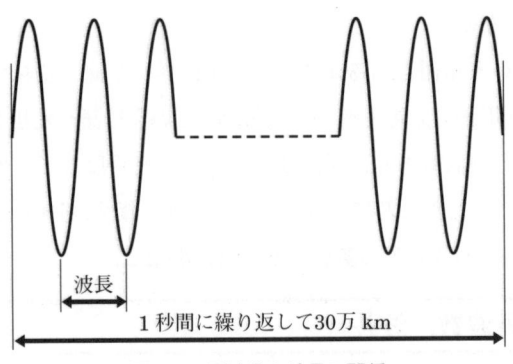

第2章 基礎となる工学や科学の知識

波長
1秒間に繰り返して30万km

図2.3 周波数と波長の関係

したがって，周波数と波長は相互に換算することができる．この関係を図2.3に示す．周波数もしくは波長が異なれば，生体への影響は異なる．

携帯電話などに用いられる周波数の高い電磁界，たとえば900 MHzでは，波長は約33 cmとなる．池に石を投げ入れたときにできる波に例えると，波と波の間隔が約33 cmとなり，携帯電話の電磁界は目に見えない形で空間を伝わっていく．

商用の交流電力周波数は50 Hz，もしくは60 Hzである．これを換算（30万km÷50，30万km÷60）すると，波長は6,000 kmもしくは5,000 kmとなる．

■アンテナ

電波の発振効率は，アンテナの長さに関係している．電波を効率よく遠くまで届くようにするためには，送信アンテナに工夫が必要となる．金属の棒に高周波電流を流せば，この棒から電波が発射される．電波の発振効率とアンテナの形状との関係は，電波工学の分野で研究されている．棒状のアンテナの場合は，発振する無線周波数の波長の4分の1の長さの棒を2本準備し，この2本の金属棒に高周波電力を印加する．これを半波長ダイポールアンテナと呼び，効率のよいアンテナとなる．金属の棒の長さが波長の2分の1，4分の1，8分の1といった長さのときにその周波数に共振するので，こうした長さのアンテナが電気通信には利用される．

アンテナにおいては，送信アンテナとしての性能と受信アンテナとしての性

2-1 電磁波とは，電磁界とは

能が同じである（これをアンテナの可逆性という）．

電磁界（電波）の健康影響を考えるとき，曝露する電波の周波数の波長に対してヒトの身長が2分の1波長，あるいは4分の1波長に相当すれば，ヒトは効率よく電波を受けることになる．成人や幼児などの身長の違いも考慮し，こうした電波を受けやすい周波数帯域（10 MHz から 400 MHz）に対しては，電磁界曝露規定値が厳しくなっている．この周波数帯域でなければ，周波数が高くても低くても曝露規定値は相対的に緩和される．

■時間変動電磁界

周波数だけではなく，「時間変動電磁界」としても考える．直流とは乾電池から供給される電気のように，流れる方向が常に一定である電気の流れである．脈流とは，電流の方向は一定であるが，時間的に大きさが変化している場合の電気の流れである．交流とは，電流の方向が時間的に変化している電気の流れであり，ある瞬間にはAからBに向かって電気が流れ，次の瞬間にはBからAに向かって電気が流れる．

交流と脈流を合わせて「時間変動」と表現し，時間的に磁界の大きさが変化する場合を時間変動磁界という．仮に電源が乾電池やバッテリーであり，一定の電圧で供給されているとしても，それらのバッテリーから流れ出す電流が脈流となり，時間的に変動しているのであれば，それらの変動する電流によって変動する周波数に応じた交流磁界が発生する．直流電圧であるバッテリーに接続された電線から 50 Hz の交流磁界が発生することがあるので，直流とはいえ健康影響を及ぼす可能性はゼロではない．

■周波数スペクトル

「周波数スペクトル」についても考慮する必要がある．音楽で考えると，周波数が一定の単音だけではなく，色々な周波数の音が同時に低い音から高い音まで含まれている和音がある．同様に，電波（電磁界）も一つの周波数だけから構成されているとは限らない．複数の周波数の電磁界が同時に存在したり，電磁界の波形が時間で急峻に変化するパルス的な波形であったりすれば，同時に多数の周波数の電磁界が存在することになる．

19

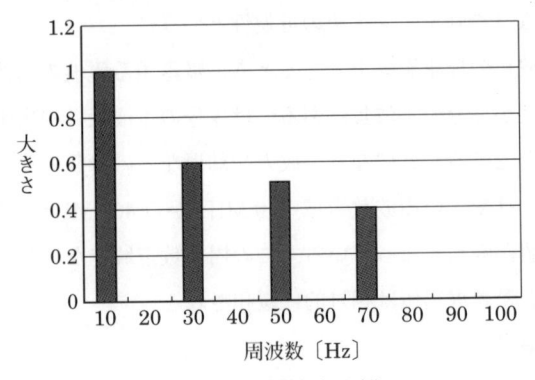

第2章 基礎となる工学や科学の知識

図2.4 周波数解析の例

構成されている周波数の成分分析を行うことを周波数解析といい，そこで得られた個々の周波数成分を「周波数スペクトラム」という．図2.4に基本波，3，5，7次高調波の大きさの割合を示した．基本周波数（10 kHz）の大きさを1としたとき，3次高調波（30 kHz）の成分は0.6であり，5次高調波（50 kHz）の成分は0.5，7次高調波（70 kHz）の成分は0.4であることを示す．

2.1.6　遠方界と近傍界

■遠方界

電磁界では電界と磁界が相互に密接な関係にあるが，そのように密接な関係を持つのは，電磁界の波源からある一定以上離れた場所においてである（厳密にはアンテナの種類や大きさなどで異なる．例：2波長分の距離，3波長分の距離，また約6分の1の波長分の距離）．これを「遠方界」という．

遠方界である電磁界では，電界と磁界いずれかを測定すれば，他方の界は単純な計算で換算することができる．すなわち，磁界強度を測定すればその磁界の測定値から理論的に電界強度を計算することができるし，電界強度を測定すればその場の磁界強度を理論的に計算することができる．比較的高い周波数の電磁界では，測定などの至便性から電界で考えることが多い．

この換算は，空間インピーダンス $Z = 120\pi = 377\,\Omega$ を使用する．電界強度を $E\,[\mathrm{V/m}]$，磁界強度を $H\,[\mathrm{A/m}]$ とすると，$Z = 120\pi = E/H$ となる．電界強

度 E を電圧 V, 磁界強度 H を電流 I, 空間インピーダンス Z を抵抗 R と考えれば，オームの法則（$R=V/I$）と同じ形となる．たとえば，ある場所で電界強度 E を測定して 377 V/m という測定値が得られたとすれば，その場所の磁界強度 H は，

$$H = \frac{377\,[\mathrm{V/m}]}{377\,[\Omega]} = 1\,[\mathrm{A/m}]$$

と計算される．遠方界での電磁界の強さは，電界・磁界ともに波源からの距離に逆比例し，10 倍の距離をとると電磁界は 10 分の 1 の強さとなる．

遠方界では，「電力密度」で考えることもできる．電磁界の強度を考えるとき，電界は電圧，磁界は電流と対比して考えることができる．電圧と電流をかけたものが電力である．空間にある電磁界も，その空間に存在する「電磁界の電力の大きさ」として電磁界で表現する．遠方界とみなせる電磁界では，

$$電力密度 = \frac{(電界強度[\mathrm{V/m}])^2}{377} = (磁界強度[\mathrm{A/m}])^2 \times 377$$

である．ここでは，空間インピーダンスを 377 Ω としてある．電力密度の単位としては，[W/m²] や [mW/cm²] が用いられる．これらは，

$$1\,\mathrm{W/m^2} = 1{,}000\,\mathrm{mW/m^2} = 1{,}000\,\mathrm{mW}/10{,}000\,\mathrm{cm^2} = 0.1\,\mathrm{mW/cm^2}$$

で相互に換算が可能である．

■近傍界

遠方界に対して「近傍界」がある．前述の一定値より近い場所では，電界と磁界はお互いに独立した関係にあるものとみなし，この領域を近傍界という．近傍界では，電界と磁界をともに測定しなければならない．近傍界における距離と強度減衰の関係は複雑になる．近傍界での空間インピーダンスは一定ではなく，アンテナの種類やアンテナからの距離によって大きく変化する．

電磁界の発生源からその電磁界の 1 波長分の範囲までが近傍界であるとすれば，携帯電話で使用する 900 MHz の電磁界では 33 cm 以内が近傍界となる．携帯電話に関連する事柄の中でも基地局からの電磁界のことを考える場合は，アンテナの 33 cm 以内に近接する可能性のある保守作業員を除けば，すべて

遠方界として取り扱うことができる．一方，携帯電話のハンドセットからの電磁界を考えるときには，アンテナの極近傍に頭部や手があるので，これらの場合は近傍界として考えなければならなくなる．

50 Hz，60 Hz といった低周波になれば，1 波長は 5,000 km 以上となる．1 波長分以上に離れた距離では，電界も磁界も十分に減衰しているものと考えられる．これでは電磁界として取り扱うことは現実的ではない．したがって，多くの場合は近傍界として考えることになり，電界と磁界を両方とも独立したものとして考えなければならなくなる．

■低周波電磁界

送電線の周囲に発生する磁界などの場合は，周波数は 50 Hz 程度と低く，波長は 6,000 km と長い波となるので，近傍界としてのみ考えることになる．ここでは，電界と磁界が相互に密接に連携した電磁「波」というイメージではなくなる．これらの周波数の電磁界の健康影響を議論するときにも「電磁波」という用語が一般に普及しているが，電磁界という用語がより適切であろう．

近傍界では，電界と磁界とを互いに独立した場（界）として考えなければならないので，電界の健康影響と磁界の健康影響をそれぞれ独立に考えなければならない．多くの場合，磁界が問題になるのは低周波電磁界においてである．

近年，低周波電磁界の健康影響に関心が集まるようになってきたので，低周波磁界という用語がマスコミなどで多用されているが，磁界イコール電磁界ではなく，磁界は電磁界の中の一分野に過ぎない．

■低周波の範囲

50 Hz などの低周波を定義するときに，「ELF（Extremely Low Frequency：：極超低周波）」や「VLF（Very Low Frequency：超低周波）」といった電波スペクトラム上の用語が用いられることがある．これら電波のスペクトラムを図 2.5 に示す．取り扱う電磁界の周波数によっては，遠方界と近傍界，電界と磁界を考えることになる．代表例を表 2.2 に示す．

電磁界の健康影響では ELF（極超長波）が話題に上ることが多い．図 2.5 は，電波の利用という局面から周波数帯域を区分し，名称を付けたもので，

2-1 電磁波とは，電磁界とは

周波数	300Hz	3kHz	30kHz	300kHz	3MHz	30MHz	300MHz	3GHz	30GHz	300GHz	3000GHz
略称	ELF	VLF	LF	MF	HF	VHF	UHF	SHF	EHF		
名称	極超長波	超長波	長波	中波	短波	超短波	極超短波（マイクロ波）		ミリ波	サブミリ波	
現在の用途例	極超長波	超長波	電波航法	ラジオ放送	短波ラジオ放送	TV・FM放送	TV放送	衛星通信			

図2.5 電磁界（電波）の分類

表2.2 考慮すべき電磁界の対象の違い

携帯電話：基地局のアンテナ	遠方界としての電界もしくは磁界
携帯電話：ハンドセット	近傍界としての電界および磁界
送電線からの電磁界	近傍界としての電界および磁界

ELFは300Hzから3kHzの間の電磁界の名称となっている．電磁界の健康影響を語る場合は，さらに低い50Hz，60Hzの電磁界を含むことが多く，50Hzなどが ELF の代表的な周波数となっている．

■マイクロ波

マイクロ波とは，図2.5にあるように，周波数でいえば300MHzから300GHzまでの電磁界のことで，携帯電話に使用されている800MHzから900MHz，1,900MHz，電子レンジや無線LANに用いられている2,450MHz(2.45GHz）というように幅広く利用されている．

マイクロ波に対して「ラジオ波」という用語が用いられることがある．図2.5の周波数の定義には登場しない用語で，300MHz以下のテレビ放送やラジオ放送，各種無線通信などに利用されている超短波，短波，中波といった高周波の電磁界の領域を示すものである．

2.1.7 取り扱う電磁界の範囲の広大さ

波長や周波数で考えると，電磁界の範囲は直流（周波数で考えれば0Hz）や50Hzからガンマ線などまでで，その範囲は10の20乗以上，桁数で20以上の幅がある．強度で考えれば，電界では送電線の1,000,000Vからラジオの受

信感度の $1\mu V$（マイクロボルト：$10^{-6}V$ という小さい値）まで，少なくとも10の12乗以上，桁数で12以上の幅を持つ．

磁界では，MRI（医療用診断装置）で使用している2Tから，脳が発生する磁界のnT（ナノ：10^{-9}）以下の範囲まで考えると，少なくとも10の12乗以上，桁数で12以上の幅がある．

周波数の幅と強度の幅を組み合わせた場合，膨大な範囲となる．これら電磁界の世界の広さを無視して，単純に「電磁界の影響」を語ることはできない．

さらに，「均一電磁界」と「不均一電磁界」の違いも考慮しなければならない．全身を均一な電磁界で曝露した場合と不均一な電磁界に曝露した場合では，影響が異なることは容易に想像できる．たとえば，ヒトは全身が雨でずぶぬれになれば風邪をひくおそれがあるが，洗面器の水で手を洗っただけで，風邪をひくことはありえない．

ある不均一で局部的な電磁界に曝露した場合，ヒトにとって不均一曝露でも，その局部的な電磁界が占める空間がラットの体型に比べて大きければラットにとっては均一電磁界かもしれない．ラットにとっては不均一電磁界でも，シャーシに取り出した細胞にとっては均一電磁界となるであろう．ここに，ラットや細胞に均一電磁界を当てた電磁界の影響実験をヒトにそのまま外挿できない理由がある．

多くの電磁界曝露基準は，「全身均一に電磁界に曝露した場合」を想定している．不均一な電磁界への曝露の場合は，空間的な分布を測定して平均値を計算する必要がある．

2-2 近傍界の実態の例

遠方界と近傍界に関しては2.1.6で説明したが，以下にその実例を示す．これらの実例は実際に測定器で測定した値ではなく，EZNECというアマチュア無線アンテナの解析用ソフトを利用して，パソコンで数値解析を行った結果である．

2.2.1　900 MHz のダイポールアンテナの場合

　図 2.6 は，各エレメント長が 7.8 cm（このエレメントの長さから半波長ダイポールアンテナと呼ばれる），直径 1 mm のダイポールアンテナにおいて，周波数を 900 MHz とし，アンテナに 1 W の電力を印加したと想定して，アンテナの周囲は電波を反射したり，吸収したりするものが皆無な状態（自由空間：Free Space）という理想的な条件下で，アンテナから放射される電界と磁界の強度を 1 cm という近距離から 10 m という遠方まで，距離を変えて計算を行った結果である．電界 E と磁界 H の割合から，それぞれの空間における空間インピーダンス Z についても計算した．以降，図 2.10 までの計算は，特記なき限りこの条件で行ったものである．

　図 2.6 より，磁界強度は，10 m から 1 cm の距離の間では距離に逆比例していることがわかる．一方，電界強度は，10 m から 10 cm 程度までは距離に逆比例しているが，それより近接した場所では電界強度がややつまり気味となっている．電界と磁界の割合である空間インピーダンス Z は，10 m の距離では 376.7 Ω と計算され，理論値と同じ値を示している．1 波長に相当する 33 cm の距離では 367 Ω と少し低くなり，1 cm の距離では 81 Ω という値に低下している．

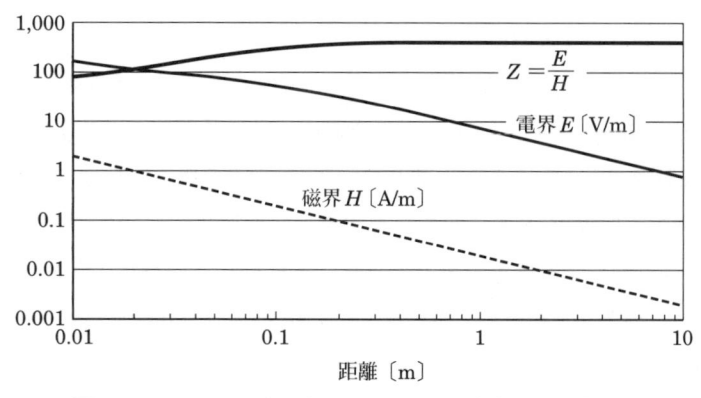

図 2.6　900 MHz のダイポールアンテナから放射される電磁界

このアンテナの場合は，33 cm 以上離れた場所では空間インピーダンスが約 377 Ω で一定と考えることができるので，電界強度の測定結果から磁界強度を，あるいは磁界強度の測定結果から電界強度を推定することが可能となる．より近接した場所 (33 cm 以下) では電界と磁界の関係は距離によって異なるので，電界と磁界の一方の値から他方を推定することはできない．また，送信電力は高々 1 W であるが，1 m の距離での電界強度は 7 V/m，10 cm の距離では 54 V/m と大きい電界強度となっており，この大きな電界強度が携帯電話の電波による心臓ペースメーカなど医療機器の誤動作の一因となる．実際の携帯電話ハンドセットの場合，アンテナの近傍に人の頭部や手があり，それによってアンテナの送信能力自体も影響を受けるので，実際の電界強度などは図 2.9 とは異なっている．

2.2.2　モノポールアンテナの場合

次に，周波数を同じく 900 MHz として，アンテナの種類をダイポールアンテナから携帯電話のハンドセットでよく使用されているモノポールアンテナとした．アンテナのエレメント長は 10.7 cm，直径 1 mm，給電点にマッチングコイルを追加（リアクタンス $L = 2,265\,\Omega$ 分挿入）したが，このマッチングコイルの損失は無視できるものとした．その結果，アンテナの給電点インピーダンスは

$$Z = 49.76 - j\,0.5\,\Omega$$

となった．送信電力は 1 W で同じ，アンテナの給電点からの距離を変えて電界 E と磁界 H を計算し，それらから空間インピーダンス Z も計算した．

結果を図 2.7 に示す．6 cm（波長の約 2π 分の 1 の距離）から 1 m の距離では，電界 E，磁界 H ともに距離に逆比例し，空間インピーダンス Z はほぼ 377 Ω となった．磁界は近距離でも距離に逆比例しているが，電界は 6 cm より近接した場所から距離の 2 乗程度で急上昇する．6 cm の地点では電界強度 74 V/m で空間インピーダンス Z は 293 Ω，2 cm の距離では電界強度 842 V/m で空間インピーダンス Z は 1,023 Ω と大きくなっている．

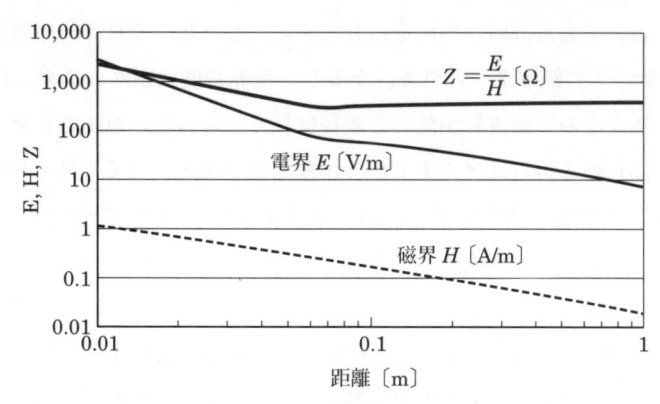

図2.7 モノポールアンテナからの電界，磁界と空間インピーダンス

2.2.3 モノポールアンテナで周波数を変化させた場合

今度は周波数を変化させてみる．モノポールアンテナの長さを変え，送信電力は一定の1Wであるが，144 MHz, 430 MHz, 900 MHz, 1,500 MHz, 1,900 MHz と周波数を変えて数値解析を行った．結果を図2.8に示す．これらのエレメント長は，周波数1,500 MHz では6.55 cm としてある．この長さは，波長の3/8に相当する長さである．

50 cm もしくは1m といったアンテナから離れた場所での電界強度は，どの

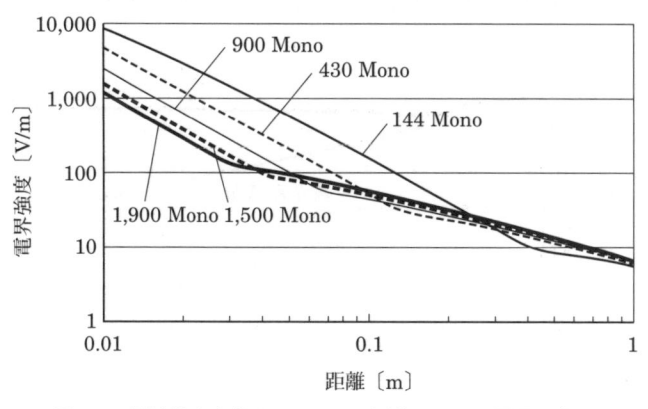

図2.8 周波数を変化させたときの近傍における電界の急増

周波数においてもほぼ同一の値を示している．しかし，それぞれの周波数の波長の2π分の1の距離より近距離になると，電界強度は距離の2乗に比例して急激に大きくなる．周波数が低いと波長は長くなるので，距離の2乗に比例して増加しはじめる折点はアンテナから比較的遠い場所になる．遠い場所から2乗に比例して増加しはじめると，図に示すように1cmや2cmといった近距離では，より大きい電界強度となる．

　これは，同じ送信電力の機器であっても医療機器などへの影響を検討するときに重要な要素となる．つまり，1mといった距離で試験を行ったときには，周波数によらずほぼ一定の影響度の判定ができるが，近距離においては，周波数が低い場合にはより大きな電界が近傍で発生しており，医療機器などへの影響が大きいことがこの図からうかがうことができる．

2.2.4　微小アンテナの場合

　送信周波数の波長の長さに対して非常に短いエレメントを持つアンテナを微小アンテナという．図2.9は周波数900MHzのダイポールアンテナの場合で，各エレメントの長さを2cm（波長の約16分の1の長さ）に設定した．この短いダイポールアンテナの場合は，図2.6の半波長ダイポールアンテナと異なり，波長の2π分の1の距離より近い場所での電界強度は距離の2乗に比例するようになり，空間インピーダンスも377Ωから離れて距離によって変化し，

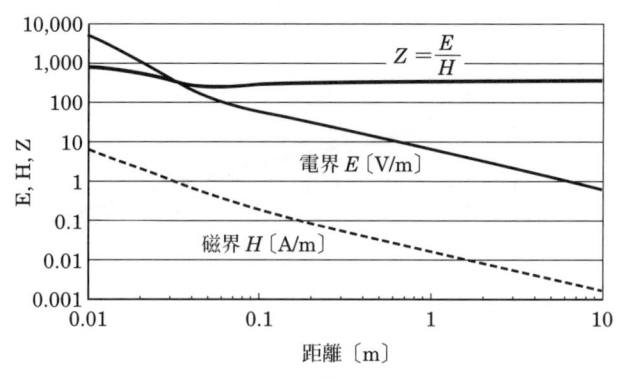

図2.9　短めのダイポールアンテナからの電界・磁界の放射と空間インピーダンス

近距離ではより大きい値となっている．

2.2.5　ループアンテナでループ長が短い場合

波長の長さに対してループ長を短くした微小ループアンテナではどうなるだろうか．2 cm×2 cm のサイズのループアンテナで計算を行った．

結果を図 2.10 に示す．近傍界では空間インピーダンスが 64 Ω（5 cm の距離の場合）と，377 Ω の 6 分の 1 程度にまで低下している．

図 2.6 から図 2.10 までの例に示すように，近傍界においてはアンテナの種類や大きさ，送信周波数によって，電界と磁界が大きく変化していることがわかる．距離に逆比例するとして，遠方界の数値から推定できる範囲は，あくまでも遠方界とみなせるある一定の閾値以上の距離がアンテナとの間にある場合に限定される．これらから電磁界の健康への影響は，アンテナや電磁界の発信源から離れている場合と近接している場合とでは異なることがわかる．

2.2.6　遠方界からの近傍界推定

ある場所の電界強度もしくは磁界強度について，実際に測定しなくても推定することができる．周囲に電磁界を吸収したり反射したりするものがない状態では，アンテナに入力される電力は電波となって，球面上に等しく拡散していく．アンテナの電力を P〔W〕，アンテナからの距離を R〔m〕とすれば，距離

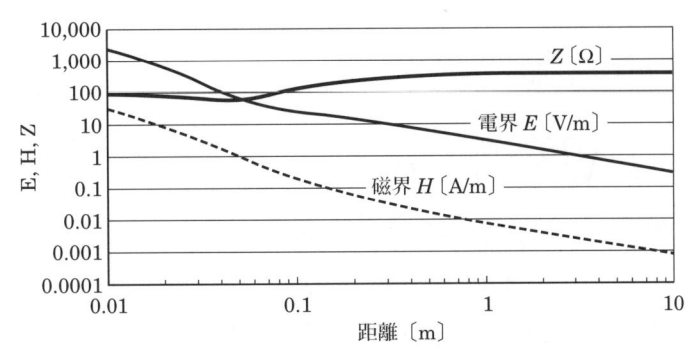

図 2.10　小さいループアンテナの場合の電界，磁界強度と空間インピーダンス

R の地点の電力密度 S は，

$$S = \frac{P}{4\pi R^2} \quad [\text{W/m}^2] \tag{2.1}$$

となる．

もし，アンテナが指向性を持ち，特定の方向に強く放射しているのであれば，その方向における距離 R の地点での電力密度 S は，最大の指向性を持つ方向のアンテナ利得を G とすれば，

$$S = \frac{PG}{4\pi R^2} \quad [\text{W/m}^2] \tag{2.2}$$

となる．

ある地点での電力密度から空間インピーダンスを Z とすれば，電界強度 E [V/m] は次式で求められる．

$$S = \frac{E^2}{Z} = \frac{PG}{4\pi R^2}$$

$$E = \frac{1}{R}\sqrt{\frac{PGZ}{4\pi}} = \frac{5.5}{R}\sqrt{PG} \tag{2.3}$$

アンテナの電力と利得が決まれば，空間インピーダンスが $120\pi (\fallingdotseq 377)\Omega$ で一定である範囲では，距離と電界強度の関係は電卓を利用した計算で推定できる．ある地点での電力密度から，磁界強度 H [A/m] を求めることもできる．空間インピーダンスを Z として，次式のように計算する．

$$S = H^2 Z = \frac{PG}{4\pi R^2}$$

$$H = \frac{1}{R}\sqrt{\frac{PG}{4\pi Z}} = \frac{68.8}{R}\sqrt{PG} \tag{2.4}$$

特定の距離における電界・磁界強度の値を簡単な計算で推定を行うことができるのは，あくまでも遠方界とみなせる場に対してである．

電波産業会の標準規格 RCR STD-38 では，次のように定義している [2.1]．「確認の対象となる場所が近傍界の場合は，電界強度，磁界強度の間に一定

の関係は成立しないので，各々を算出または測定する．ただし，適当な近傍界での算出式がない場合は，遠方界の算出式を用いて算出を行う．これは，遠方領域の算出式は，一般に近傍領域では過大な値を示すと考えてよいためである．この場合に算出する物理量は，電界強度，磁界強度，電力密度のいずれか一つでよく，相互に換算可能とする」．

しかし，近傍界では空間インピーダンスが 377Ω ではなくなるので，こうした計算による推定は大きな誤差を生じる可能性がある．遠方界の電磁界強度推定法で近傍界を推定したときに過剰側に値が算出されるものは，ダイポールアンテナのような電界放出型のアンテナでは，近傍界における空間インピーダンスが 377Ω に対して小さくなる場合に限定される．また，ループアンテナのように磁界放出型のアンテナの場合は，近傍界における空間インピーダンスが 377Ω より大きくなる場合に限定される．

2-3 電磁界測定における留意点

2.3.1 近傍界における測定の課題

電磁界の測定には専用の測定器が用いられる．各種多様な測定器があるので，詳細はそれぞれの測定器ごとの情報源を参照してもらうことにして，以下に注意すべき項目を解説する．

近傍界での測定は容易ではない．多くの電磁界測定器は，遠方界を前提に較正などが行われている．また，測定アンテナ(センサ)が電磁界の発生源や大地，金属物体などに近接すると，結合の問題が発生する．電波産業会の標準規格 38 では，こうした場合の測定アンテナとの最小距離を「原則として 300 MHz 未満の周波数では 20 cm 以上，300 MHz 以上の距離では 10 cm 以上」と定めている．これは，電子機器や無線発信源の近傍で測定する場合の制限事項になる．

2.3.2 測定対象とする周波数と適切な測定器

電磁界はその範囲が広く，周波数によって使用する測定器が異なる．また，

電界を測定するのか磁界を測定するのかによっても使用する機器が異なる．

携帯電話の電波塔からの電磁界を測定するのであれば，800 MHz，900 MHz，1,900 MHz といった周波数の電磁界を測定できる測定器（多くは「電界測定器」を使用する）を用いなければならない．高圧送電線からの電磁界では，この場合の多くは 50 Hz や 60 Hz の低周波磁界を測定することになるが，これらの周波数の磁界を測定できる「磁界測定器」を使用する必要がある．もしも発生している電磁界の周波数が不明な場合は，周波数分析機能を持つスペクトラムアナライザや，そうした機能をあわせ持つ電磁界測定器を使用する必要がある．

測定器で針が振れたり，10 V/m という電界強度や 1 μT という磁界強度が測定されたりしても，その周波数がわからなければその数値に意味はない．また，大きく判断を狂わせる可能性もある．1 μT という値は，周波数が高ければ ICNIRP などで規定されている電磁界曝露基準を超える可能性もあるが，周波数によっては基準値に対して十分に余裕を持って適合していると判断することもできる．

しばしば見かける悪い例は，携帯電話ハンドセットからのマイクロ波電波の強度を 50 Hz 等の低周波磁界測定器で測定しているケースである．「携帯電話からの電磁波を測定：10 μT～20 μT」という測定結果などは，冷静に電磁界曝露基準と照らし合わせてみればおかしいと疑問を抱くはずである．900 MHz で 10 μT の磁界が携帯電話ハンドセットから放射されているのであれば，これは曝露基準値を超えているので，人の頭部には大きな熱が発生するはずである．この場合は，携帯電話ハンドセットから放出されるマイクロ波電界によって，低周波磁界測定器が誤動作しているに過ぎない．

2.3.3　帯域外のノイズに対して

ほとんどの電磁界測定器は，測定可能な周波数範囲が仕様として定められている．そうした測定器を使用して，ある場所の電磁界強度を測定する場合，その測定器が測定可能な周波数成分の電磁界のほかに，測定範囲外の電磁界がそ

の場所に存在した場合はどうなるか．これも測定あたって注意すべきポイントである．

50 Hz の低周波磁界の測定を目的として，20～200 Hz の範囲の磁界が測定可能な測定器を準備し，高圧送電線の直下に立ったとする．そのとき，たとえば測定者の胸に携帯電話があって，携帯電話から 900 MHz の電界が発信されたとすれば，測定器の指示値はどうなるだろうか．この場合，携帯電話の電波によって測定器が誤動作する可能性が考えられる．測定にあたっては，こうした測定周波数の帯域外のノイズが存在するか否か，存在するとしても測定器に影響を与えるおそれはないことを確認する必要がある．

2.3.4　周波数分析しながらの測定

測定にあたっては，電磁界源からどの程度の強度で，どういう周波数の電磁界が発生しているのか，おおよその状況がわかっていなければならない．でなければ，測定器の指示値が正しいのかどうか（たまたま測定器がエラーを起こしたのか，同時にその場に想定外のノイズ源があってそれらによって指示値が影響を受けていないかなど）の判断が困難になる．「測定器の針がXXXに振れた」というだけでは，科学的とはいいがたい．科学的な調査のためには，周波数分析機能を持った測定器・測定手法を用いなければならない．

これまでの多くの携帯型電磁界測定器は広帯域型であった．図 2.11 に示す測定器は，NARDA社の EM フィールドアナライザ EFA-200 の外形である．周波数帯域 5 Hz から 32 kHz までの磁界の測定器で，帯域の全域にわたって実効値として測定することが可能であるだけではなく，同時に周波数分析も可能である．リアルタイムに周波数分析ができるほどの能力は，この携帯型測定器にはない．それでも，測定した実効値が正しいかど

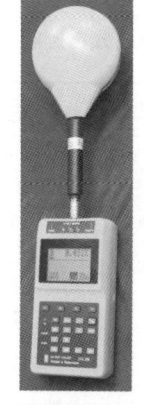

提供：東洋メディック(株)
図 2.11　NARDA の測定器

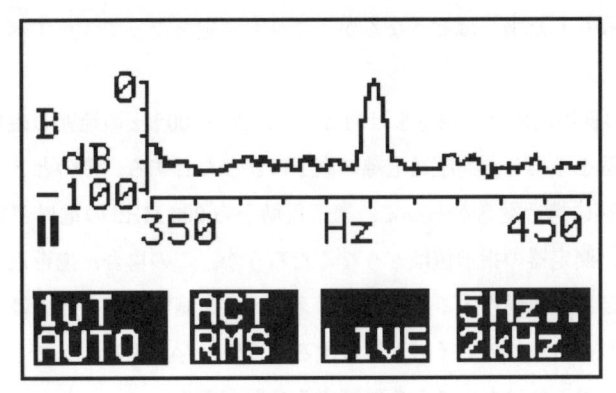

図 2.12 周波数分析の例

うかは,周波数分析を行って想定した電磁界発生源からの磁界を確実に測定し,想定外の周波数成分は無視できることを確認できる.図 2.12 に周波数分析の例を示す.この測定器を使用すれば,電磁界発生源からの電磁界の周波数がわかり,周波数によって異なる ICNIRP などの電磁界曝露規定ときちんと照合することができるようになる.

最近,測定周波数範囲を 1 Hz から 400 kHz とした磁界測定器 ELT-400 が NARDA 社から販売されている.この測定器の場合は専用の端子があり,別に周波数分析機能をもつアナライザに接続することによって,測定した磁界の周波数成分を確認することができる.

2.3.5 測定における 3 軸検出器の重要性

電磁界は X 軸,Y 軸,Z 軸の 3 方向の成分(ベクトル)を持っている.しかも測定しようとしている場所では,電磁界の発生源からどのような方向で電磁界が到来しているのか,一般的には不明である.

図 2.13 にあるように V という電磁界は,X 軸方向の成分 V_x,Y 軸方向の成分 V_y,Z 軸方向の成分 V_z を持っている.正しく電磁界 V の大きさを求めようとすると,X 軸,Y 軸,Z 軸の 3 方向の電磁界の強さを測定する必要がある.V の強度は,以下の式で求められる.

2-3 電磁界測定における留意

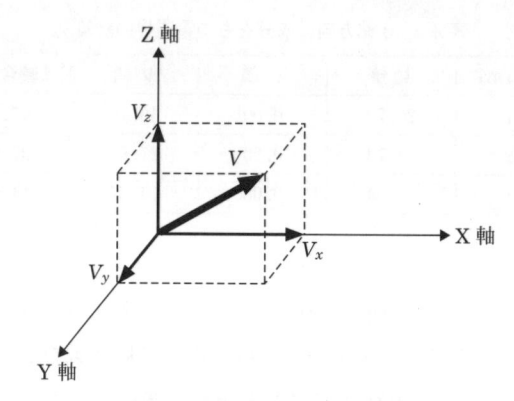

図 2.13　電磁界の 3 軸方向成分

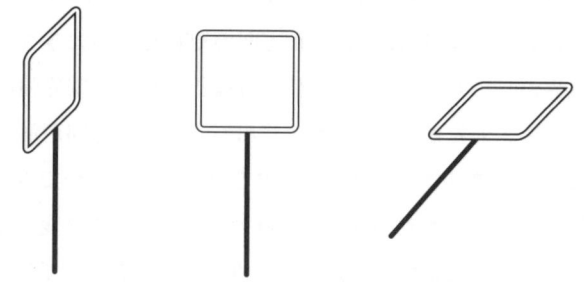

図 2.14　1 軸センサの場合は，3 回も測定器の向きを変えて測定する．

$$V = \sqrt{(V_x^2 + V_y^2 + V_z^2)} \tag{2.1}$$

さて，1 軸の測定器（センサ）であれば，図 2.14 にあるように 3 方向に測定センサの向きを変えて，合計 3 回測定を行い，それらの値を式(2.1)に代入して電磁界強度を計算することになる．これは大変な作業である．

特殊な電磁界の強度測定や評価において，発信源の方向など X，Y，Z 軸の各軸の値を知る必要がある場合は 1 軸センサを使用すべきというのは当然である．3 軸検出器は，それぞれの軸の検出ができるようにお互いに直交する三つの検出器を備えたものであり，多くは式(2.1)の計算を測定器内部で行ってくれる．

典型的な電磁界の例で，X，Y，Z 軸方向に分解したときのそれぞれの値の計算例を示す．表 2.3 は，EZNEC というアンテナ電磁界解析ソフトで計算し

表2.3　3軸方向に成分をもつ電磁界の計算例

距離〔m〕	V_x値	V_y値	V_z値	3軸合成値
0.1	20.79	0.00	46.16	47.78
0.2	4.73	0.00	27.68	27.97
0.4	0.94	0.00	14.67	14.69

電界の単位：V/m

た例で，理想的な大地（Perfect Ground）の上で，地上高さ1.5 mの地点に長さ8 cmのモノポールアンテナを設置，携帯電話の周波数を900 MHz，送信電力0.8 Wとして，1.5 mの高さでアンテナから距離をとって，それぞれの地点での電界強度をX，Y，Z軸，およびそれらの合成値を計算したものである．

表2.3から，距離によりX，Y，Z軸方向のそれぞれの大きさの割合が変化し，Z軸の電界が常に大きく，Z軸の値でほぼその地点の電界強度が定まるということがわかる．したがって，1軸の検出器でもZ軸方向が最大であることを見い出すことができれば，有効なデータを検出することができる．

問題は，測定器のセンサ部の向きを360度あらゆる向きに変えながら，本当に最大値を見つけることができるかという点である．間違って軸性を考慮しないでY軸方向の電界を測定し，そこの電界はゼロであるとしてしまうと，大変な誤りとなる．電磁界の測定に十分に慣れた人は，1軸センサでも十分に最大値を見い出すことができるであろう．しかしそうではない場合は，1軸に比べてやや価格が高くなる傾向にあるが，3軸検出器を持つ電磁界測定器を利用した方が大きな誤りは少なくなる．

2.3.6　トリフィールドメータの長所と短所

電磁界の健康影響に関心を持つ人が使用する簡易な電磁界測定器には，精度や再現性などに問題を持つものも少なくない．身のまわりの電磁界を測定する測定器としてアメリカ製のトリフィールドメータが使用される場合が多いが，これは数万円と比較的廉価で，ひとつの測定器で低周波磁界強度，低周波電界強度，マイクロ波電力密度と3種類（トリ）の測定が可能という測定器である．

2-3 電磁界測定における留意

しかし，この測定器は独自な低周波磁界の測定方式を採用しているので，通常の測定器の指示値とは大きく異なる値を示す傾向がある．50 Hz の磁界に対して 500 Hz の磁界は生体に 10 倍の誘導電流を発生させるので，測定指示値では周波数に比例した重み付けが加えられている．正常な測定器では周波数が 50 Hz でも 500 Hz でも $0.1\,\mu$T は $0.1\,\mu$T と表示するのに対して，トリフィールドメータでは周波数によって異なっており，50 Hz では $0.1\,\mu$T を $0.1\,\mu$T と指示し，500 Hz では $0.1\,\mu$T を $1\,\mu$T と表示するのである．

ごく一部の家電製品からの磁気測定（50 Hz もしくは 60 Hz の正弦波で漏洩してくる磁界の測定）を除けば，数倍から数十倍大きく表示されることになる．電気機器からどのような周波数でどのような波形の磁界が漏洩しているのかはわからないケースが多いので，仮に $0.2\,\mu$T の磁界が漏洩している機器をこのトリフィールドメータで測定すれば，ある場合は $0.2\,\mu$T と正確に測定し，ある場合は $10\,\mu$T の値を示すこともありうる．

測定の実例を図 2.15 に示す．筆者の自宅の 14 インチ CRT テレビジョンから漏洩する低周波磁界を，トリフィールドメータと，電磁界に関連する疫学研究でも用いられている測定器の EMDEX ライトを用いて，テレビジョン受信機からの距離を変えて測定した結果である．50 cm の距離では EMDEX ライトでは $0.29\,\mu$T，トリフィールドメータでは $1.20\,\mu$T と 4 倍の値を示し，それ

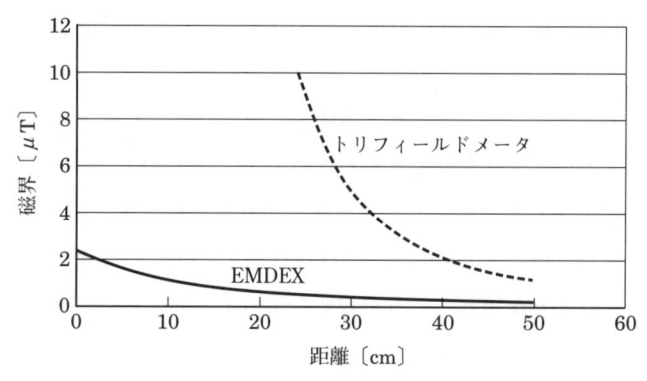

図 2.15　トリフィールドメータと EMDEX ライトとの測定値の差異

がテレビに近づくにつれてその格差が大きくなり，距離 24 cm では EMDEX ライトで $0.51\,\mu\mathrm{T}$ となるのに対して，トリフィールドメータでは $10\,\mu\mathrm{T}$ と約 20 倍になっている．

テレビジョン受信機には複数の電磁界発生源があり，それぞれ周波数も距離減衰特性も異なるものと思われる．トリフィールドメータは，こうした特性の変化に反応しているといえるだろう．

トリフィールドメータは，こうした短所を理解した上で使用すべきである．

2-4 電磁界の健康影響に関する疫学入門

電磁界の健康影響を議論するとき，過去に行われた研究や現在進行中の研究などの多くが疫学研究であることに気づく．電磁界が生体に影響するか否かを見るとき，どうしてもこの疫学研究結果を避けて通ることはできない．したがって，疫学とはどのようなものであるかを知る必要がある．相本篤子らの論文 [2.2] を参考に，以下に解説する．

2.4.1 疫学的研究とは

疫学の主目的は，疾病と環境因子の間の因果関係を究明することにある．色々と考えられる数々の要因の中から，それぞれの因子の相関係数の大きさを調べることによって，因果関係の強いものを探し出すことができる．考えられる多数の因子の中から，比較的容易に原因と考えられる因子を選び出すことができるという長所がある．

ただし，疫学研究で仮に強い相関関係が得られたとしても，それだけでは疾病とその因子の因果関係が確定するわけではない．偶然性（偶然に起こったことが研究結果を左右しないように十分大きな規模で研究する），バイアス（研究方法・対象などになんらかの偏りがないか），交絡因子（研究結果を大きく左右しかねないような隠れているその他の要因・因子など）に十分注意をする必要がある．

2.4.2 疫学研究の方法

疫学には大きく分けて，次の2種類がある．
① **記述疫学**
　対象とする健康・疾病の実態を研究対象集団についてありのままに観察する，もしくはアンケート調査やインタビューによって調査する．
② **分析疫学**
　ある仮説を立て，仮説の妥当性を積極的に検証する手法である．仮説を検証するための研究対象として，仮説原因への曝露群を設定する．さらに，「仮説原因以外の条件」を曝露群と同じになるように整合させた対照群を設定する．両群を比較検討し，その差異などを統計学的に分析して検証する．その他の交絡因子が入り込む余地があるので，この仮説原因以外の条件を両群でそろえることが分析疫学の難しい面である．これは，工学の実験とは大きく異なる点である．

分析疫学の方法としては次の3種類がある．
① **発病率研究・死亡率研究**
　対象とする集団における発病率・死亡率を他の集団（例えば全国平均値）と比較する方法を用いる．
② **症例対照研究**（ケース・コントロール研究）
　患者（症例：Case，ケース）と非患者（対照：Control，コントロール）からなる研究対象集団を設定する．この両群について，仮説要因の曝露の有無を調査する．そして，患者群の中に含まれる曝露者の割合 $A/(A+C)$ と，非患者群の中に含まれる曝露者の割合 $B/(B+D)$ を比べる．その他の因子

表2.4　症例対照研究

仮説要因への	ケース （症例）（患者）	コントロール （対照）（非患者）
曝露有	A	B
曝露無	C	D

は両群ともに同じ状況にあると仮定するが，ここに他の因子が入り込むことで正確性を欠くことになるという疫学の限界がある．

リスクの計算に関して，直接的に罹患率（発病率・死亡率）が求められないので，代用としてオッズ比として算出する．したがって，症例対照研究では相対危険度は得られないが，オッズ比という「危険度の推定値」が得られる．

$$オッズ比 = \frac{A/(A+C)}{C/(A+C)} \Big/ \frac{B/(B+D)}{D/(B+D)} = \frac{AD}{CB}$$

ケース・コントロール研究の長所は，後述のコホート研究よりも時間的・経済的に容易であること，そのためコホート研究の前段階として行われることが多い．欠点としては，患者（ケース）群が既に罹患しており，過去に曝露したかしないかの判定に情報の偏りと呼ばれる思い込みが入りやすく（リコールバイアス），研究精度が落ちる点があげられる．この研究にはまた，研究対象として得られた患者の総数でもって研究規模・研究精度が決定されてしまうという欠点もある．

③ **コホート研究**

コホート研究では，仮説としての要因に曝露している人と曝露していない人からなる研究対象集団（コホート）をあらかじめ設定する．この集団を比較的長期に渡って追跡し，曝露群と非曝露群からそれぞれ何人の患者が発生するかを観察する．非曝露群の中から発生した患者数の割合 $C/(C+D)$ と，曝露群の中から発生した患者数の割合 $A/(A+B)$ の比較から，相対危険度を算出する．このコホート研究では，直接罹患率およびその比較ができるので，正しい意味での相対危険度が算出できる．

$$相対危険度(リスク) = \frac{A/(A+B)}{C/(C+D)}$$

コホート研究には，追跡を未来に向かって行う前向きのコホート研究と，過去に向かって追跡する後向きのコホート研究がある．バイアスを避けるた

めには前向きのコホート研究が当然好ましく，精度のある研究を実施できる．ただし，未来へ向かって追跡するので，結果が出るまで長い年月と費用がかかる．

また，ある因子に曝露しているかしていないかの違いで二つの群に分けるが，それらの曝露の程度が長期にわたって変わらないという保証はない．ある短期的な曝露の有無だけでその後の発病の率を調べるのであれば，前向きのコホート研究は高精度で可能である．たとえば，一時的に強い放射線を浴びた人は浴びない人とどの程度の病気発生率の違いになるか，年数の経過で追跡するという研究では精度のよい結果が得られる．

2.4.3　因果関係の確定

疫学調査で強い相関関係が見い出されたとき，その因果関係を論じるためには，次の点について考慮する必要がある．

① **関連の普遍性**

仮説となった要因と結果の関係が，別の集団や他の研究者によっても同様に認められていること．

② **関連の密接性**

統計学的検定で高度に有意であること．あるいは，量-反応関係が成立すること．

相対危険度やオッズ比の大きさは，要因と結果の関連性の強さを表す．しかしこの値は，たとえば肺癌と喫煙の疫学調査結果のように，リスクが5から16倍程度と相当高い値でないと他の交絡因子の影響などを排除できなくなるので，意味がないと疫学的には評価されてしまう．たとえばリスクが5以上の場合，相関関係（因果関係）が相当強いと言える．

また，疫学におけるオッズ比の精度に関しても考慮しなければならない．通常，95% 信頼性区間（95% CI）で表現されるが，95% 信頼性区間の下限の値が 1.0 以上の場合はその関連性が有意であるとみなされる．

また，95% 信頼性区間の幅が広いほど，推定したオッズ比の精度が低いと

評価される．精度は単純に，95%信頼性区間の上限値と下限値の比が用いられることがある．比が0.5以上であれば高い精度，比が0.5〜0.25の場合は中間と評価し，比が0.25以下の場合は精度が低いと区分している例がある．

　通常，リスクが2倍と言われれば「危険は2倍」と解釈するが，疫学の場合は「相対危険度が2倍」と出ても，この2倍という数字は絶対的ではなく参考値でしかない．こうしたところが疫学研究の結果を解釈する上で注意すべき点であり，間違いやすい点である．新聞などの報道では数字だけが過大に取り上げられる傾向があるので，世の中をミスリード（誤った方向に導く）するおそれがある．この点は，工学の立場から数字を厳密に絶対値としてとらえることを常としているものにとっては，疫学研究の結果においてリスクとして得られた数字の解釈の違いにとまどいを覚えるかもしれない．疫学の場合は，得られた相対危険度の数字の大きさだけではなく，その他の条件も加味して評価しなければならない．

2.4.4　疫学の研究報告例

　疫学研究において「危険度が6倍」と報告されたものが，最終的にその因果関係を否定された例がある．「産業衛生学雑誌」2002年3月号に，久永直見らの「トリクロロエチレンおよびテトラクロロエチレンに曝露された労働者に発生する急性肝炎を伴うステーブンス・ジョンソン症候群」という論文が掲載された．これは，労働職場において化学物質に曝露したと思われる作業員の疾病に関する研究報告である．

　この論文の中に疾病の原因調査の一つとして，「従業員寮は1室10〜12名で，同室者に患者がいる場合はいない場合に比べてオッズ比（相対危険度）は6倍と有意に高かった．このことから，室内感染が要因として考えられた．」という記述がある．しかし「フィリピンから来た女性以外は罹患しておらず，室内感染は考えにくい」と結論付けている．

　相対危険度が6倍となれば，室内での感染が疑われても，もしくは原因であると断定されてもおかしくはない状況であるが，この研究では6倍であっても

その他の事象と合致しないとして，この仮説は否定された．オッズ比が6倍と高い数字が出ても，それが他の事象などによって説明がつかなければ，それで結論を出すことはできないという例である．

もうひとつは，疫学実験結果が正しく，動物実験の結果は否定されたという例である．常石敬一らによる「日本科学者伝」（小学館）の中の鈴木梅太郎の部の脚注に，次のような事例が紹介されている．これも動物実験の結果を評価するときに，注意しなければならない点である．

> 海軍で脚気を研究した高木兼寛は，脚気になった人とならない人の違いや食事の内容などを疫学的に研究し，脚気を激減させた原因をたんぱく質の増加にあると考えた．
>
> これに対して，オランダ領インドネシアでニワトリの雛を白米で飼うと脚気症状のような多発性神経炎を起こし，飼料を玄米にするか，または米ぬかを白米に加えると治ることを動物実験で確かめたオランダのアイクマンは，白米に毒素があり，米ぬかにそれを中和する成分があると考えた．しかし，アイクマンの弟子のグリーンスがどんなに実験を繰り返しても，白米から毒素は検出できなかった．
>
> 後日，鈴木梅太郎は米ぬかの中に脚気に有効な成分があると考え，米ぬかのアルコールエキスから脚気に有効な成分を分離することに成功，1910年の東京化学会でアベリ酸として発表した．

アイクマンの動物実験をそのまま受け入れると，白米には毒素があるので食べてはいけないという結論になる．ある特定の研究の結果だけを鵜呑みにすることは危険であるという例である．同様に，電磁界の健康影響はかなり複雑なので，簡単に結論を出すことは危険であるといえる．

2.4.5　疫学で対象とした電磁界曝露

坪野吉孝による「Global Risk Communications News letter 2002/09/06：歩行と激しい運動，循環器疾患の予防効果は同程度」から一部引用する．

> 米国の閉経後女性 73,743 人を約 3 年間追跡したところ，心筋梗塞や脳卒中などの循環器疾患に対する予防効果は，余暇活動として歩行でも激しい運動でも同じくらいだった．ハーバード大学のグループによるこの研究は，ニューイングランド・ジャーナル・オブ・メディシン 2002 年 9 月 5 日号に報告されている（Manson 2002）[2.3]．しかしこの研究では，仕事による身体活動は調べていない．
>
> この研究の問題点としては，余暇時の運動を調べているだけで，仕事を通した身体活動の差を考慮していない点があげられる．もしも仮に，余暇時での運動を多く行うグループが，仕事においても身体活動の量が多ければ，（仕事による身体活動を考慮しないことで）余暇時の運動の効果を過大評価することになる．
>
> 反対に余暇時の運動を多くするグループが，仕事においても身体活動の量が少なければ，余暇時の運動の効果を過小評価することになる．また，余暇時の運動が多くても少なくても，仕事による身体活動の量に差がなければ，過大評価も過小評価も生じない．けれども今回の対象集団が，どれにあてはまるのかはわからない．

この考え方は，電磁界の疫学についても同様にあてはまる．職場での曝露だけ，あるいは自宅での曝露だけを見ていたりすると，電磁界の 24 時間曝露全体を正しく把握することができず，場合によっては結果が正しくならない可能性がある．

2.4.6 疫学の評価条件

疫学の結果をどのように評価するか，加藤正道（1997）の報告 [2.4] をもとに概説する．

疫学研究の結果で因果関係を判断する場合には，以下の 5 条件を考慮する．

① **関連の一致性**

研究の対象，時間，方法が異なっても，ほぼ一致した結果が得られること．

ある研究では，小児白血病のリスク増加があるが脳腫瘍に関してはリスク増加がないという結果となり，別の研究では小児白血病のリスク増加はなく脳腫瘍のリスク増加があるという結果となったのでは，関連の一致は見られないことになる．

② **関連の強固性**

関連の強さを表す相対危険度が高い値を示し，量と反応の関係が成立すること．統計的な有意性も関連する．95%信頼区間の下限が1以上であること．疫学研究が信頼できると判断するためには，疾病（例：小児癌）と想定した要因（例：低周波磁界）との間に高い相関（疾病と要因との因果関係が確定していないので相関ということになる）があり，生物学的メカニズムによってもその関係が理解されることが必要である．相関の強さを示す危険度は，少なくとも3以上を判断の目安にすると言われているが，電磁界と小児癌の現在までの多くの疫学研究の危険度は3以下である．

電磁界の場合，曝露量をどのように規定するかもいまだに解決されていない．平均的な磁界の強さで推し測るのか，曝露累積時間で評価するのか，瞬間的でも最大値で推し測るのかといった曝露評価も，まだ確定していない．

③ **関連の特異性**

ある疾病との相関が着目されている要因にのみ見られること．これを明らかにするには，研究対象集団が曝露される磁界曝露量の正確な把握，交絡因子の影響の排除などを行わなければならない．

④ **関連の時間性**

時間的に，発病前に要因曝露があること．喫煙と肺癌の発生の関連性のように，癌の発生前に喫煙習慣がなければならないということである．磁界曝露と癌の発生について，関連の時間性について明確にするのは困難である．住環境における高圧送電線からの低周波磁界を推定したとしても，家庭内の他の電気機器からの磁界曝露や家の外での磁界曝露があり，これらの把握も課題となる．

⑤ 関連の整合性

疫学的な方法で得られた結果が，その疾病に関する既知の知識とも一致し，他の科学で得られた事実とも矛盾しないこと．疫学調査での因果関係は，動物や細胞を用いた研究で説明づけられることが必要というのが一般論である．商用周波磁界曝露が白血病や脳腫瘍を発生，悪化させるという実験的知見が必要であるが，現在まで磁界の生物への影響，あるいは作用メカニズムについて充分なデータは得られていない．

疫学の結果と動物実験の結果が一致することが必要であるが，必ずしも一致するとは限らないケースもある．たとえば，砒素はヒトに皮膚癌を発生させるが，動物実験では再現していない．

2-5 各種用語解説

2.5.1 疫学関連

オッズ比

症例対照研究では直接的に罹患率が求められないので，ケースとコントロールでの曝露の頻度を比較することにより，概念的かつ数学的に相対危険度に類似した値を計算する．これをオッズ比という．曝露と疾病の間の相関関係が強ければオッズ比も大きくなる．多くの研究者は，このオッズ比を相対危険度の推定値，もしくは単に相対危険度として報告している．

過剰危険割合

疫学研究で得られた相対危険度は，仮説として設定した因子による危険度の他に，その因子がなくても通常存在する危険度を含んだ数値である．たとえば，得られた相対危険度が10，通常存在する危険度を2とすると，8がその因子による危険度となる．この8に相当する危険度を過剰危険割合という．

交絡因子

研究結果を大きく左右しかねないような隠れたその他の要因・因子などを

交絡因子という．電磁界曝露による健康影響に着目した研究の場合，電磁界以外の疾病の原因となるかもしれない要因をきちんと制御しておく必要がある．そうした因子が交絡因子となる．たとえば，VDTからの電磁界に着目した疫学研究の場合，他の機器からの同類の電磁界曝露や異なる周波数の曝露電磁界，タバコや服用している薬品類，飲用している酒など，諸々の因子が交絡因子となる．

人年法

1人を1年間追跡したときが"1 person-year（1人年）"で，いわゆる延べ人数と同じ考え方である．この数字が大きいと，それだけ規模の大きい研究となる．ある程度以上の規模がないと研究の結果が偶然に左右されてしまい，研究結果にばらつきが出て，「問題を見つけた」という研究者と「問題は見つからなかった」という研究者間の論争の原因となる．

相対危険度（RR：Relative Risk）

曝露群と非曝露群の罹患率の比を相対危険度という．相対危険度は，絶対的なリスクの大きさを現せない．しかし，曝露と罹患の関連性の強さを現すよい指標となる．コホート研究では，この相対危険度を直接計算できる．

対象と対照

疫学では，この類似の二つの用語をはっきり区別して使用する．

健康影響における症例とは，曝露群であったり患者群であったり，仮説として設定したある要因をもっているものであるが，これらは研究「対象」群である．

症例との比較検討をするために，非曝露群，非患者群，仮説として設定した要因をもっていない研究対象群を設定する．これらの比較対象となる群を「対照」という．

パブリケーションバイアス（Publication Bias）

色々な研究が行われているが，何らかの問題を見つけた研究は論文にまとめられたり，マスコミに報道されたりすることが多い．一方，同じ研究でも特に問題が見つからなかった研究は，どちらかといえば論文にまとめられる

ことが少なくなり，マスコミに報道されることも少ない．

　このような事情から，世の中に流通する情報は，「問題がある，問題が見つかった」という研究や論文が「問題はない，問題は見つからなかった」という研究や論文より多くなるという傾向にある．こうした傾向をパブリケーションバイアスという．

　このことから，「問題がある」という研究発表や報道が多いからという理由だけで「ある因子は危険である」と単純に判断することはできないといえよう．

比較死亡率比（PMR）

　母集団の比較死亡率から期待される比較死亡期待値を求め，曝露群で実際に観測された比較死亡率の比をとったものを比較死亡率比と呼ぶ．

標準化死亡比（SMR）

　全体の死亡率を 1.0 としたとき，特定の集団の死亡率との比率を標準化死亡比という．特に年令構成や男女比などを考慮して補正したものがこれにあたる．

リコールバイアス（Recall Bias）

　病人・患者は自分が病気になった原因をあれこれ考えることが多いので，非病人・非患者と比較して，何らかの仮説として設定した要因の思い出し方に差異が生じることがある（つまり，色々なことをよく思い出す）．こうした差異が疫学調査における誤差の原因の一つになる．これをリコールバイアスという．

　たとえば喫煙と疾病の関係を調査した場合，毎日 10 本から 20 本吸っていた人が病気になったとすると，その人の発病の原因がたばこである可能性があれば，平均 18 本くらい吸っていたと実績より多めに回答するかもしれない．毎日 10 本から 20 本吸っていても病気にならなかった人は，平均 12 本程度と実績より少なめに答えるかもしれない．これだけでもたばこの本数と疾病の関係では 1.5 倍の差異が生じる．

ワイヤコード

　疫学調査における低周波磁界への曝露評価の手法として，1979年にワートハイマらによって提唱された概念．実際の磁界の強さの測定によらず，住居環境が高圧送電線に近い，近隣に変電所がある，もしくは配電線の末端にあるなどの状況によって，磁界曝露の強弱を判定する．

Healthier Worker effect

　優良企業などで働いている場合，一般の罹患率・死亡率と比較すると，リスクが低く出てくることが多く見られること．適切な和訳はない．

O/E比

　Observed（実際に観測された値）とExpected（通常の平均的な値から予想される期待値）との比．1もしくは100％であれば平均的な水準であると判断する．

2.5.2　疫学以外の医学関連

イニシエータ

　癌細胞の生成は多段階過程を経るという仮説があり，最初に起こる段階をイニシエーションという．その後にプロモーション（促進），プログレッション（進行）を経て，癌細胞は増殖していく．この最初のイニシエーション作用をもつ因子をイニシエータという．

インビトロ

　生体の一部を取り出し，試験管に細胞などを入れて行う実験方法．

インビボ

　ラットやヒトを対象として，その生体を丸ごと試験の対象とした実験方法．

ジアテルミ

　超短波，マイクロ波，超音波，電流などを用いた温熱療法．

突然変異

　生物の形質に親と異なった形質が生じ，これが遺伝する現象．遺伝子の構

造上の変化（遺伝子突然変異）や染色体の構造上の変化（染色体異常）が原因．放射線や化学物質により人工的に起こしたものを人為突然変異という．

プロモータ作用，コ・プロモータ作用

他の要因で癌になりかけた細胞を発病までに促進する作用がプロモータ作用で，癌の促進作用を持つ物質の作用を増強する機能をコ・プロモータ作用という．

ハイパーサーミア

医療用治療装置の一種．電磁界を人体に当て人体内部に発生する体内温度上昇を利用して治療を行う装置．

「人」と「ヒト」

一般に「人への影響・動物への影響」という場合に「人」という文字を用いる．しかし，動物の一種としてみた場合は「ヒト」とかな書きをする．たとえば，「マウスへの影響があるが，ヒトへの影響はない」といったように区別して使用する．

変異原性

放射線や紫外線，天然および合成化学物質などが，遺伝物質であるDNAや染色体に損傷を与えて，突然変異を生じさせる性質．

2.5.3　工学関係：電磁界以外の項目

アンテナ

無線でよく使われる電波の発信器（送信器）で，同時に受信器（検出器）でもある．色々なタイプがあり，代表的なものとしては，標準的に用いられるダイポールアンテナ（電磁界の半分の波長の長さの金属棒2本で構成される），パラボラアンテナ，丸いループ形状をしたループアンテナなどがある．

アンテナエレメント

アンテナを構成する金属棒などをアンテナ素子（エレメント）という．

アンテナの利得

全方向に均一に放射するアンテナに比べて，特定の方向にだけ放射するア

ンテナは，その方向に強い電波を放射することができる．この割合を「利得 (dBi)」という．標準アンテナを半波長のダイポールアンテナとして，その他のアンテナの放射効率を比較した場合は利得 (dBd) という．

検出器，プローブ，センサ

電磁界の測定器は，電磁界を検出する部分，検出器からの信号の増幅や信号処理を行う部分，結果をメータや画面に表示する表示部からなる．この検出器のことを「センサ (sensor：感じる)」，「プローブ (prove：探り針)」ともいう．

実効値

電気工学の世界で広く使用されている用語．基本的には特記なき限り，すべての測定値はこの実効値で示す．RMS 値 (Root Mean Square Value) ともいう．この実効値を用いると，直流でも交流でも同じ電力消費値（熱の発生）となる．

ファントム

電磁界の曝露評価を行うための疑似体．頭部だけを模したものなどがある．

無線局

基本的には，意図的に電波を発信して無線通信を行う場所が無線局である．携帯電話のように，移動しながら無線通信を行う場合は「移動無線局」という．しかし無線局は，意図的な無線通信を業務とする場所に限定されない．電磁調理器でも出力が 5 kW，10 kW という大型のものになれば，他の通信に影響を与えるおそれがあるので，無線局としての設置許可が必要になる．こうなると，「無線局として免許を取得した業務用電磁調理器」となる．

2.5.4 アルファベットの略語

ACGIH：American Conference of Government Industrial Hygienist
アメリカ産業衛生官会議．産業衛生に関して幅広い提言を行っている．
BEMS：Bio Electromagnetics Society

世界で唯一の電磁界の健康影響を議論する専門の学術学会.

EMC：Electro Magnetic Compatibility

機器からの電磁界の放射や，それらが与える他の電気通信機器への妨害の低減などを図ること，およびそれらに関連した技術．

このEMCという用語を用いるときは，生体や健康影響という側面は考慮されないことが多く，どちらかといえば「工学」的な面が強いが，最近ではEMCの中に「健康影響」も含むようになってきている．

ELF：Extremely Low Frequency

低周波電磁界の中でも 50 Hz/60 Hz などの低い周波数を示す．

EMF：Electromagnetic Field

電磁波，電磁界，電磁場の原語．健康影響を語るときに多く用いられる．

IARC：International Agency for Research in Cancer

国際癌研究機構

ICNIRP：International Commission on Non-Ionizing Radiation Protection

国際非電離放射線防護委員会．非政府系組織の学術専門家グループ．非電離放射線と呼ばれる電磁界のパートにおける人体影響に関して，国際的な提案を行っている．1998年に電磁界曝露に関するガイドラインを提唱した．

MRI：Magnetic Resonance Imaging

医療診断装置の一つ．強い静磁界(1テスラ程度〜数テスラ)を利用する．

MPR-2，MPR-Ⅱ

スウェーデンで提案された，VDT作業に関するガイドラインの名称．MPRという組織自体は組織改編によって消滅したが，このガイドラインの名称にその名を残している．1987年に最初のガイドラインを発行．1990年に改正したガイドラインを発行し，これが一般に MPR-2（MPR-Ⅱ）と呼ばれている．

VDT作業に関連したガイドラインで，画面の品位などの規定であるが，VDTから放射される静電気，低周波電磁界の規定も含んでいる．

VDTからの電磁界に関する規定としては世界で最初の規定であり，類似

の規定が国際的にも他になかったので，世界各国でその利用が広まった．このガイドラインで提唱されている電磁界の放射限度値は，健康影響の防護の観点から「かくあるべき」という論拠が得られなかったので，技術的および価格的にできるだけ放射を低くするという観点から提案された．

TCO 規定

スウェーデンの TCO Development という民間会社が提唱している規定．スウェーデンの労働組合総連合である TCO は労働衛生の観点から規定を提唱し，それを専門に行う会社として独立させた．

VDT（Visual Display Terminal）

コンピュータなどで用いられる表示装置．コンピュータはその発展史の初期において，コンピュータへのデータ入力はパンチカードなど，出力データはプリンタの出力をもって行われていた．コンピュータの動作の制御や指示，結果の表示はリアルタイムでは行われていなかった．

ブラウン管を用いた表示装置が用いられるようになると，目でコンピュータの動作状況を把握できるようになってきた．目で見ることのできる端末装置ということで "Visual Display Terminal" という用語が用いられている．画面を見ながらコンピュータ作業を行うことが一般化し，VDT 作業という新しい仕事が誕生した．現在では VDT 作業は特殊な仕事ではなく，文房具を扱うかのように一般的なパソコン作業となっている．

VDU（Visual Display Unit）

VDT と同義語．

VLF（Very Low Frequency）

低周波電磁界の中で，10 kHz, 50 kHz といった少し高い周波数を取り扱う．

第2章 基礎となる工学や科学の知識

この章のまとめ

　電磁界とは何か，非常に広義な用語であることが理解できたであろう．電磁界の健康影響を語るときに最初に行わなければならないのが，議論を行う対象としての電磁界はどのパートの電磁界であるかを明確にすることである．

　この電界・磁界，遠方界・近傍界の差異や，取り扱う周波数・波長によって健康影響が異なることを理解することも重要なことである．こうした工学的な知識，科学的な知識を得てから，冷静に，公正な立場で電磁界の健康影響を考えていく必要がある．そうでなければ，不要に不安を感じることになる．

　疫学の初歩的な知識についても解説したが，この疫学には，工学とはかなり異なる雰囲気があることも理解できたであろう．

第3章 電磁界の健康影響に関する基礎

「電磁界の健康影響」に関して，その基礎となる事柄を概説する．本書は「電磁界の健康影響」の基礎的な内容の本であるが，本章は，その基礎の基礎にあたる．電磁界の健康影響は幅が広く，奥も深いので，その全体像を把握してから第4章以降の各論に入ることにする．

3-1 電磁界の生体反応と遮蔽

人体の物理的な特性から，電磁界に対する応答は電界と磁界では大きく異なる．以下にそれら生体反応について解説する．

3.1.1 電界に対する生体反応

周波数によって異なるが，電界は人体の内部にはあまり深くは浸透しない．皮膚など外部との境界面に大きく集中する．身体の深部にある臓器や，脳の中でも松果体などへの影響は少ない．

鳥類の松果体は頭部の比較的外部に近い所に存在するので，外部の影響を受けやすい．したがって，鳥類が電磁界曝露により松果体に影響を受けたとしても，その結果を人体にそのまま適用することは適切ではない．電磁界の健康影響を調査するためによく行われている実験方法ではあるが，細胞を取り出してその細胞に電界を印加したときに示される影響度は，同様の理由でそのままでは人体の全身曝露には適用できない．

電界の存在する場所に人体があると，電界の分布が人体によって乱される．人体の外の電界の強さや分布と，人体の内部の電界の強さと分布は大きく異

なっている．

　高い周波数の電磁界では，電界が皮膚などの境界面に集中する．そこで電界が吸収されてしまえば，電磁界のエネルギーは体の深部に到達しにくくなる．

　電界の大きさを測定するとき，電界測定器のセンサ部の近くに人がいたり，あるいは測定者がセンサを手に持っていたりすれば，その場の電界分布は測定者の存在によって乱されているので，正確な電界の強度測定にはならないことにも注意が必要である．

3.1.2　磁界に対する生体反応

　磁界に対しては，空気や木材，人体，普通の金属は同じように反応する．磁界はこれらを等しく透過していく．磁界のある場所に人がいても，磁界分布は変化しない．したがって，磁界は人の外部でも内部でも同じ強さで分布するので，人体の内部にも体表面と同じように影響を与える可能性がある．

　磁界の大きさを測定するとき，磁界測定器のセンサ部の近くに人がたり，あるいは測定者がセンサを手に持っていても，その場の磁界分布はその存在によって乱されないので，測定は容易となる．

3.1.3　電磁界の遮蔽

　磁界は人体をそのまま通り抜ける．コンクリートでも何でも通り抜けるので，一般的な構造物や材料では遮蔽することはできない．メディアでは，磁界はコンクリートでも遮蔽できない「危険なもの」と紹介しているが，これは磁界特有の性質からくるコンクリートと人体の差であり，正しい表現ではない．「危険なもの」ではなく，磁界とはそういうものだと事実として伝えなければならない．低周波磁界を遮蔽する物質は，パーマロイやミューメタルといった特殊な磁性材料に限定される．

　これに対して，電界は比較的容易に遮蔽できる．周波数にもよるが，アルミ箔，銅などの金属で遮蔽が可能である．銀メッキした化学繊維なども電界を遮蔽することができる．

3-2 電磁界の健康影響の概説

電磁界の健康影響は，周波数や波長によって大きく異なる．健康影響を考えるとき，どのような周波数の電磁界を対象としているのかを明確にしなければならない．

3.2.1 γ線などの放射線，X線，波長の短い紫外線

放射線やX線，紫外線でも波長の短いものは，細胞やDNAなどに直接損傷を与える力があることから「電離放射線」と呼ばれ，国際的な曝露基準が定められている．

動物や細胞による実験などでは，図3.1に示すような量-反応関係が立証されている．図を見ればわかるが，ある一定以上の強さの曝露量以上では，実線で特性曲線を引くことができる．しかし，作用量（曝露量）がゼロもしくはゼロに限りなく近い所での反応は，測定の限界などもあって十分な検証は行われていない．そのことを示すために，図3.1では作用量がゼロの近辺の特性曲線は点線で示してある．比較的低い曝露に対しては，実験的に影響度がきちんと把握できていないのが現状である．

電離放射線には細胞を損傷する力があるので，DNAなどの損傷から遺伝的に影響が出ても困るので，「どんなに低レベルの曝露でも，少なくとも影響が

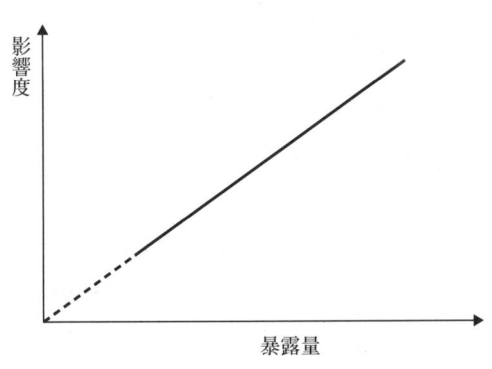

図3.1 電離放射線に関する量-反応特性

出る可能性がある」という遺伝学的な論点から,「ある一定以下は影響がない」というその限界点である閾値（threshold）は存在せず,「曝露量と影響度は直線の関係にあると見なす」ことになっている．これが現在の電離放射線に関する曝露基準の根拠であり，科学的な定見となっている．

しかし最近の研究によれば，これはまだまだ少数意見のレベルであって，学会などで広く公認される段階には至っていないが,「放射線ホルミシス」と称して,「低レベルの放射線はかえって健康に良い影響を与えている」という研究もある．

放射線ホルミシスのひとつの論拠に，ラジウム温泉がある［3.1］．ラジウムは放射性物質であり，放射線（電離放射線）を放射する．当然，強い放射線への被曝は死にいたるが，微妙な量のラジウムが含まれる温泉は健康に良い効果を与えるという報告である．湯治客にとっては1日から数日という限定された曝露ではあるが（ラジウムの半減期などを考えると，温泉地から帰ってきてもしばらくはラジウムの影響は残るかもしれない），温泉地に長く住んでいる人が一般に寿命が短いというものでもない．

3.2.2　波長の長い紫外線，可視光線，赤外線

紫外線の波長に応じた曝露基準や環境基準が規定されている．ある程度以上のレベルで浴びると危険なので留意すべき紫外線（UVA，UVB）は，この波長の長い紫外線である．

可視光線についても考えると，当然強すぎる光は目によくないので，強すぎる光の量に関する曝露基準や環境基準が規定されている．コピー機の光源などは使用者が見る可能性があるので，曝露基準などに基づいて光源の明るさを設計していることを確認する必要がある．

ガス溶接や電気溶接のときに発生する強い光は目に悪い影響があるので，保護眼鏡もしくは保護マスクの使用が労働衛生の面から義務づけられている．

赤外線について考えてみると，ほんのりと体を温めてくれる不可視の光線が赤外線である．すべての物体は，その物体の温度に比例した赤外線を放出する．

> **COLUMN**
>
> **X線や放射線からヒトは逃げられるか**
>
> 　宇宙からの宇宙線や身のまわりの岩石などから微弱に放出される放射線から，ヒトは逃げることはできない．ある研究によれば，ヒトが通常の生活で放射線に曝露している量の半分は，己の体に含まれるカリウムなどの放射性同位元素からの被爆である［3.2］．
>
> 　また，X線などは有効利用されてもいる．医療用のX線診断装置はそれほど特別な装置というものではない．微量でも放射線（電磁界の一種としてのX線）は受けたくないといってX線診断を拒否したとすれば，放射線による健康影響は生じないかもしれないが，適切な近代医療を受ける機会を逸して命を落とすことにもなりかねない．
>
> 　人体にとって太陽光線に含まれる紫外線は，ビタミンDを体内で合成するために最低限度は必要である．しかし，紫外線を浴びすぎると皮膚炎を起こしたり，皮膚癌を発症したりする．このように，ヒトは太陽光線に含まれる紫外線から完全に逃げることはできない．

　人体も体温に応じた赤外線を放出しているので，人から放射される赤外線を検出することで，色々な防犯システムなどが実用化されている．

　赤外線に対しても，強すぎる量に対しては曝露基準や環境基準が規定されているが，微弱なレベルの赤外線は安全と言ってよいだろう．

3.2.3　電波（ミリ波，マイクロ波など）の範囲

　これら（ミリ波，マイクロ波）の電磁界は直接細胞を損傷する力はないが，電波を浴びることで体内ではその電波を吸収して熱を発生することが知られている．現在の一般的な知見が「これらの電波の領域の電磁界の健康影響は熱作用」であることをもとに，曝露基準が定められている．これらの基準では，体温を1度上昇させることができる電磁界の強さを最大曝露量としている．

第3章 電磁界の健康影響に関する基礎

ちょっとした運動だけでもヒトの体温は上昇することを考えると，ある程度以上の強い電磁界でなければ体温を上昇させる力はなく，どの程度体温を上昇するかが周波数によって異なる．通常の生活空間では，この基準を越える電磁界に曝露することはほとんどない．テレビなどの送信塔の保守作業時の曝露，誤ってレーダ電波を直接浴びたケース（日本の自衛隊でこうした事故がある）程度と思われる．

3.2.4 携帯電話の電波

携帯電話の送受話器（ハンドセット）からの送信電力は小さく，体温を上昇させるだけの力はない．しかし，

① 人体の頭部は丸い形状をしていることから，どこかに熱の集中が起こっては困る．
② 波源から近いので，理論計算による推定が困難であることなどから，十分な検討が必要である．

「十分な検討が必要」なのであって，現状の携帯電話の送受話器からの送信電波が危険であるというわけではない．一般には問題がないように思われるが，問題がないことを証明するためにさまざまな研究が行われている．

携帯電話の通話時の健康影響を電磁界の健康影響の一つとして考える場合には，一つの個別の条件における研究テーマ，特殊なケースでの研究として考える必要がある．というのは，前述のように使用環境が特殊であるからである．同じ携帯電話でも，「携帯電話の中継塔からの電波の影響」は他のテレビ放送塔などと同じ基準，同じ考え方で対処することができる．携帯電話の電磁界の健康影響においては，送受話器の電磁界の問題と送信塔（中継塔）の電磁界の問題は完全に別個の問題である．混同して考えてはならない．

3.2.5 発熱作用の有効利用

マイクロ波などによるジアテルミは癌の治療などの医療に用いられ，電磁界の医療効果が認められている．いわゆる善玉作用である．ジアテルミとは，あ

COLUMN

どんな微弱な電波でも健康影響があらわれるか？

ごく微弱な電波での健康影響の有無について考えてみる．

「宇宙のはじまり，最初に何が起こったか？」（方励之他著，佐藤文隆他訳，講談社ブルーバックス）という本には，宇宙空間に存在する電磁波に関して，次のような解説がある．

宇宙の起源といわれるビッグバン，このビッグバンを論証した証拠のひとつが，ノーベル賞受賞の対象となった宇宙空間に存在するマイクロ波の電磁界の研究成果である．4,080 MHz のマイクロ波電磁界が宇宙に存在する．それは宇宙空間に存在しているのであって，いかなる特定の星から放射されているのではない．ビッグバンが起こってから，今までの年代を考えると，この電磁界の存在は理論的に正しい．その電磁界の強度は3度K．

この解説から考えると，電磁界はすべての空間に存在しているということになる．したがって，電磁界を完全に避けることは不可能であるので，電磁界の種類，その強度，生体への健康影響などに関して，冷静に，かつ科学の目で理解することが必要となる．

都会を離れ，奥深い山の中で自然環境に恵まれて生活したとしても，そ

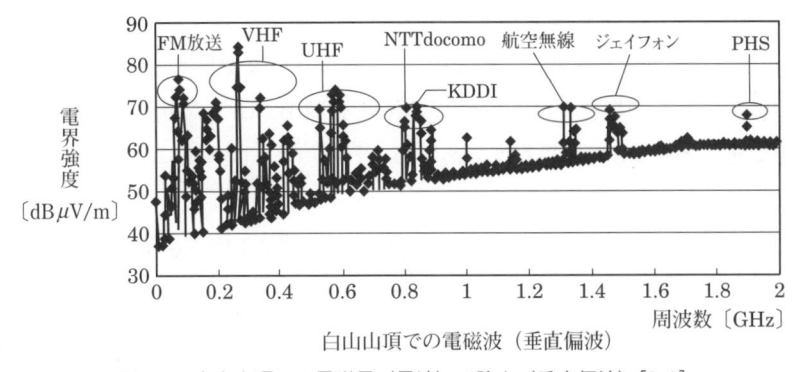

図3.2 白山山頂での電磁界（電波）の強さ（垂直偏波）[3.3]

うした場所にもテレビ電波などは到来している．深見の報告では，白山山頂に電波強度測定用アンテナと周波数スペクトラムアナライザを運び込んで実測を行っている[3.3]．その結果を図3.2に示す．この報告によれば，FMラジオ放送やVHF帯域のテレビ放送電波が強く検出され，図から読み取ると最大で85 dBμV（約0.02 V/m）となった．

る程度の強さの電磁界（電波）を患者に照射し，体内に熱を発生させることで治療行為を行うものである．患者は治療を受け，症状を改善することができるという長所があるが，治療の補助を行う看護士などへの電磁界暴露は別個に考えなければならない．

3.2.6 熱以外の作用は？

熱作用以外の作用についても，現在さまざまな研究がある．温度上昇が発生しない程度の低レベルの電波を曝露したときに，神経系に作用しないか，DNAの損傷が発生しないか，癌にならないかなどの研究が進行中である．結論はまだ得られていないが，問題がありそうだという論文と，そうした問題は見つからなかったという正反対の論文がともに存在する．

熱作用から定めた曝露基準値の2倍程度の電波を使用した細胞への曝露実験では，DNAの損傷が増加するという報告もある．G.クビニーらは，ねずみに2,450 MHzのマイクロ波を当てて，DNAへの影響が見られるかを調査した[3.4]．曝露条件は，無変調の搬送波（CW）と50 Hz矩形波で変調（AM）した場合で，曝露強度は3 mW/cm²，SARは4.23 W/kgとなり，人体への曝露規定である2 W/kgの2倍程度であった．その結果，図3.3に示すように影響が検出された．

しかし，1997年に東京で開催された電気学会の第1回電磁界の生体影響に関するシンポジウムでは，この研究はその手法に問題があり，別の手法による実験ではDNAの損傷は再現しなかったとの報告がなされている[3.5]．このように研究の成果が発表されたとしても，その報告内容が学術的に確定すると

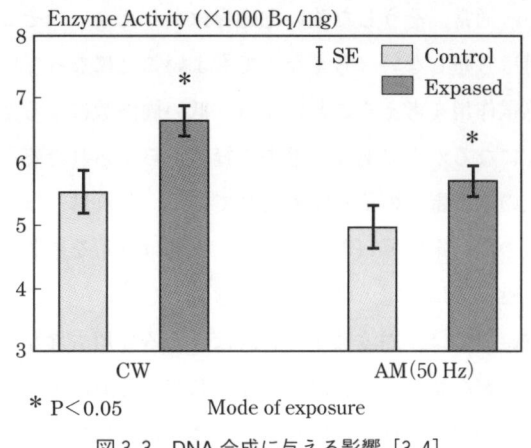

図3.3 DNA 合成に与える影響 [3.4]

は限らない．再現実験が電磁界の健康影響の研究にとって大きな課題である．

英国の疫学調査で，ある特定の場所にあるテレビなどの無線送信塔の近くに住む人に脳腫瘍などが多かったという報告がある．しかし，同様に近くに無線通信塔がある複数の他の場所で同じように疫学調査を行ったが，問題点は検出されなかったという報告もある（詳細は第6章参照）．たまたま偶然に特定の場所で異常値が検出されても，それが偶然か何らかの因果関係によるものかの判断と立証は概して難しい．

電磁界の健康影響を考えるとき，現在までに確定した見識としては，熱作用と刺激・感電作用がある．これ以外に，非熱作用としての癌の促進などの可能性が研究されてはいるが，それらはまだ確定した知見とはなっていない．現時点では，「非熱作用はない」とは言えないが，同時に「非熱作用がある」という立証もなされてはいない．

3-3 低周波電磁界の研究の概説

3.3.1 低周波電磁界では熱作用は困難

低周波電磁界で熱作用を発生させるためには，非常に強い電磁界を印加しな

ければならない．通常，そうした強い電磁界はありえない．そこで，低周波電磁界では熱作用は考慮しない，考えなくてもよいことになっている．その代わりに，刺激・感電作用を考えることになる．低い周波数になると，人体は感電を検知するようになるからであり，過去の経験から得られた感電を検知するレベルから，最大の感電電流の量が定められている．これは，ほぼ確定した理論である．周波数の高い電磁界（電波）では，人体は感電を感じなくなるので，高い周波数の電磁界では感電・刺激作用は考慮しない．

このように電磁界では，周波数が変われば与える作用も異なってくる．これが電磁界の健康影響を難しく，わかりにくくしている原因のひとつである．

外部に存在する磁界に生体が曝露すると，体内には磁界による電流が誘導されるが，これについては，「体内にすでに存在する電流を乱さない程度に規制しておけば磁界の影響はないであろう」というのが，確立した知見に基づく一般的な見解である．

このように現在の知見を基にして，低周波電磁界の健康影響に関する曝露基準では，前述の刺激作用と誘導電流の観点から最大の低周波電磁界値を定めている．ICNIRPの電磁界曝露ガイドラインでは，50 Hzの磁界の一般公衆への曝露の規定値（参考レベル）を$100\,\mu$Tと定めている［3.6］．これ以外にまだ見解が確定していない，研究途上である癌や免疫作用への影響の研究成果については，「そうした健康影響の研究はまだ確定したものとは言えず，継続して研究することが必要である」という認識が一般的である．

3.3.2　低周波では磁界の影響に着目

高い周波数では，主に電界を考えれば電磁界として把握することができる．当然，特殊な場合には高い周波数の電磁界における磁界も問題になるが，電磁界の健康影響を語るときに磁界が話題になるのは，どちらかといえば低周波の磁界である．

低周波電磁界もしくは磁界という用語がマスコミなどで多用されるようになってきているが，磁界イコール電磁界（電磁波）とは言わないまでも，誤っ

てイコールのような説明がマスコミなどでなされる場合がある．

　磁界のある場所に人体があれば，人体に磁界の強さに応じた体内誘導電流が発生する．人体は電気的に制御されており，電流が存在している．もともと人体に存在している電流以上の電流が外からの磁界の影響で発生すれば，生体の機能に影響するということはわかりやすい事象である．ある一定以上の強い磁界は，生体に影響を及ぼす．

　それでは弱い磁界はどうか．この点が現在の主要な研究テーマになっている．危険であるから研究するのではなく，問題がないかを確認する意味で，様々な研究が行われている．

3.3.3　過去の研究の概説

　第2次大戦後のアメリカで，低周波の電磁界を使用した潜水艦との通信を行うための送信基地建設の計画があり，基地周辺の住民に対する健康影響の有無の調査が行われた．また，交流送電線の送電電圧の上昇に伴って，これらの健康影響の有無の検証の必要性もあり，当初は電界に注目して研究が行われた．

　低周波およびマイクロ波帯の電磁界の曝露に伴う健康障害は，ソ連（当時）からの報告（T.P.アサノワとA.N.ラコフ，1966）が最初で，送電線の周波数，マイクロ波あるいは磁界への長時間曝露は，疲労感，頭痛，嘔吐感，性欲減退，心血管系への影響，睡眠障害，不安感，血球濃度と血液化学値の変化などの不定愁訴をきたすというものであった．旧ソ連邦からの報告は労働者からの主訴に基づくものが多く，疫学的には批判される点が多い．

　日本では島田らの報告にあるように，電界に注目した研究を行い，高圧送電

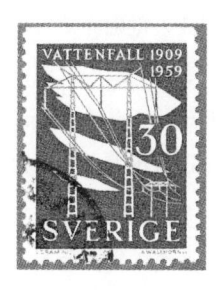

高圧送電線を描くスウェーデン発行の郵便切手．描かれている送電線は日本でよく見かける形式とは異なり，3本の送電線が水平に配列されている．地上高は低くて建設費は安くて済むが，地上における磁界強度は大きくなる．

線から漏洩する電界の安全基準を定めた［3.7］．この研究では，500 kV 送電線による静電誘導のヒトおよびウサギに対しての刺激反射，心電図，血圧などへの作用を取り上げ，生体に及ぼす影響を調べた．その結果，3 kV/m 程度までの電界ではヒトに対して次のような作用が見られた．

① 心拍数は磁界への曝露開始後10〜15（拍/分）程度変化するが，10秒以内で回復し，曝露の前後で著しい違いはない．
② 血圧は曝露開始直後 6〜7 mmHg 最高血圧が上昇したが，1分で曝露開始前の値に回復した．
③ 皮膚電気抵抗反射の変化はほとんどない．
④ 曝露による反射性の身体の筋運動は認められないが，自律神経系は一過性の反応が認められた．

このようなことから，3 kV/m 程度までであれば静電誘導による刺激がヒトに及ぼす影響は，精神的・身体的にも日常の生理的な変動範囲内であり，かつ一過性に過ぎないことが明らかになった．この研究の結果，高圧送電線下における電界強度として，地上高さ1mで一般の人が立ち入る場所では最大 3 kV/m に法的に規制されることになった．この時点では，日本は科学的・医学的に世界に先駆けて高圧送電線の電界の健康影響を研究し，規制値を定めていたと言える．

3.3.4 磁界にも着目しはじめたワートハイマの研究

電界に関する研究では特に問題になるような事実が見つからず，電磁界の健康影響の研究は忘れ去られようとした．しかし，同じ低周波の電磁界でも，電界ではなく磁界に着目すべしという主張が次第に増加してきた．この低周波磁界が注目を浴びるようになったきっかけは，1979年にワートハイマらによって発表された，アメリカコロラド州デンバー地区における送電線と小児白血病の関係を示唆した疫学調査である［3.8］．

この研究では，小児癌（白血病，脳腫瘍など）の患者である子供が住んでい

3-3 低周波電磁界の研究の概説

表3.1　1976-1977年におけるコロラド州デンバー地区における癌発生の頻度

ワイヤコード	白血病		リンパ腫		脳腫瘍	
	症例	対照	症例	対照	症例	対照
HCC 高曝露	52	29	10	5	22	12
LCC 低曝露	84	107	21	26	35	45
HCC の割合	38.2%	21.3%	32.3%	16.1%	38.6%	21.1%
オッズ比	1.79		2.00		1.83	

「誕生時の住所による分類」から [3.8]

る家について，周囲にある高圧送電線や配電設備の有無とその距離，家庭への120 V配電線の状況などを調査した．その結果を，磁界に多く曝露している「高曝露（高電流曝露状況）：HCC」，もしくは磁界への曝露は低い「低曝露（低電流曝露状況）：LCC」に分類して，それぞれの判定群に小児癌の発生件数を振り分けた．さらに，癌になっていない子供を対照群に選択して，同様に高曝露と低曝露の比（割合）を求めた．その数値を，原論文から一部を引用して表3.1に示す．

小児白血病になった子供と同じ年代や性で選択した対照群に所属する子供については高い曝露を受けている割合が21.3%に過ぎないのに対して，小児白血病になった子供は高曝露群と判定される住環境下により多く住んでおり，その割合は38.2%に及ぶ．

この研究では，高曝露群に分類される地域に住んでいると小児白血病になるリスクが38.2/21.3＝1.79倍になるという結論を導き出した．同様に，リンパ腫は2倍，脳腫瘍は1.83倍というリスクであった．これらの分類のやり方を「ワイヤコード」という．この研究以降，アメリカではワイヤコードを曝露指数とした疫学研究が行われた．

このワートハイマらの報告書によると，必ずしも電磁界だけに着目して研究が行われたわけではないが，オッズ比が2程度で送電線からの磁界と小児白血病の関係を示唆している．この研究をきっかけに，低周波電磁界の中でも特に磁界に着目した癌との関係の研究が促進された．様々な研究が現在も行われて

いる．

　今までの研究から，「低周波磁界にはイニシエータ（発癌因子）としての発癌性はない」，すなわち低周波磁界の直接的な作用で発癌に至ることはないというのが一般的な見識である．現段階では，「プロモータ作用（他の要因で癌になりかけた細胞を発病までに促進する作用），もしくはコ・プロモータ作用（癌の促進作用を持つ物質の作用を増強する機能）の有無」の検証が継続して行われている．こうした中でIARC国際癌研究機構は，低周波磁界と小児癌の疫学研究成果を重視して，低周波磁界を「発癌性2B」であると判定した[3.9]．最近では，電界に関しても再検討すべきという声もあがっている．

　これまでの研究の中には，電磁界の曝露強度の違いなどを無視すれば，動物実験などで「電磁界による癌のプロモータ作用」を示唆する研究報告もある．低周波磁界に関して言えば，生活環境下の磁界より強い磁界（$100\,\mu T$）でそうした癌のプロモータ作用を報告している研究もある．

　また，「電磁界によって松果体からのメラトニンが影響を受ける」と報告している動物実験結果もあり，そうなると「ヒトの免疫作用が劣化して癌が促進される」という「メラトニン仮説」も成り立つ．これらはよく紹介される仮説であるが，あくまでも仮説であり，まだ立証されてはいない．

3.3.5　周波数の窓はあるか？

　「細胞を取り出し，その細胞に電磁界を曝露させたら，細胞からカルシウムイオンの流出が起こった」という報告もある．この現象は，特定の強度，特定の周波数で発生しており，すべての周波数で発生するものではない．このことから研究者らは，「何らかの共鳴現象か窓現象」という仮説を立てている．実験手法のあいまいさに起因する偶然のデータなのか，共鳴現象などが本当に存在するのか，まだ定かではない．

　こうした「窓現象」の報告のひとつに，S. K. ダッタらの研究がある[3.10]．細胞に147 MHzの電磁界を曝露させ，細胞膜内からのカルシウムイオンの放出の変化を調査したもので，図3.4に示すように16 Hzと60 HzでAM変調

3-3 低周波電磁界の研究の概説

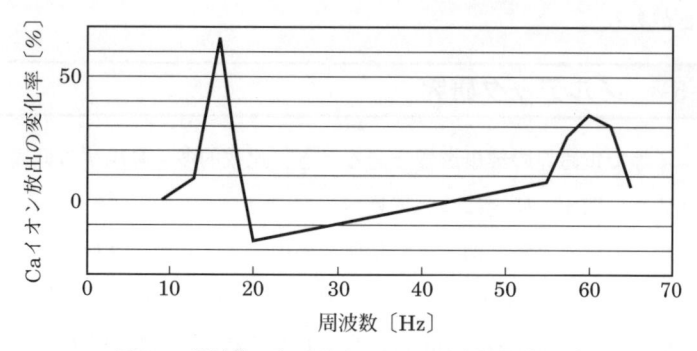

図 3.4　周波数の窓があるとされた研究結果　[3.10]

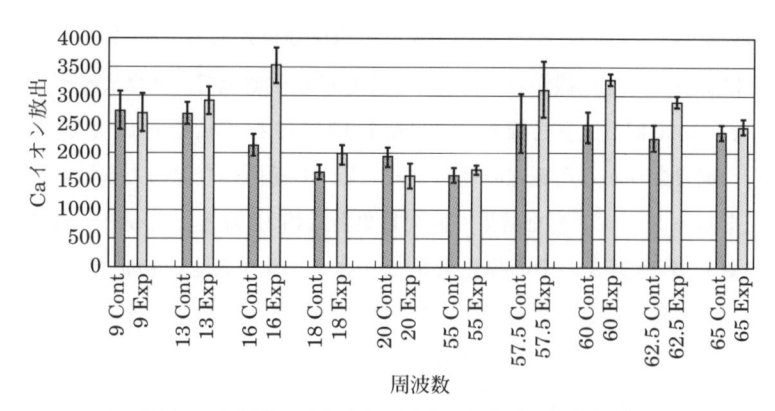

図 3.5　周波数の窓とされた研究の実験データ　[3.10]

したときに大きな影響が出ており，これは周波数の窓効果ではないかとされた．図 3.5 は，原論文にあったデータの表をグラフ化したものである．

　ここで気になるのが，コントロールのデータの大幅な変動である．細胞に電磁界を曝露した場合は色々な変化があるかもしれない．しかし，コントロールの条件では電磁界は印加されず，常にほぼ同じ条件下にあるはずで，細胞の個体差や正常な変動の幅の中に収まっていてしかるべきである．ここでは，データの変動は最低で 1608，最大で 2696 を 2 倍近い変動幅がある．これをどのように考えるか．場合によっては，実験手法の不安定さが危惧される．今後，実験をより厳密に行って，こうした窓現象が本当に起こっているかどうか検証を

行う必要がある．

3.3.6 ノルデック研究

マスコミ等で電磁界の健康影響を語るときに比較的多く登場する低周波磁界と発癌リスクに関する研究について述べる．

送電線からの磁界と癌に関する疫学研究の中で，ノルデック研究あるいはカロリンスカ研究として話題になる4編の研究を，「送電線からの磁界が健康障害となる根拠」と主張する説がある．果たしてこれらの研究が電磁界の健康影響を証明する決め手となっているのだろうか？

そのひとつに，スウェーデンの小児癌の疫学研究がある．M.ファイヒティングらによる高圧送電線からの磁界と小児癌の疫学研究で，スウェーデン全国の220 kV, 400 kVの送電線から300 m以内に住む子供を対象としている[3.11]．電力会社から送電線の地図を入手し，登記所の登録によって対象となる住民をピックアップした結果，研究対象者は約13万人となった．癌登録をもとに対象者13万人の中の癌患者をピックアップすると，1960年から1985年にかけての癌登録リストの中からリストアップされた小児の癌は，すべての癌でわずか142例であったが，これを症例とした．

25年間に142例の癌発生ということは，全スウェーデンで毎年5.7人の子供が癌患者になっているということである．142例の内訳は，白血病：39，脳腫瘍：33，リンパ腫：19，その他：51であった．比較するために，年齢・性などを考慮して症例の4倍の対照（コントロール）を選定した．

電力会社の過去の記録から，癌を発症した頃の送電線の電流値や距離などから曝露磁界を推定（磁界の推定値）し，約3分の2の住居で実際にスポット的な磁界測定を実施（スポット測定）した．また，住居が一戸建てかアパートかについても調査した．一戸建の家とアパートでの磁界強度の分布調査では，磁界の推定値とスポット測定の相関はほぼとれているが，アパートの場合は一戸建に比べてやや相関が悪い傾向にあった．

表3.2に磁界推定値と癌の関係を示す．磁界曝露が$0.09\,\mu\mathrm{T}$以下の家に住

表3.2 癌と磁界の推定値の関係：区切りを 0.3 μT としたとき [3.11]

	0.09 μT 以下		0.1–0.29 μT		0.3 μT 以上	
	n	RR	n	RR	N	RR
全癌	117	1	14	1.2 (0.6–2.3)	10	1.3 (0.6–2.7)
白血病	27	1	4	1.5 (0.4–4.2)	7	**3.8 (1.4–9.3)**
脳腫瘍	29	1	2	0.7 (0.1–2.6)	2	1.0 (0.2–3.9)
対照	475		27		32	

n は症例数，太字は統計的に有意な値

表3.3 白血病と磁界と居住条件 [3.11]

		0.09 μT 以下		0.1–0.19 μT		0.2 μT 以上	
	住居区分	n	RR	n	RR	N	RR
症例	一戸建て	10	1	4	**4.5 (1.1–15.2)**	5	**5.6 (1.6–17.8)**
	アパート	17	1	0	0.0 (0.0–4.2)	2	1.1 (0.2–4.6)
対照	一戸建て	224		20		20	
	アパート	251		13		26	

む子供の場合を相対危険度（RR）1 としたとき，磁界曝露が $0.1\,\mu\mathrm{T}$〜$0.29\,\mu\mathrm{T}$ の家に住む子供，$0.3\,\mu\mathrm{T}$ 以上の磁界曝露の家に住む子供に対して，それぞれの癌発生の頻度を計算したものである．最下行の対照の欄の値は RR ではなく，それぞれの磁界下に居住している分布を示す数字である．相対危険度 RR の括弧内の数値は 95% 信頼区間で，信頼性区間の下限の値が 1 以上であれば統計的に「有意」と判断する．

$0.3\,\mu\mathrm{T}$ 以上の磁界を受けている家に住む子供で白血病になっている割合は，対照群に比べて 3.8 倍高いという結果であった．しかしこの研究には，表 3.3 に示される結果も含まれている．表 3.3 では，「一戸建ての家に住んでいる子供は磁界を受けて白血病になるリスクがあるが，アパートに住む子供は磁界を受けたとしても白血病になるリスクはない」という結果が示されている．

スウェーデンでは送電線の近くにアパートを建てないので，症例の発生が少ないのだろうか？表 3.3 に示されている対照の一戸建とアパートの数字を見れ

表3.4 実際の各住居での実測値であるスポット測定値で解析 [3.11]

	0.09 μT 以下	0.1–0.29 μT	0.3 μT 以上
	RR	RR	RR
白血病	1	0.2 (0.0–0.9)	0.6 (0.2–1.8)

ば，双方とも同じような割合で磁界曝露を示す場所に建っていることがわかる．アパートの方が，住居が相互に密着し，配電線や電気機器からの磁界発生が予測され，環境は一戸建より悪いと想像できる．このアパートの住民に対して低いRRが示されるということは，まだまだこの疫学調査は課題を持っていると言えよう．つまり，何かの交絡因子が混入してることが考えられる．

さらに表3.4に示すように，実際の各住居の実測値であるスポット測定値で解析すると，白血病に対して磁界の影響はないことになる．

この研究者はこれらのことから，「磁界は何らかの形で白血病の因子になっているようだが，どういう磁界の影響があるのかはまだよくわからない，症例数が少ないので正確な解析ができない」と結んでいる．

この研究から，白血病だけが磁界の影響を受けて相対危険度RRが2倍程度になっているとしても，白血病の症例である39例が送電線の磁界に関係するすべての癌患者数であるとして，問題となる白血病は10万人あたり年間で1.22名となる．過去の症例がすべて電磁界によるものと仮定し，そのためにRRが2倍になっているとすれば，年間0.6名の子供が磁界の影響で癌になっていたと推定することができる．これらの推定が正しければ，スウェーデン全土の高圧線の磁界を対策すれば，年間10万人あたり0.6人の子供を救うことできるということになるが，これは有意な数字であろうか．

このように，症例対照研究で磁界による白血病リスクの増加は検出されているが，一戸建とアパートで大きく異なる傾向にあり，また交絡因子が十分に除去されていないので，この研究成果だけでは結論は得られない．

3.3.7 リネット疫学調査報告

アメリカでも同様な研究が行われた．ノルデックの研究よりも一桁規模の大きい研究で，精度は高い．

リネットらの「子供の急性白血病と住環境における磁界曝露」によれば，住環境下の送電線によって発生する磁界曝露の研究にあたって，癌登録をもとに15歳以下で急性白血病になった638の症例と620の対照を選択した［3.12］．

磁界の測定にあたっては，測定対象となる家庭が症例か対照か，現在住んでいる家か，過去に住んでいた家かは，測定する技術者にはわからないように盲検法で行った．磁界の測定は，子供の寝室で24時間，そして3から4の他の部屋と玄関の外側でそれぞれ30秒間行った．

表3.5 実測した磁界強度と白血病のリスク［3.12］

磁界強度 μT	症例数	対照数	オッズ比
0.065 以下	267	285	1.00
0.065–0.099	123	117	1.10（0.81–1.50）
0.10–0.199	151	143	1.10（0.83–1.48）
0.20 以上合算	83	70	1.24（0.86–1.79）
内訳 0.20–0.299	38	42	0.92（0.57–1.48）
0.30–0.399	22	17	1.39（0.72–2.72）
0.40–0.499	14	5	**3.28（1.15–9.39）**
0.50 以上	9	6	1.41（0.49–4.09）

括弧内は95%信頼区間，太字は統計的に有意な数字

表3.6 ワイヤコードでの解析結果［3.12］

	ワイヤコード	症例数	対照数	オッズ比
低曝露	UG + VLCC	175	175	1.00
	OLCC	116	114	1.07（0.74–1.54）
高曝露	OHCC	87	87	0.99（0.67–1.48）
	VHCC	24	26	0.88（0.48–1.63）

括弧内は95%信頼区間

各 416 の症例と対照に対して，近在の送電線の構成や送電線と家の距離などから，ワイヤコードをコンピュータ判定で行った．また，各 230 の症例と対照に対しては，母親が妊娠中に住んでいた家を対象にして研究を行った．

結果としては表 3.5，表 3.6 に示すように，当初の研究課題設定に基づいて行った住環境における時間加重平均磁界値と発癌の関係は見い出せなかった．$0.065\,\mu$T 以下と比較して $0.2\,\mu$T 以上の磁界曝露群では，急性小児白血病増加のオッズ比は 1.24（95% 信頼区間：0.86-1.79）であった．これは統計的に有意ではなく，リスクの増加はないといえる．ワイヤコードでの解析では，高曝露群でのオッズ比は 0.88（95% 信頼区間：0.48-1.63）であり，小児急性白血病のリスクの増加はなかった．さらに，母親が妊娠中に住んでいた住環境における実測の磁界強度と，ワイヤコードとも有意な関連性はなかった．

これらのことからリネットは，「住環境における時間加重平均値を用いた磁界曝露およびワイヤコードでの判定では，子供の急性白血病のリスクの増加は見られなかった」と結論づけている．

しかし，この研究者自身の結論とは独立に，この研究データには「$0.4\,\mu$T 以上の高い磁界曝露では，白血病のリスク増加が見られる」ことが含まれていることから，他の疫学研究者は，この研究は磁界が小児白血病のリスクを増加させることを検証した研究報告であると解釈することがある．

3.3.8 地上に存在する自然の低周波電磁界

落雷のエネルギーが地球の大地と電離層の間の空間に共鳴して，シューマン共振周波数（例；7.8 Hz，14.1 Hz，20.3 Hz，26.4 Hz，32.5 Hz）という低周波の電磁界となって，微弱ではあるが測定器で検知できるレベルで地上に存在する．強度は電界で 1 mV/m 程度，磁界は $10\,\mu$A/m（約 $0.000012\,\mu$T）程度である．

雷は常に地上のどこかで発生しているので，定常的にこうした低周波電磁界は地球上すべての場所に存在する．シューマン共振による微弱な低周波電磁界から人間は逃げることはできない．表 3.8 に自然界に存在する電磁界を示す．

COLUMN

低周波磁界の有効利用

日本ではかなり前から，医療目的に交流磁気治療が行われている．交流磁気治療器から発する磁気は，治療器の先端では 80 mT 程度である．

細胞レベルの研究であるが，こうした交流磁気治療器が癌細胞を殺す効果が確認されている．昭和医大の久光らの研究では，交流磁気治療器（50 Hz，表面での磁界 45 mT）の上に 37℃ の孵卵器を置き，前骨髄性白血病細胞由来の培養株細胞（HL-60）と，健康な成人の抹消血より分離したリンパ球および多核白血球に磁気照射を1時間行った[3.13]．その後，37℃ の腑卵器で培養を続け，DNA の変化を分析した．

結果は表 3.7 に示すように，癌細胞はアポートシス[3-1]が誘導され，正常な細胞には影響が出なかった．磁気治療器による発熱の可能性もあったが，検討の結果，熱の影響ではないことがわかった．この研究は，交流磁気照射による癌治療の可能性を示唆する．

低周波磁界の健康影響を示唆する研究報告を読むことは大事であるが，医療効果のようなよい意味での低周波磁界の効果が存在することも念頭に置かなければならない．数 μT という微弱な送電線からの磁界で小児癌の増加を示唆する研究があり，同時にそれより十分に強い 45 mT の磁界で癌細胞を殺す効果がある．このように矛盾を持った研究成果が同時に存在することは認識しておきたい．

表 3.7　1 時間の交流磁気照射による細胞への影響

生存率	HL-60 細胞	リンパ球	多核白血球
3 時間培養	100%	99%	100%
24 時間培養	33%	100%	95%

[3-1] 正常な細胞はその役割が終われば自然に死滅（自殺）して，新しい細胞と置き換わる．傷付いたり変異したりした細胞も自殺する．これをアポートシスといい，遺伝子にプログラムされている．ガン細胞はアポートシスが起きにくく，増殖を繰り返す．

表 3.8 自然界に存在する電磁界 [3.14]

	周波数（Hz）		強度
電界	0 (DC)	晴天時	120–150 V/m
		襲雷時	10^4 V/m
	1–10		$10^{-2} - 10^{-3}$ V/m
	50–60		10^{-4} V/m
磁界	0 (DC)		50 μT
	50–60		$10^{-6} \mu$T

3.3.9　低周波磁界の健康影響のまとめ

① 非常に強い磁界では健康影響があると推定できる．

② 45〜80 mT 程度の交流磁界で治療効果があったり，癌細胞を殺したりする効果が見つかっている．

③ 0.2 μT 程度の交流磁界で小児癌のリスク増加を示唆する疫学調査がある．

これまでの主な研究を概観すると，上記三つのような結論が導かれる．どの研究を信用するかという判断にもよるが，量-反応関係がまったく確立していない．低周波磁界に関しては，まだまだわからない点が多いと言えよう．

3-4　直流電磁界の研究の概説

3.4.1　直流磁界の影響

MRI という医療検査装置は強い直流磁気を使用するもので，医療に役立てられている．この医療診断にまつわる副作用や悪影響などの健康影響に関しては，まだこれといった知見は得られていない．現在の曝露基準では，2 T が基準値となっている．

MRI に類似の設備を使用して動物実験の作業をしていたある大学の女性助手が，設備から発生する直流磁気 4.7 T を浴びたことで体にポリープなどができたとして，日本で初めて電磁界による労働災害の申請をした．結果としては，

その設備とポリープの間には直接の因果関係はないとして,労災認定は認められていない.

数テスラといった非常に強い磁気については,細胞などの分子構造への影響に関する研究が行われている.100 mT 程度で水溶液の特性が変化するという研究結果もある.同様に 100 mT 程度で,作用機序は不明であるが,磁気マグネットとして肩凝り改善などの効果が得られているものもある.

地磁気は $50\,\mu\mathrm{T}$ 程度の強さを持っているので,地上に住む人間は $50\,\mu\mathrm{T}$ 程度の直流磁界を生まれながらにして浴び続けていると言える.

3.4.2　直流電界の影響

直流の電界と言えば何のことはない,いわゆる静電気のことである.静電気による健康影響に関しては,あまり適切な例はない.

強いて言えば,VDT 作業に関連して,北欧で冬期に,VDT 作業者の中に顔面の皮膚異常を訴える人が発生して VDT の静電気が疑われたことがある.北欧の寒い冬に加湿なしに暖房を行い,20% を切る低湿度での中で,作業者の衣服の静電気と VDT の静電気による相乗効果によって周囲のごみなどが顔に付着し,作業に関連する心理的なストレスも相まって皮膚異常を起こした可能性が考えられる.しかしながら,この問題は,その後の研究によれば「マスコミの騒ぎ過ぎ」という結論になっている.

乾燥した場所では,体に静電気がたまることがある.ドアの金属性ノブなどに触れたときに体にたまっていた静電気がノブに流れて,そのショックを感じることがある.このように人体には静電気がたまり,その大きさは数 kV に及ぶ場合がある.静電気は同じく身のまわりに存在しており,ヒトは完全に避けることはできない.静電気に関して,火花が飛ぶことに起因する火災などの問題はあるが,それ以外の健康影響に関する議論はあまり耳にしない.

3-5 VDTとパソコンからの電磁界の概説

電磁界の健康影響の中にパソコンの話題がよく出てくるようになったのは，パソコンが普及しはじめた1980年頃である．そうしたこともあって，パソコン，特にVDT（表示装置）に関しては，低周波電磁界の漏洩対策が行われてきているが，その内容はできるだけ漏洩を低くするというレベルのものである．

眼精疲労に関連する目の疲れや作業関連のストレスは，電磁界とは別次元の問題であり，これは研究課題として残る．詳細は第9章で解説する．

また，パソコン作業に電磁界防護エプロンが利用されているが，これはほとんど機能していない．販売されている電磁界防護エプロンでは，実使用状態においてエプロンのメーカーが宣伝しているような電磁界防護効果はほとんど発揮できない．

パソコンの画面フィルタは電磁界防護の機能をもっているだろうか？　画面フィルタを接地した状態で使用すれば，電界の遮蔽効果は発揮できる．画面フィルタの場合は反射防止やコントラスト改善などの効果があるが，電磁界の問題からすると画面フィルタは不要である．

3-6 電磁界過敏症（電磁波過敏症）

「電磁界に過敏である」という症例が報告されている．蕎麦で中毒死した人がいるように，何らかの理由で電磁界（どの周波数かなどを調べる必要があるが）に過敏な人がいてもおかしくはないだろう．

学術的な研究論文などを見ると，電磁界過敏症を否定する結果が多いことも事実である．デンマークでは，電磁界過敏症に関連する国際会議を過去2回開催している．この国際会議の資料を読んでも，必ずしも電磁界過敏症の再現に成功しているわけではなく，心理的な面も多分にあると思われるという結論であることが多い．電磁界過敏症として，どの周波数の電磁界に過敏なのかを明確にしながら，ケースバイケースで対応すべきである．

3-6 電磁界過敏症（電磁波過敏症）

　スウェーデンの TCO の調査では，「30 万人の会員の中に 6,700 名の電磁界過敏症患者がいる」という報告がある［3.15］．ただしこの調査では，電磁界過敏症とは何かという厳密な定義や医師による診断は行っていない．電磁界で顔がほてると本人が自覚すれば過敏症とカウントされているので，この数値も信頼できるものとはいえない．

　スウェーデンの国立産業衛生研究所（National Institute of Working Life）が 1998 年に発行した報告書には，次のことが記載されている［3.16］．

① 電磁界過敏症としては，皮膚異常，頭痛などの症状を呈するものを取り上げられるが，まだ正確な電磁界過敏症の診断基準は確立していない．様々な症状がある．
② 最も簡単な電磁界過敏症は，VDT 作業によって中程度の顔面皮膚異常を呈するケースである．この場合は，それ以上の深刻な症状には至らない．
③ 電磁界過敏症患者と関連する要素との密接な関連性は見つかっていない．電磁界過敏症の人に自律神経に不安定な人がいるが，すべてというわけではない．
④ VDT 作業の要素の他に，蛍光灯のランプによって影響を受けることがある．
⑤ VDT 作業による電磁界過敏症には，物理的，人間工学的，精神的な多くの要素が関連している．ある研究によれば，高室温，低湿度の部屋での作業，または作業に関連するストレスが原因ではないかと言われている．
⑥ VDT 作業における電磁界の影響は疑わしい．
⑦ VDT からの低周波電磁界が電磁界過敏症の要素になっているとは，これまでの検査や実験では支持されていない．
⑧ VDT 作業に関連する電磁界の健康影響の中で，電界が影響しているのではないかという研究があるが，まだ結論は出ていない．

⑨ VDTからの高い周波数の電磁界が影響しているかどうかも，まだ結論が出せるほどに研究は進んでいない．
⑩ 不眠などの症状が低周波電磁界によって引き起こされるという研究もあるが，まだそのメカニズムはわかっていない．物理的もしくは生理学的な要素と，電磁界の不安感が関連している可能性もある．
⑪ 電磁界過敏症と照明ランプの点滅（光の変化，変調）に関する興味深い事実がある．
⑫ 電磁界に関する不安感がその症状の原因である可能性もある．
⑬ 色々な研究があるが，結論を出すにはまだ不十分である．
⑭ とりあえずそのような症状が出たら，早めに対処を考えることが重要である．

本書では，このテーマに関してはこれ以上の細かいことを解説しない．興味のある方には，学術論文（査読付）を読むことをすすめる．

3-7 安全と危険の考え方

3.7.1 現象としての量-反応関係

物理現象などは，以下のような三つの「量とその反応」の関係に区別される．電磁界の健康影響に限らず色々な反応には，作用する量とそれに対する反応の間に一定の関係式が成立つ．

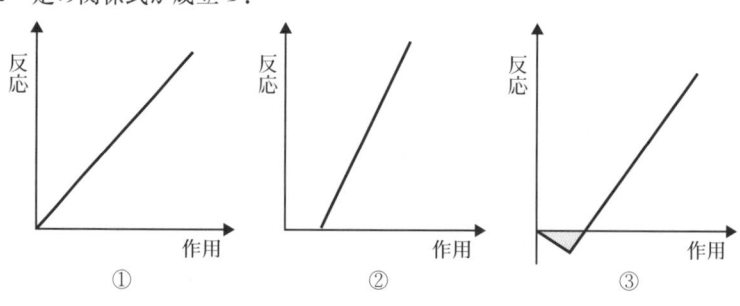

図3.6 量（作用）—反応関係

> **COLUMN**
>
> **電磁界防護グッズ**
>
> 　電磁界の健康影響の問題が広まる中で，電磁界防護グッズが販売されている．中には機器に貼るだけで効果が出るとうたっているものもある．これらの防護グッズに関しては，どのような周波数の電磁界（電界か磁界か，もしくは両方に効果があるのか）に効果があるのか，実際の使用の条件に近い形で試験を行っているのかなど，科学の目で公正に検証されているかどうかを確認すべきである．

① 何らかの作用を加えれば，それに応じて反応を示す．一般的な反応の例．
② ある一定の作用までは反応しないという閾値（Threshold）を持つ．自己保持機能をもつ生体などが外的要因に対して示す反応はここに分類される．
③ あるレベルを境界として反応の方向が正反対になる反応の例である．医薬品では，適量では薬効を示すが超過すると毒性を示すこともあるので，ここに分類される．

　電磁界に関して言えば，その作用-反応の曲線が上記3タイプのいずれに属するかさえもまだはっきりとはわかっていない．色々な研究が継続されているが，作用-反応の曲線や閾値を求めようとする研究は概して少ない．

　別の見方をすれば，どの程度までが安全なのかの議論の前に，果たして本当に有用か有害かの目途すら定まっていない．すなわち，一方では電磁界の健康影響を示唆する研究（電磁界は有害），一方では電磁界の医療応用の研究（電磁界は有用）が同時に進行している．

3.7.2　影響度の区別も重要

　健康影響，生体影響といった用語は，厳密にはその意味が異なる．

① **生体影響**（Bio Effect）

正常な範囲で変化したり，反応したりすること．たとえば，人の体温が正常な範囲で変化すること，本を読むと目が疲れることなどがこれにあたる．

② **健康影響**（Health Effect）

正常な範囲を逸脱する変化や反応のこと．たとえば，人の体温が正常な範囲を超えて解熱剤を飲まなければならないほどに高温となること，目の疲れが一晩寝ても取れなくなり眼科の診察を受けなければならない症状になることなどがこれにあたる．

③ **健康障害**（Health Hazard）

病的になったり，死亡したり，多数の人に障害をもたらしたりするような社会的な影響のこと．

電磁界の影響を話題にするときは，こうした3段階の区別をきちんとつけることが重要となる．しかし①から③までは連続的に考えるべきで，絶対的な分類法ではないが，「危険」「安全」などの審査時は重要な概念となる．世間には，①の生体影響という範囲の研究成果をもって③のような危険性が証明されたと断定するというミスをおかしているケースもある．

本書では，この厳密な定義にこだわらず，わかりやすさの観点から「健康影響」に用語統一して，記述している．

3.7.3 「安全」と「危険」の境界はあるか

電磁界の健康影響を議論するときに中心的な論点となるのが，「100%の安全性が科学的に確認されていないので現状の電磁界は危険である」という主張と，「危険性が科学的に検証されていないので現時点では問題ない，安全である」という主張とがぶつかり合うことである．図3.7にあるように，これまでは「危険」と「安全」は白と黒の関係のように，2者択一的なものとして扱われてきている．しかし「危険」と「安全」とは，このように単純に切り分けることができるものだろうか．

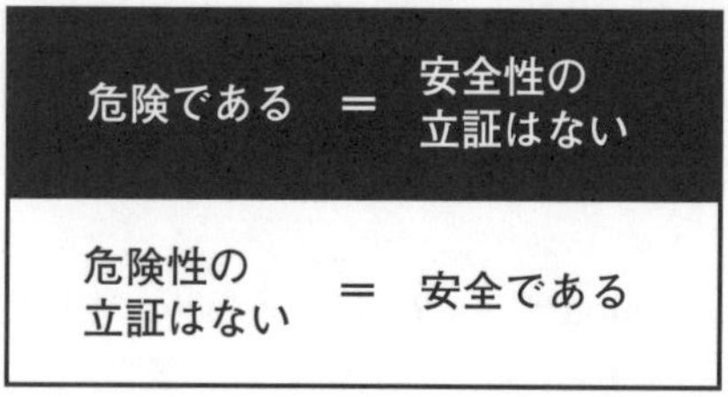

3-7 安全と危険の考え方

図 3.7 これまでの安全と危険の考え方

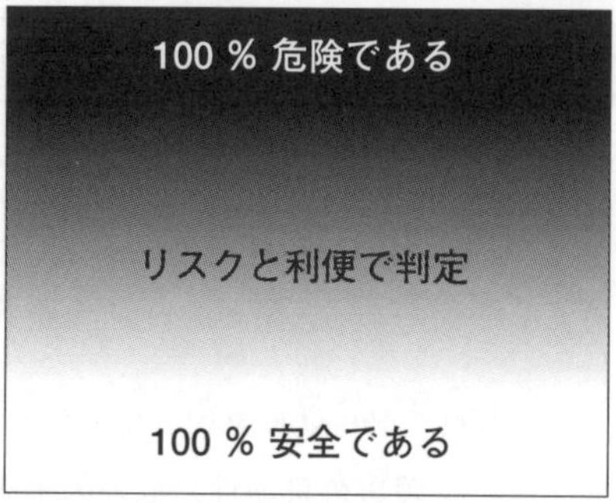

図 3.8 これからの危険と安全の考え方

　これからは，図 3.8 に示すように 3 段階の分け方で考えるべきである．ただし 3 段階であっても，中間のグレーの部分は「限りなく安全に近いグレー」から「限りなく危険であるグレー」まである．

　「100% 安全ではない＝危険である」，「100% 危険はない＝安全である」という論理では，残念ながら電磁界の健康影響について議論することはできない．「明らかに法的な規制を行う必要があるような危険性」は，色々とこの世の中に存在する．それでは，100% の安全が保証されたものはあるだろうか．毎日吸っている目には見えない空気，この空気に悪性のウイルスや雑菌がいないことを確認しながら，日常生活を送っている人はいない．

　さて，現在の生活が電気に依存していることを考慮すれば，「安全性が 100% 保証されていないので電磁界は危険である」といって，人工的な電磁界を根源から絶つべきと主張できるだろうか．われわれは電気文明の利便さと，それに伴うリスクを十分に認識すべきである．

　そのためには，電気文明に伴う電磁界の健康影響に関して，冷静かつ公正な立場で，幅広く科学に基づいた情報，最新の研究状況などを収集し，検討を重ねるべきである．電磁界の健康影響は工学の知識，医学に関する知識，動物に関する知識などが関連する学際的な分野であり，理解するのは容易ではない．

3.7.4 リスクという用語を考える

「リスク」は英語の"Risk"の訳語で，場合によっては「危険」と訳している．類似の用語に"Hazard"という英語もある．HazardとRiskとの違いを考える必要がある．Webster英英辞典からこの2語の意味を調べると，

Risk：Possibility of loss or injury, a dangerous element or factor（損失や障害の可能性，危険因子や危険要素）．
Hazard：Source of danger（危険となる源，危険なもの）．

となっている．このように英語の表現では，二つの用語の間には明確な意味の違いが存在する．一方，一般の英和辞典ではどのように翻訳されているかを調べると，下記のようになっている．

Risk：危険，冒険，保険用語では危険率や保険金額．
Hazard：危険，冒険．

英語のRiskとHazardを単純に日本語に翻訳をすれば，ともに「危険」となり，本来の意味の違いは消えてしまう．したがって，本書ではHazardは「危険」もしくは「障害」と翻訳し，Riskは「危険の可能性」もしくは「リスク」と表記することにした．

3.7.5 厳格な意味でのリスクとハザードの区別

リスク（Risk）は経済学・統計学上の用語である．人間の活動や生存には，不測事態による損失ないし災害はつきものである．この不測事態とは，事前に予見できないような事象が起こることを意味する．そのような不確実にしか予見できない事象が起こることによってこうむる損失，もしくはその可能性（頻度）といった両面性をリスクと呼ぶ．この経済用語・統計学用語としてのリスクに的確に対応する用語が日本語にはない．

この場合のリスクには，

COLUMN

何がリスクとなるか？

何がリスクとなるのかについて，1996年のアメリカの報告を紹介する．HARVARD CENTER FOR RISK ANALYSIS が発行している "RISK IN PERSPECTIVE" というニュースレターの AUGUST 1996 に，さまざまな生活環境における健康に影響すると思われる因子をあげて，人が各因子をどの程度危険と感じているかを電話アンケートで調査した結果が報告されている．その結果では，

- 男女ともに 60% 以上の人がリスクと感じている因子は，喫煙と周囲に撒き散らす煙草の煙の 2 因子．
- 男女ともに 40% 以上の人がリスクと感じている因子は，オゾン，残留農薬，空中に飛散している塵芥，環境変化に伴う気温の上昇，建物の中のラドン（放射性）の 5 因子．
- 男女ともに 30% を越えてリスクと感じている因子は，環境中の電磁界，医療用の X 線の 2 因子．
- 男女ともにリスクと感じないもの（5% 以下）は，リラックスするための音楽．

ほとんどすべての因子で，男性よりも女性は 10% 程度より大きくリスクを大きく感じている傾向にある．この研究によれば，電磁界よりも緊急的に解決しなければならない危険因子がいくつもあるとのことである．

身近にあるリスクの一つの例として，「そばとアレルギー」をとりあげる．われわれが普段から食べているそばであるが，この「そば」にアレルギーをもつ人がいる．そばアレルギーの人がそばを食べると，重大な健康障害が発生することがある．図 3.7 にある「2 値的な安全と危険」の議論で言えば，こうしたアレルギーを持つ人がいるから「そばは危険な食物である」と断定することになるが，そうした判定は現実的ではない．

① 複雑な自然のメカニズムに対する人間の知恵の限界と，自然力に対する制御不可能性からくるもの（地震・集中豪雨など）．
② 生体，物質間の相互作用の在り方をはじめとして，事物の因果関係については科学的になお未知の部分があるために起こるもの（新薬の副作用など）．
③ 人的ミス，誤操作などによっておこるもの（医療過誤，パイロットの誤動作による航空事故など）．
④ 市場価格や一般大衆の反応といった，人間行動をとりまく社会的環境条件の将来動向を完全には予測しえないことからくるもの（大規模設備投資の失敗など）．

などの諸タイプがある．電磁界の健康リスクは②に該当する．

人間の行動には常にリスクが存在する．横断歩道を渡っていても自動車事故に巻き込まれる可能性があるが，その確率はかなり低い．外出しないで家に閉じこもっていても，地震の発生で家が倒壊するおそれもある．

一方，高速道路を時速 200 km で運転すれば，事故になる確率はかなり高くなる．この場合，自動車は「障害性（ハザード）」であり，自動車を運転することが「リスク」，高速運転は「ハイリスク」となる．この場合，リスクを避けるには，自動車というハザードがあっても運転しなければよい．

電磁界では，電磁界発生源がハザードで，電磁界への曝露がリスクであり，リスクの程度は曝露レベルに依存することになる．その前に，電磁界発生源がハザードであることを確認しなければならない．

3.7.6 生活空間に存在する電磁界とリスク

電磁界の健康影響について，疫学によってリスクの増加が示唆されているのは脳腫瘍および白血病である．なぜかこの二つの疾病に限定されているが，最近では乳癌やアルツハイマー症候群との関係も研究されている．

乳癌，白血病，脳腫瘍はいずれも癌である．電磁界の影響を疫学的に調査すると，なぜかこの3種の癌だけがその可能性のある疾病として有意になってく

る．同じように全身が曝露されているにも関わらず，胃癌，肺癌，大腸癌といったその他の癌は影響が検出されていない．どうしてそうなるのかを考える必要があろう．

「消化器系の癌では食生活が，呼吸器系の癌では喫煙などが重要なリスク要因であるから，その影響に埋もれて，たとえ電磁界の影響があっても顕著なデータとして現れない．乳癌，白血病，脳腫瘍についてはそのような重要なリスク要因がないため，電磁界の影響がデータとして現れる」という見方も可能である．

生活空間の範囲で筆者が電磁界を実測してみたところ，低周波磁界では，新幹線に乗車したときに $20\,\mu T$ 程度に曝露する．この数値は高圧送電線による磁界より大きく，東京と大阪を往復するだけでも 4〜5 時間乗車しているので，無視できるようなレベルではない．もしこうした低周波磁界が本当に脳腫瘍などを発症に結び付いているのであれば，新幹線を多用する日本のビジネスマンの大半は脳腫瘍で死んでいなければならない．現実にはほとんどのビジネスマンは生き残っている．

マイクロ波の電波の領域での実測では，東京タワーから放射するテレビ電波などの電磁界が比較的強い．東京タワーは観光名所でもあるので，訪れた人は多いだろう．現行の電磁界曝露基準には十分に適合しているが，それでも東京タワーの近くのビルの 3F の窓際で測定を試みたときの結果は 3 V/m，4F の窓際で測定して 4 V/m という値であった．東京タワーの展望台に昇ったときの電界値はもう少し高いかもしれない．この程度の電磁界でも脳腫瘍などの発症を促進するならば，日本人のほとんどが脳腫瘍になっていなければならない．特に修学旅行などで小中学生が東京タワーに登るということは，成長しつつある子供であるから，細胞分裂などの盛んな時期に電磁界に曝露すればその影響や症状が出やすいと言えるだろう．しかしながら，日本では特にこうした疾病は増加していない．

微弱でも電磁界が脳腫瘍を促進させる可能性を示唆する報告があるが，現実に身のまわりを冷静に眺めてみれば，そうした警告は現実と乖離していること

がわかる．

　最近ではガス調理器か電磁調理器か，という電磁界に関連した議論がある．電磁調理器からの電磁界漏洩に関しては，第 10 章で述べる．生活環境下で受ける電磁界を考えたとき，電磁調理器は比較的大きな電磁界の発生源となっている．プロパンガスや都市ガスなどのガス業界は，「オール電化」によってガスの消費が減ることに危機感を抱き，電磁調理器が発生する電磁界の危険性を旗印にしてガス器具への巻き返しを図ろうとする動きがある．

　それではガスは安全であろうか，産経新聞 2003 年 1 月 8 日の記事で，「ガスは着衣に着火するおそれがあり，着衣着火で一昨年に全国で 149 名が死亡している」と東京消防庁の実験結果が報道されている．したがって，ガスの安全性と電磁調理器の安全性は，それぞれの機器の長所と短所を考えて冷静に判断する必要がある．

3.7.7　予防原則とは

　予防原則とは，科学的な研究に大きな不確実さがあってまだ結論が出ていない段階で，対策を必要とする重大なリスクがあるときに，科学的な結論を待たずに行う施策である．重大なリスクもしくは健康障害（ハザード）があると判定することが条件となる．

　WHO なども低周波電磁界の健康影響に関して，予防原則をとることを検討している．それでは，予防原則とは何か．それは，利害関係者が集まって対策にかかる費用や便益などに関して評価を行い，施策としては「リスクの存在を認知するだけで，何も公式な対策を取らない」から「制限値の設定を行う」までの幅広い選択肢の中から適切なものを選ぶことを意味している［3.17］．

　一般に予防原則は，現在の科学で提唱されている電磁界への暴露限度値に対して，予防的にさらに厳しい限度値を設定することが予防原則であるかのように受け止められている風潮があるが，それは予防原則の施策の一部でしかない．

3-7 安全と危険の考え方

COLUMN

インターネット掲示板の書き込み

　インターネット掲示板の書き込みを紹介する．有効な判断事例であると考え，投稿者の許諾を得て転載する．

なんで？ 2003/3/7

　いつも，こうややこしくなるんだろ？なぜ電磁界云々言うのだろう？電磁界云々いうのであればガスのままでいいと思うが・・・．うちはボヤ騒ぎを起した経緯もあり，新築を機にIH電磁調理器を導入した．操作感は大満足．（略）

　IH電磁調理器が欲しい人はなぜ欲しいのですか？私は安全性と経済性でした．特に火事に対する備えで言えば，電磁界がどうしたんだ！！って気持ちです．30年後に白血病になるかも？？？しれません．たまたま病気になったらIHのせいだと突っ込まれるかもしれません．そんなことを言っていては，それこそ現実問題，携帯電話も使えないし，ディーゼルの排気ガスで癌になるといけないから外にも出られないってなってしまう．経済性も安くなるとは聞いていたけど，オール電化で月に11,000円程度で満足している．（略）　ただ，うちみたいに歳を取って気を付けたくても，ついうっかりしてしまうことが多くなった家庭には本当に重宝しています．

　高圧送電線下の住宅に住むべきか，低周波磁界のリスクを避けるべきか，議論と不安が世間にある．インターネットの投稿欄にあった内容を，投稿者の許諾を得て以下に紹介する．考えさせられる事例である．

私の場合　02.11.16　高圧電線下の住人

　今から5年ほど前になるでしょうか？電磁波（電磁界）の人体への影響が異常に騒がれた時期がありました．まさにその頃，私たち夫婦は夫の両親の家を二世帯住宅風に改築し，両親と同居しはじめたころでした．いわゆる閑静な住宅地で，環境は抜群に良いのですが，ただ

一つ，近くに小規模な鉄塔が建っており，我が家の屋根の一部の真上にもその電線が走っています．

たぶん子供がいなかったら，あんなに悩むことはなかったのだと思いますが，その頃の私は異常に神経を尖らせ，それに関して書かれたものを読み漁ったりし，どんどん不安を募らせていきました．そんな折，テレビで超高圧電線群を取材した特集を見てしまったのが，最後の決め手になりました．

もう，私の中で抱え込めないほど不安が大きくなってしまい，私は子供を連れて家を出ました．あれから数年，私たちは現在その二世帯住宅に戻っています．当時の精神状態が嘘のように，ほとんど電線のことは気にせず生活しています．高圧線と白血病などの病気との因果関係は何年経っても実証されず，もし仮に関係があったとしてもそれは何万人に1人だったものが2人になったということ，それを発症率2倍という数字の罠に気づいたことや，家族分裂して避難所のようなアパートで暮らしていることの虚しさなどが，私を冷静にさせてくれました．

そして何よりも，この家に50年以上住んでいる夫の両親が，高齢にもかかわらず，今まで病気らしい病気もせず健康そのものだということや，この家で生まれ育った夫や兄弟も健康，お隣に長年住んでいる御夫婦も揃って90代だということ，高圧線沿いにある近くのマンションに住む100世帯以上の家の子供たちもみんな元気で学校に通っている様子などを見るにつけ，ほとんどの人はあまり影響なく暮らしていることがわかります．

高圧線の電磁波（電磁界）による健康被害より，そのことを気にするあまりの精神的ダメージの方が深い問題だと言われたことがあります．もし万が一，万が一，そのような病気に自分たちが罹ってしまったら，そのときはそのときだ！と開き直れたこともあります．（略）

この章のまとめ

　周波数や波長によって異なる幅広い用語が「電磁界」であるが，

① 非常に強い強度の電磁界は健康影響を発生する．
② ある程度低い強度の電磁界からは，人間は逃げることができない．
③ ある程度の強度の電磁界は，医療用などで有効活用されている．

となっており，今しばらくは研究の成果を見守らなければならない．
　「身のまわりに存在する電磁界」のレベルに対しては，筆者の感覚として，

① 100％危険で早急に何か対策を講じなければならないということはない．
② 100％安全ということも保証されていない．
③ リスクはあっても，その程度は低いものと思われる．

という三点があげられる．

第4章 直流電磁界

変動しない直流電磁界(静電磁界)の健康影響に関して解説する．変動しない電磁界であるからといって健康影響がないわけではない．その強度によっては健康影響も考える必要がある．

4-1 静電界(直流電界)

静電界は静電気といってよい．まずはこの静電界から解説を始める．

静電気が帯電している物体や直流高圧で動作する機器に近づくと，頭髪や体毛が引っ張られるという経験は普通に見られる．こうした現象から，皮膚刺激，ストレス反応など2次的な健康影響が考えられる．乾燥した大気中では体表面に静電気が蓄積され，ドアの金属製ノブなどに触れたときに微小放電による電撃が発生することもある．

強い静電界，例えば100 kV/mから1,000 kV/mの研究では，ラットを用いた迷路学習において忌避反応が見られたというエプスタイン(1976)の研究や，成長，血液，組織，繁殖に顕著な影響がマウスには見られないというファム(1981)の研究がある．やはり静電界の健康影響に関しても，肯定・否定的な研究が入れ乱れている．詳しくは成書を参照のこと [4.1]．

4.1.1 自然界に存在する静電界

自然界に存在する静電界として，もっとも顕著なものは落雷によるものである．大地面における電界強度は最大で30 kV/mに達する場合があり，雷撃点から約50 mの距離で230 kV/mという報告もある．

4-2 静磁界（直流磁界）

　衣服や履物などの摩擦による衣服のはく離など，人の行動に伴って帯電する静電気による静電界の大きさは，人体表面で最大 1,000 kV/m と見積もられる．こうした静電界の中で，われわれは日常生活を行っている．

4.1.2　静電界の植物成長促進

　高村勉らは，直流電圧の印加によるマメモヤシの成長促進を観察している [4.2]．マメモヤシを水耕栽培している容器の両端に直流電圧を印加すると，ある一定の電圧では成長を促進し，より高い電圧をかけると成長に悪影響を与えることがわかった．

4-2　静磁界（直流磁界）

4.2.1　強い静磁界の研究

　テスラレベルの強い磁気の影響が研究されている．志賀健の報告 [4.3] や上野照剛の報告 [4.4] によれば，アフリカツメガエルの受精卵を 8 T（テスラ）および 14 T の磁界中で保温したところ，その結果は対照群と比べて顕著な差異は見られなかった．ショウジョウバエの幼虫に 8 T の磁界を 8 時間曝露した場合，対照群に比べて 1.8 倍の眼色モザイク突然変異が観察された．つまり遺伝子に対する変異原性が認められたということになる．15 T 程度までの曝露では，酵素の活性に影響はなかった．

　動脈血流は影響を受けないが，血液中の赤血球のヘモグロビンは磁気の影響を受けるので，肺や肝臓の血流は磁気の影響を受ける．ただし，磁気強度と磁気勾配の積が 100 T^2/m 以上でなければこうした影響は現れない．

　数 T 以上の強い磁場では，扁平円盤状の赤血球が磁気の向きと円盤面が平行になるように配向[4-1]する．ある理論計算によれば，上行大動脈に直角に 5 T を負荷すると血流速度が 1 割低下し，心電図にも影響が現れる．1 T の磁界を

[4-1] 高分子の固体物質中で，構成単位となる微結晶あるいは高分子鎖が一定方向に配列すること．

加えても心電図には影響は見られないが，1Tを超えると影響が確認されている．

MRIの改良に伴う人体実験も行われている．ボランティア11名による4TのMRIでの試験が行われた．試験中は半数にめまいなどの症状が出たが，試験後には回復した．1年後の検査でも健康影響はなかった．マウスを2Tの磁界に曝露して100日間飼育したが，影響は見られなかった．妊娠マウスを1日1時間，胎児の臓器形成期間に6.3Tの磁界に曝露したが，ここでも対照群に比べて差異は見られなかった．

4.2.2　ミリテスラレベルの磁界の研究

8mTの直流磁界での健康影響に関する研究としては，J.ジュイテらの研究がある[4.5]．J.ジュイテらは，ラットの血液中のリンパ細胞に直流磁界8mTを印加したときに発生する細胞死の割合を調査した．対照群に比較して，磁界を曝露した群には有意差はなかった．しかし，磁界の曝露と同時にFeCl$_2$（塩化第1鉄）10μg/mlを加えた状態で磁界を印加すると，細胞死が有意に増加した．特にネクロシス[4-2]で死ぬ割合が，磁界だけの曝露時は10%であったのが32%に増加した．このことから，鉄イオンの存在が磁界の影響と関連していることがわかる．

4.2.3　直流磁気の治療器への応用

磁気ネックレスなどの形で，直流磁気を利用した医療器具が正式な認可を得て販売されている．これらの磁気治療器は，2ヵ所以上の独立した医療機関で医療効果があることが確認されて，初めて認可される．

これらの磁気治療器では，ある程度以上の磁気の強さがないと効果はないとされている．中川恭一の報告によれば，磁気治療器の表面における磁気の強さが70mTの磁気ネックレスと130mTの磁気ネックレスでは，治療効果にあ

[4-2] Necrosis. 組織の虚血や栄養素の欠乏など，様々な誘因によって代謝が阻害される結果，細胞が壊死に落ちることをネクロシスという．

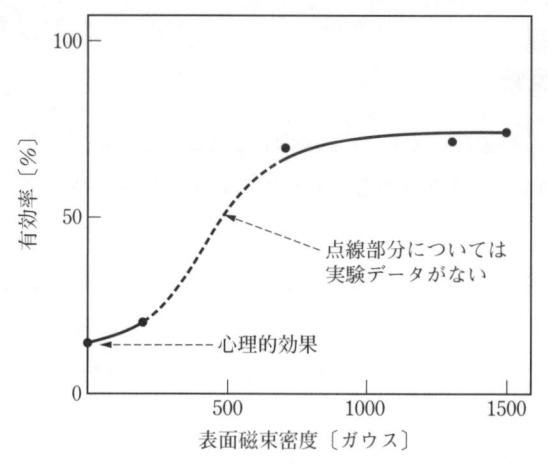

図4.1 磁気ネックレスの磁界強度とその効果 [4.6]

まり差異はなかった [4.6, 4.7]．しかし，20 mT（200 ガウス）のものでは，有効率が非常に低くなった．その様子を図 4.1 に示す．

4-3 地磁気

4.3.1 地磁気の変化

地球は大きな磁石であり，磁気コンパスは南北方向を示す．磁気の北極と南極点は，必ずしも地理学上の南極・北極とは一致しない．非常に長い周期で磁気の南極と北極とはお互いに入れ替わっており，磁気コンパスが南北ではなく東西を示した時期もあった．最近の磁気の北極点はカナダの北部にあり，磁気の南極点はオーストラリアの南方の，南極大陸からちょっとはみ出した地点にある．

地磁気の強さは約 $50\,\mu\mathrm{T}$ である．地球上の生物は，生まれながらにして地磁気という磁界の影響下にあり，長い生物の進化の過程でこの地磁気に曝露してきた．微生物の中にはマグネタイト[4-3]を体の中に持ち，地磁気の向きに沿って運動する走磁性菌と呼ばれるものがいる．

[4-3] 磁鉄鉱．生体内に存在する磁気を持った結晶．

第4章 直流電磁界

● COLUMN ●

地磁気の反転

　岩石に残る残留磁気から，古い年代の地磁気を推定することができる．これが古地磁気の研究である．岩石による古地磁気の研究でもっとも注目されるのは，現在の地磁気と逆向きに，つまり北極にN極が南極にS極がある（したがって方位磁石のN極は南を指す）ように帯磁した岩石の発見である．1929年，当時京大教授であった松山基範は日本付近で多くの逆帯磁の岩石を発見し，それらの岩石ができた頃は地磁気が逆転していたのではないかと考えた．

　この問題は世界中の学者によって注目され，1950年代から活発な研究が行われた．そして現在では，図4.2に示すように，過去400万年間で10回も地磁気の方向が反転したことがわかっている．単純平均すれば，40万年に1度の割合である．

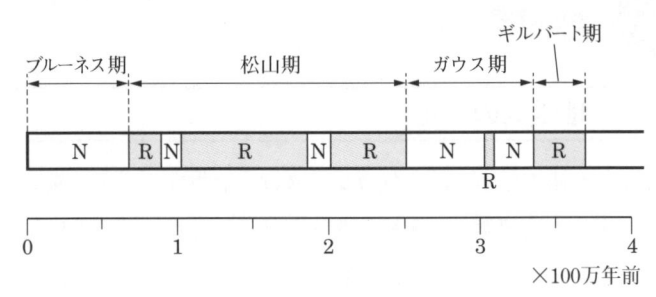

現在（N）から教えて，400万年前までに10回逆転していることがわかる（Nは正常，Rは逆転）．

図4.2　地磁気反転の歴史　[4.10]

4-4　大地と上空にある電離層に挟まれた空間の大きさに応じて，特定の周波数に共鳴すること．空間の大きさが変化しなければ周波数は変わらない．

4-5　直流磁場がある場所に交流磁界が加わると，イオンがらせん運動をはじめること．磁界によるカルシウムイオンの流出などの現象を説明するメカニズムとして提唱されたが，提唱者グループ以外の支持は得られていない．

ある種のミツバチに磁界を印加すると，先祖代々卵型に造り続けてきた巣の形状をまったく不規則な形にしてしまうということを発見した研究もある．これは，マグネタイトがミツバチの頭部にあって，影響を受けるためであるといわれている．このようにはっきりと磁気に依存する生物はまれではあるが，磁気も生体に何らかの影響（効果）をもたらしているものと考えられ，種々の研究が行われている．1992年には，ヒトの脳内にもマグネタイトがあることが判明した．

4.3.2　地磁気の変動と生物

日本語訳も出版されて，読者も多いと思われる「クロス・カーレント」の著者R.ベッカーはその著書の中で，地磁気の変動を軸にして生命進化のことを次のように取りあげている［4.8, 4.9］．

> 長い地球の歴史の中で，地磁気が逆転したような時期と，恐竜が滅亡したときや色々な地球上の生物の大きな変革（それまでに勢力を誇っていた生物が滅亡して新しい生物が地球上を支配する）時期とは，面白いことにかなりのケースで一致している．

R.ベッカーは「こうした地磁気の逆転や大きな変動のあったときに，同時にシューマン共鳴[4-4]によって地球上に存在する低周波電磁界も変化したのではないか．地磁気と低周波電磁界の関連で，サイクロトロン共鳴[4-5]などが生命に影響を与えることになって，恐竜なども滅亡した．したがって，低周波磁界は大きく生命全体の存亡に影響を与えるので危険である」という仮説を提唱している．

鳩や鯨は，地磁気に頼って長距離移動しているという説もある．おそらく鳩などは，ただ地磁気だけをあてにして航法を行っているのではないだろう．なぜなら，地球磁場はけっして安定した存在ではなく，数十万年ないし数百万年の周期で消滅したり，南北の極が逆転（コラム参照）するという現象を繰り返してきているからである．長距離を渡るガンカモ科の鳥は，遅くとも7,000万

年前の恐竜時代末期にはもうこの地球上に姿を現している．この時代から生き延びてきた彼らは，何度も地磁気の消失や磁場の逆転を経験しているはずである．彼らがそんな頼りない航法システムだけで，これまでの長い時間を生き延びてこられたとは思えない．ベッカーの仮説が正しいとすれば，ガンカモ科の鳥は既に死に絶えていなければならないことになってしまうので，この仮説は正しいとは言えない．

4.3.3　地磁気の日内変動

さらにベッカーは「クロス・カーレント」において，「地磁気の磁界の強さは平均して $50\mu T$ である．そして1日の変動幅は $10\mu T$ 以内である」とし，「地磁気の日内変動が生物の体内時計のリズムの元になっている」と主張している．実際の地磁気の日内変動は，$10\mu T$ にも満たない．地磁気の強さ（$50\mu T$）の0.1%程度の $0.05\mu T$ 程度である．

また，人の体内時計は25時間となっており，太陽光に当たることによって24時間のリズムに強制的に修正させられていることが知られている．これがサーカディアンリズム（概日リズム）である．太陽光が差し込まない，時計などもない外界と断絶した場所で生活をすると，その生活リズムは1日が25時間であったという実験報告がある．こうしたことからも，ベッカーの説には明らかな不具合がある．

4-4　直流電圧源から交流磁界が発生する可能性

直流のバッテリーから流れ出す電流による磁界の発生の可能性を考える．例として，直流のバッテリーとその負荷として直流で点灯される白熱電球を考える．1本の導体に直流電流が流れているとき，その導体の長さが十分に長いとすれば，導体から a メートル離れた地点における磁界は次式で与えられる．

$$磁界 H = \frac{流れる電流}{2\pi a} \; [A/m]$$

$$磁束密度 B = 4\pi \times 10^{-7} \times H \; [T]$$

4-4 直流電圧源から交流磁界が発生する可能性

● COLUMN ●

恐竜の絶滅

　最初の恐竜の登場は，地質時代のスケールで言えば中生代（2億4,800万年前の三畳紀から6,500万年前の白亜紀まで）の三畳紀であり，恐竜の絶滅は中生代の次の新生代の最初である．恐竜はおおよそ1億8,300万年にわたって地上で繁栄した．この間に何度の地磁気の反転があっただろうか．単純平均で40万年に一度の地磁気反転があるとすれば，地磁気の反転が恐竜絶滅の原因とするベッカーの仮説は支持できない．

　そこで，12 V 40 W の直流白熱電球1個に流れる電流を 40 W/12 V = 3.32 A とすれば，この電流によって発生する磁界は，導体から 10 cm の距離では，

$$H = \frac{3.32}{2\pi \times 0.1} \fallingdotseq 5.29 \,[\text{A/m}]$$

$$B = 4\pi \times 10^{-7} \times 5.29 \fallingdotseq 6.63 \times 10^{-6} \,[\text{T}] = 6.63\,\mu\text{T} = 66.3\,\text{mG}$$

となる．

　1個 40 W の直流白熱電球を点灯するための電線1本から，約 $6\,\mu\text{T}$ の磁界が発生するということは，仮に 10 個の白熱電球を使用して合計 400 W の電力であれば（普通の家庭ならば合計 400 W 程度の照明器具を使用しているだろう），発生する磁界は $66.3\,\mu\text{T}$ となる．これは，時間変動を起こさずに，一定の直流電流が流れ続けることによって発生する直流磁界である．$66.3\,\mu\text{T}$ は，自然界に存在する地磁気の強さ $50\,\mu\text{T}$ に匹敵する強度となる．

　もし，バッテリーから負荷に供給されている直流電流が時間的に変動したとすればどうなるだろうか．白熱電球の場合は，スイッチを投入したときに過大電流が流れ，フィラメントの赤熱にともなって徐々にある一定の電流に安定する．したがって，直流点灯の白熱電球といえども電流の大きさは変動している．変動するということは，その変動に応じた低周波の磁界成分，つまり交流磁界がなんらかの形で発生することになる．たとえば，1 Hz というような低周波

第4章 直流電磁界

の交流磁界が発生する.

　直流電源によって生じる磁界を直流磁界だけにするためには，電流が一定（不変）でなければならない．電池で動くモーターでも電流は変動する．交流のように正負に極性が切り替わらないだけであって，直流（電池）で動くものであってもその電流が一定（不変）であるとは限らない．したがって，低周波の交流磁界が少なからず漏洩する．

　上記の例の $66.3\mu T$ の直流磁界でも，もし1秒間隔で断続を繰り返せば，単純計算で約 $20\mu T$ の交流磁界が電線の周囲に発生することになる．

　直流のバッテリーから供給する直流電力であっても，交流の磁界が発生するおそれがあり，電車の架線から直流電圧で供給されているとしても，電車の中にあるモータなどに流れる電流が速度などの制御に伴って時間的に変動すれば，直流き電[4-6]の電気鉄道の架線や電車からは交流磁界が漏洩する．

電圧が一定の直流で，電流も一定であれば発生する磁界は直流磁界である．

電圧が一定の直流であっても，電流が時間的に変動すれば，この変動する電流によって交流磁界が発生する．

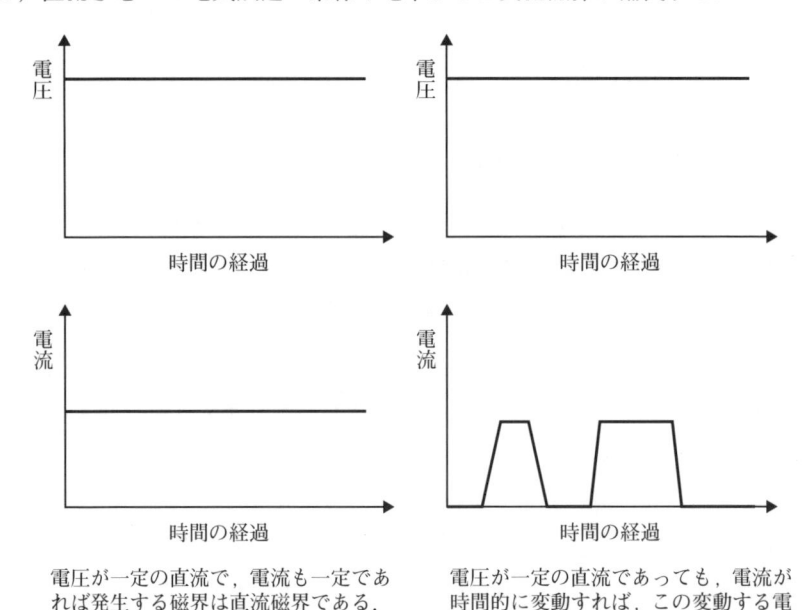

図4.3　直流の電圧源からの電流が時間的に変動すれば交流磁界が発生する

[4-6] 電気鉄道で電車などに電力を供給すること．

4-4 直流電圧源から交流磁界が発生する可能性

　自家用車のバッテリーは，同じく直流電圧で自動車に装備された各回路に電力を供給する．これらの回路の電流が時間的に変動すれば，バッテリーから各回路へ接続されている電線から交流磁界が発生する可能性がある．この状況を図4.3に示す．

この章のまとめ

　静電気や地磁気ということから身の回りに存在しているのが直流の電磁界である．こうした直流の電磁界（静電気や静磁界）であっても，その強度が大きければ健康影響の可能性は考えられ，完全に無害と安心し切れるわけではない．ただし，本章で述べたように，健康影響の可能性があるのはかなり大きな電磁界強度においてである．

　電圧源が直流であるからといって，直流の電磁界しか発生しないと，安心しきることもできない．例えば，直流のバッテリーから流れ出る電流の大きさが変動すれば，その変動電流によって交流磁界が発生する．その発生する交流磁界の大きさが大きければ健康影響の可能性がある．

第5章 低周波電磁界

電磁波(電磁界)の健康影響を語る際にその中心となっている電力周波数などの「低周波電磁界」に関して解説する．この分野は磁界の影響等に関心が集まっている．

5-1 低周波電界の影響

5.1.1 これまでの研究結果の概説

50 Hz/60 Hz を中心とした低周波電界の影響に関しては，様々なレビュー(総合的な評価)が行われている．WHO(国際保健機構)によるレビュー結果の一部を表5.1に示す [5.1]．

人が曝露する低周波電界の強さは，高圧送電線の下では一般的に 10 kV/m 以下である．詳細は参考文献や成書を参照のこと．

5.1.2 低周波電界の電界強度の実態と感知閾値

50 Hz/60 Hz を中心とした電界強度と感知閾値の例を図5.1に示す．100万ボルト高圧送電線下の電界強度は 1～10 kV/m である．日本の場合は，法令により，人が容易に近づくことができる場所では地上 1 m の高さで電界強度最大 3 kV/m に規制されている．変電所内の電界強度では 10 kV/m 程度，家庭内や家庭用電気機器から放射される電界強度の値は機器との距離にもよるが 100 V/m 程度である．

表5.1　低周波電界の影響：動物の神経系および行動に関する研究（抜粋）[5.1][5.2]

曝露電界強度〔kV/m〕	対象とした動物	結果・影響	研究論文
2～10	ラット	電界感知閾値が8 kV/m	S. Stern et al：1983
67	マウス	間欠的な曝露の場合は過度な行動	C. Ehret et al：1980
75，90，100	ラット	ラットは電界のない場所に滞留する	D. Hjeresen et al：1980
100	ラット	電界忌避行動	R. Lovely et al；1982

周波数はすべて60 Hz

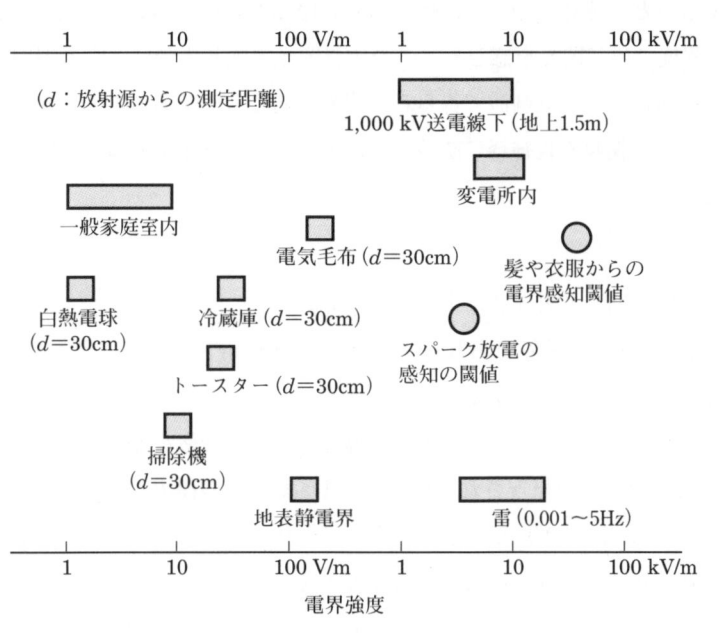

図5.1　低周波（50・60 Hz）の電界強度の実態と感知閾値の例 [5.3]

5-2　低周波磁界の影響で確立していること

5.2.1　磁界による体内誘導電流

　低周波磁界による体内誘導電流が大きくなれば，健康障害を引き起こす可能性がある．1987年に発行されたWHO環境保健基準文書69「磁界」から，そ

第5章 低周波電磁界

> **COLUMN**
>
> ## 磁気閃光
>
> 確立した健康影響に磁気閃光というものがある．1898年にアルソンヴァルによって発見された交流磁気の影響による現象で，側頭葉（大脳半球の側面に位置し，聴覚の中枢や記憶を営む）にパルス磁界もしくは交流磁界を与えると，眼に青い光を感じる．この磁気閃光は20 Hz程度の周波数でもっとも感知しやすく，その強度は10 mT程度である．40 Hzでは15 mT程度で磁気閃光を感じる．この磁気閃光で感じる光は，眼の周囲に置いた電極による電気刺激で得られた閃光と同じものであったことから，磁界によって網膜や視神経に誘導された電流による効果であると理解される[5.2]．

の生体作用に関して表5.2にまとめた [5.4]．

周波数が3 Hzの磁界であれば10 mTから100 mTの磁界によって，50 Hzや60 Hzであれば0.5 mTから5 mTの磁界によって，体内に1〜10 mA/m^{2}の誘導電流が流れる．このレベルの誘導電流では，軽微な健康影響（厳密な意味では生体影響）が報告されている．50 Hz/60 Hzの磁界が500 mTを超えたり，3 Hzの磁界で10 Tを超えたりすれば，体内誘導電流は1 A/m^{2}を超え，心室細動を起こしたり急性的な健康障害が発生する．

表5.2 誘導電流と磁界の生体作用 [5.4]

誘導電流密度[mA/m^2]	1〜10	10〜100	100〜1000	1000以上
3 Hz磁界強度	10〜100 mT	100〜1000 mT	1〜10 T	10 T以上
50/60 Hz磁界強度	0.5〜5 mT	5〜50 mT	50〜500 mT	500 mT以上
健康影響	軽微な生体影響が報告	確立された影響：視覚作用，神経作用，骨折治癒促進	刺激作用，健康障害の可能性	心室細動急性な健康障害が確定

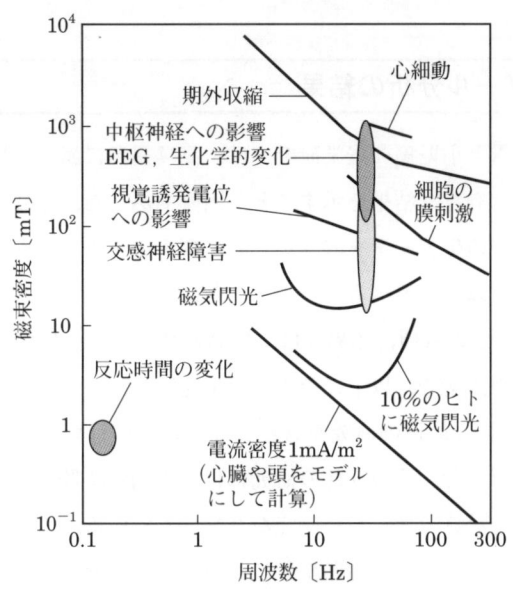

図5.2 低周波磁界の健康影響と閾値 [5.3]

5.2.2 低周波磁界の健康影響と閾値

電磁界の健康影響は，周波数とその強度によって異なる．図5.2に，中枢神経への影響が見られたり，交感神経障害が発生したりする磁界強度を示す．ヒトの心臓や頭部をモデルにして計算を行った磁界による誘導電流 $1\,\mathrm{mA/m^2}$ のカーブを図5.2の中に含んでおり，このカーブが，後に第8章で述べる電磁界曝露防護指針の策定のベースになっている．このカーブに最も近接した条件で確認されている健康影響（現象）が磁気閃光である．さらに，このカーブより下のエリアにも現象が存在し，$1\,\mathrm{mT}$ 程度の磁界強度において脳神経系などの反応時間の変化が見られる．

5-3 低周波磁界に関する疫学：小児癌

ワートハイマらの疫学の概要から，リネットの疫学研究の概要は第3章で述べた．その他に多くの研究が行われており，これらに関しては参考文献・成書

を参照のこと.

5.3.1 プール分析の結果

多くの磁界曝露と小児癌の疫学研究では,高曝露群に属する症例数が比較的少なく,統計的に有意な結果を示すことが困難であった.そこで,各国で行われてきた疫学研究の生データを取りまとめて解析をするという方法が試みられた.その一つが,以下に述べるアールボムらによる研究である[5.5].この研究は,「0.4μT以上の低周波磁界では小児癌のリスクが2倍になる」という主張のもとになった論文で,以下にその概要を述べる.

アールボムらは,「最近の研究を含む9件の個々に行われた研究」を一括してプール解析を行った.その9件の研究には,24/48時間の磁界測定を行った研究,磁界曝露を計算で推定した研究などを含んでいる.これらを合算することから大きい症例数となり,高曝露群においてより厳密な評価を行うことができる.

3,203の小児白血病の症例と10,338の対照群から,住環境下で推定値0.4μT以下の曝露ではリスクの増加はなかった.推定値0.4μT以上の磁界曝露群では小児白血病の症例が44件あり,対照群は62件であり,相対リスクは2.00(信頼区間:1.27 − 3.13)となった.交絡因子の影響はなかった.

また,北米で行われた二つの研究を対象に合算して,ワイヤコードと小児癌の関係を解析した.最高曝露群での相対リスクは1.24(信頼区間:0.82 − 1.87)であり,ワイヤコードとの相関は見られなかった.

得られたリスクの大きさは,そのリスクは偶然の結果であるとは言えない結果となっている.何がこのリスクを増加させているのかは定かではない.リスク増加が「選択バイアス」による可能性もある.

5.3.2 日本での疫学調査結果

スウェーデンやアメリカでの疫学調査結果やプール分析結果を受けて,日本は人口が多く,高圧送電線の近隣に住む人も多いことからその調査の必要性を

感じて，国立環境研究所を中心に低周波磁界曝露と小児白血病・脳腫瘍のリスクを探る疫学研究が行われた．

この研究は全国的な規模で，小児白血病あるいは脳腫瘍と診断された新規の患者に対して調査の協力を要請して，生活環境における低周波磁界の曝露などの調査を行った．同時に患者と性別や年齢層をマッチさせた非患者群を選択し，そうした対照群の生活環境も調査した．患者群（症例）と非患者（対照群）が自宅で24時間全身を曝露している低周波磁界の量を測定し，比較を行った．その結果を表5.3から表5.5に示す［5.6］．

小児白血病に関しては，急性リンパ性白血病（ALL）と急性骨髄性白血病（AML）と脳腫瘍を対象とした．急性リンパ性白血病と急性骨髄性白血病を合算して解析した場合は，表5.3に示すように，白血病の全症例数312件に対して0.4μTを超える低周波磁界を自宅で浴びている患者は6名（1.9%）であった．対して非患者群では，603名に対して5名（0.83%）であった．この分布の違いから，オッズ比は2.63倍と計算された．しかし，オッズ比の95%信頼性区間の下限値が1を超えていないので，この結果は統計的に有意であるとは

表5.3 小児白血病（ALL＋AML）と磁界 ［5.6］

磁界〔μT〕	症例数	対照数	オッズ比
0.1未満	276	542	1.00
0.1−0.2	18	36	0.94 (0.52−1.70)
0.2−0.4	12	20	1.09 (0.52−2.32)
0.4以上	6	5	2.63 (0.77−8.96)
合計	312	603	

表5.4 小児白血病（ALLのみ）と磁界 ［5.6］

磁界〔μT〕	症例数	対照数	オッズ比
0.1未満	223	447	1.00
0.1−0.2	14	29	0.89 (0.46−1.75)
0.2−0.4	8	16	1.03 (0.42−2.52)
0.4以上	6	3	4.73 (1.14−19.7)
合計	251	495	

第5章 低周波電磁界

表5.5 小児脳腫瘍と磁界 [5.6]

磁界 [μT]	症例数	対照数	オッズ比
0.05 未満	42	71	1.00
0.05 − 0.2	8	23	0.62 (0.23 − 1.64)
0.2 − 0.4	2	4	1.45 (0.23 − 9.01)
0.4 以上	3	1	10.6 (1.00 − 111)
合計	55	99	

言えない．

小児白血病の中の急性リンパ性白血病に限定して解析を行ってみると，表5.4に示すように，0.4μT以上の低周波曝露を受けていた白血病の患者が全員急性リンパ性白血病であった．このことから，0.4μT以上の曝露における急性リンパ性白血病のリスクはオッズ比が4.73倍となり，95％信頼性区間の下限値も1を超え，統計的に有意な結果となっている．

表5.5に示すように，小児脳腫瘍に関しては症例数が55と少なく，断定的な結論は出せないが，0.4μT以上の低周波磁界の曝露によるリスクはオッズ比で10.6倍，95％信頼性区間の下限は1であるが，上限値は111と大きな幅となっており，研究精度に課題が残る結果となっている．

5-4 低周波磁界に関する疫学：成人の癌

磁界の健康影響の疫学研究では，小児癌を対象としたもののほかに，成人の癌と送電線由来の磁界との関係，鉄道従業員やその他の職業的な曝露との関係を調査した報告も多い．以下にいくつかの研究の概要を示す．

5.4.1 スウェーデンの送電線の磁界と成人の癌

M. ファイヒティングら（1994）の研究では，スウェーデンの220 kV および400 kV 高圧送電線から300 m 以内に住む16才以上の成人を対象とした[5.7]．電力会社から送電線の地図を入手し，それに基づいて登記所の登録から対象となる住民をピックアップした．対象となる送電線の区域に最低1年間

5-4 低周波磁界に関する疫学：成人の癌

住んでいた人が対象で，研究対象者は約38万人，男女はほぼ同数であった．スウェーデンの癌登録から，対象者38万人の中から癌になった人をピックアップした．1960年から1985年にかけての癌登録の中からリストアップされた脳腫瘍と白血病の症例数は，合計548例であった．25年間で548例ということは，脳腫瘍と白血病をあわせて10万人あたり毎年5.8人程度の症例が出ていることになる．

比較するために年齢と性別などを考えて，症例の2倍の対照群を選別した．電力会社の過去の記録にもとづいて，癌に発病した頃の送電線の電流値などから磁界の値を推定した（磁界の推定値）．また，約3分の2の家では磁界をスポット測定した．このスポット測定は，各家庭への交流配電ブレーカを落とし，家庭内の電気機器からの影響を完全に除去する形で各家庭の磁界の測定を行った．すなわち，家庭内における磁界曝露源は，近くにある高圧送電線だけであると想定した．

これらの磁界値から，死亡までの過去15年間の累積曝露量も推定した．症例・対照ともに平均16年間，その送電線の近くに住んでいたことが確認された．表5.6に研究対象となった症例を示す．男女の症例数に約1.5倍と大きな差異がある．日本の場合も，白血病の死亡率が10万人あたり男性5人，女性3人程度と男女間に差があるので，この程度の差異は問題ないと判断できる．

送電線からの磁界推定値と癌のリスクを解析した結果では，本書ではデータは示していないが，0.1μT以下の場所に住む人に比べて，ある種類の癌については高い磁界暴露群で相対危険度RRが1を越えていた．しかし，信頼性区

表5.6 スウェーデンの成人の癌の研究：症例数 [5.7]

全症例		白血病	脳腫瘍
		325	223
性別	男性	199	138
	女性	126	85
死亡時の年齢	16－39	38	53
	40－59	80	80
	60以上	207	90

第5章 低周波電磁界

表5.7　過去15年間の磁界の累積値との関係 [5.7]

癌	累積磁界曝露量	0.9μT・年以下	1—1.9μT・年	2μT・年以上	3μT・年以上
		N	RR	RR	RR
白血病	all	279	1.0 (0.6−1.8)	**1.5 (1.0−2.4)**	1.5 (0.9−2.6)
	AML	58	1.5 (0.5−3.7)	**2.3 (1.0−4.6)**	1.9 (0.6−4.7)
	CML	48	0.7 (0.1−2.6)	2.1 (0.9−4.7)	**2.7 (1.0−6.4)**
	CLL	114	1.1 (0.4−2.3)	1.3 (0.6−2.6)	1.2 (0.4−2.6)
脳腫瘍	all	200	1.1 (0.6−2.1)	0.7 (0.3−1.3)	0.7 (0.3−1.5)
	Astocytoma 1−2	61	0.9 (0.2−2.5)	0.4 (0.0−1.3)	0.4 (0.0−1.9)
	同上 3−4	139	1.3 (0.6−2.5)	0.8 (0.4−1.7)	0.8 (0.3−1.9)

括弧内は95%信頼区間　太字は統計的に有意な数字

間の下限が1を超えた癌はなく，癌と磁界推定値との関係は，統計的に有意とは言えなかった．

そこで，長い間にどの程度の磁界の量を浴びていたかに着目し，累積磁界の推定値と癌症例の間に表5.7に示すような統計的に有意なデータがあることを見つけた．この場合の曝露量は，たとえば3μT・年とあるのは，個々の症例が送電線の近くに住むようになってから10年が経過して白血病で死亡したというものであれば，0.3μTを10年間浴びてきたので0.3μT×10年＝3μT・年という意味である．単純に考えれば，長い間の磁界の蓄積量で白血病になるリスクが2倍ないし3倍ということになる．つまり，0.3μTの磁界への短時間曝露ではリスクは増加しないが，0.3μTを10年浴び続けると，白血病のリスクが2〜3倍になるということである．

実際の磁界測定値との関係で見れば，データを本書では示さないが，有意なデータは出ていない．相対危険度RRも最大で1.4，95%信頼区間で下限値が1を越えるデータはない．こうしたことから研究者は，磁界曝露はなんらかの意味で白血病の因子になっているようだが，どのような磁界の影響があるのかはまだよくわかっていない．症例数が少ないので正確な解析ができない，と結論つけている．

この研究にはひとつの疑問がある．累積曝露量が白血病の要因だとしても，

家庭にいる時間をこの研究では十分に検証しているのであろうか．退職後10年以上送電線の近くに住んでいた人だけに症例が見られるのならば，男性も女性もほぼ等しく，年間を通じて磁界に曝露されていると考えることができる．しかし，死亡時の年齢の表を見ると，半分ないし3分の1は60才以下である．当然，男性の大半は1日の半分以上を家庭外，すなわち住宅に近在する送電線から離れて，磁界曝露のない（職場などでの磁界曝露はあるとしても，また家庭内の電気機器からの磁界曝露があるとしても，この研究ではすべて無視している）場所で過ごしている．スウェーデンにおける女性の社会進出がどの程度かわからないが，少なくとも家庭にいる女性の方が磁界曝露の累積が大きくなって，この研究の結果のような危険度が2倍ないし3倍になれば，相対的な女性の白血病患者が増加するはずである．

一般的な男女の白血病の罹患比が男性100に対して女性66の割合ならば，磁界曝露によって女性の66は2倍の132となっていなければならない．スウェーデンの癌登録で得られた過去25年間の白血病の症例の割合は，男性が女性の1.5倍多いという一般の割合と同じである．すなわち，送電線由来の磁界への累積曝露が白血病の増加の一因となっているというのがこの研究の結論であるならば，得られた過去の症例の数における男女比において，女姓のデータに増加の傾向があってしかるべきである．しかし，現実には女性の症例数の方が少ない．この事実は，この研究の結論と現実が一致していない，どこかにまだ未解明の要素，交絡因子があることを示している．よって，この研究だけでは送電線の磁界が成人の白血病の原因になっていると決め付けるわけにはいかない．

5.4.2　カナダの職業的な磁界曝露と脳腫瘍

男性の職業的な磁界曝露と脳腫瘍について，カナダの8州でP. L. ヴィルヌーヴらが行った症例対照研究がある［5.8］．543の症例と年齢をマッチさせた543の対照群の職業をリストアップし，各職業は盲検的に専門家のチェックによって平均磁界曝露量（0.3以下，0.3−0.6，0.6μT以上）に分類された．合計133

の症例数（14%）と123の対照群（12%）は，0.3μT以上の磁界曝露を受けている職業の少なくともひとつの職業に所属していた．

結果は，0.3μT以下の曝露に対して，0.6μT以上の磁界曝露による脳腫瘍のリスクのオッズ比は 1.33（CI：0.75 - 2.36）であった．さらに，明確なリスクの増加が多形の神経膠質母細胞腫にあり，オッズ比は 5.36（CI：1.16 - 24.78）であった．多形の神経膠質母細胞腫に関しては，累積の磁界曝露の強さと関連性があった．一方，星状細胞腫とその他の脳腫瘍に関しては，磁界曝露との関連はなかった．

これらのことから，この結果は多形の神経膠質母細胞腫に関しては，職業的な磁界曝露によってリスクが増加するという仮説を支持する，と結論づけられている．

5.4.3　磁界の平均値では問題なく，最大値で妊娠に影響

妊娠中の磁界への個人曝露と流産に関する前向きのコホート研究が，D. K. らによって行われた［5.9］．対象は 969 名で，24 時間の磁界測定を行った．結果として，磁界の平均値で解析した場合は磁界と流産の関係はなかった．しかし，最大値が 1.6μT 以上の磁界暴露を受けている場合は，流産のリスクが 1.8 倍（CI：1.2 - 2.7）であった．

この研究だけを取り上げると，磁界曝露を平均値で評価している他の多くの疫学研究などとの首尾一貫した理論構築ができなくなる．なぜならば，この研究は"平均的に曝露する磁界には健康影響はない"としているからである．

5-5　低周波磁界に関する細胞実験，動物実験

5.5.1　低周波電磁界と免疫への影響

抹消血リンパ球における TNF-α の生産量が 50 Hz 磁界を曝露することによって，曝露しない場合に比べて低下するという研究が城内博らによって行われた［5.10］．

5-5 低周波磁界に関する細胞実験，動物実験

図5.3 磁界曝露による免疫機能の低下 [5.10]

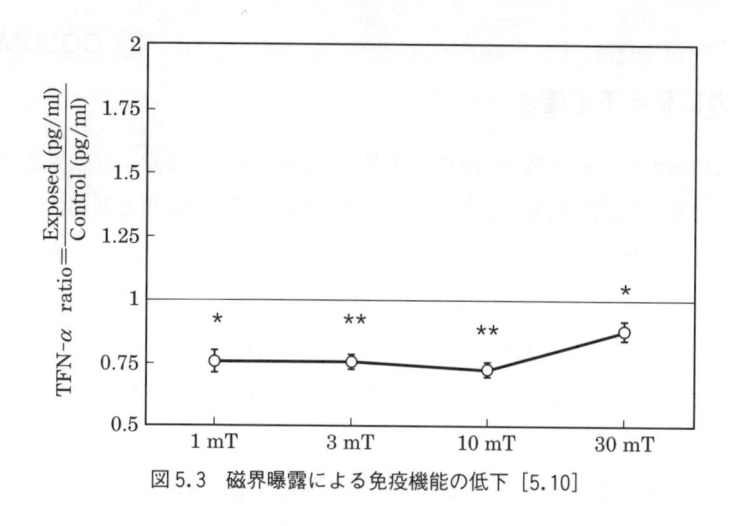

　図5.3はその研究の一部で，磁界を曝露しないときに対して1 mTから10 mTの磁界を曝露したときの免疫機能の比率を測定した結果である．免疫機能が25%減少していることがわかる．そして，「50 Hz磁界曝露は免疫機能に影響を与える」と結論している．

　1 mT（10 G）から10 mT（100 G）という強い50 Hz磁界は，高圧送電線の直下でも生活環境下でも存在しない．第8章で述べるICNIRPなどの電磁界曝露基準では，一般公衆の50 Hz磁界への曝露が最大で0.1 mT（1 G）であるから，1 mTや5 mTでは健康影響もありえるだろう．この研究は，そうしたことを裏づけた研究ではあるが，現実的に意味のあるものとは言えない．1 mT以下の小さい磁界でも実験を行い，どの程度の磁界曝露で免疫機能に影響が出はじめるのか，その閾値を見つけるべきであった．

5.5.2　強い磁界で突然変異の誘発

　培養細胞実験において，電磁界曝露による突然変異の誘発に関してはあまり報告がなく，起きることはないだろうとされてきた．ところが，400 mTという非常に高い磁界曝露により突然変異が増加することを，宮越順二らは見い出した [5.11]．図5.4に，直径15 cmのドーナツシャーレを用いてヒトのメラ

第5章 低周波電磁界

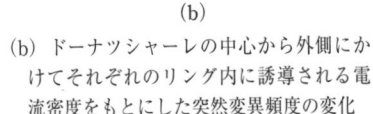

> **COLUMN**
>
> ### 報道に見る不正確さ
>
> この城内博らの研究は，1997年1月に「細胞の免疫機能，電磁界受け低下，労働省研究官ら確認．高圧線や一般の家電製品から出る低周波（周波数50 Hz）の電磁界にヒトの抹消血リンパ球をさらしたところ，癌などの腫瘍細胞に対する攻撃機能を強める性質を持つたんぱく質「TNF-α」の生産量が落ち込み，免疫機能が低下することが，5日までに，労働省産業医学総合研究所（川崎市）の城内博主任研究官らの実験でわかった．」と，新聞報道された．
>
> この「家電製品から出る低周波の電磁界で，免疫機能は低下する」という表現は，正しくは「家電製品から出る低周波と同じ周波数の電磁界で，生活環境下にあるレベルを大きく超えた強さの場合，免疫機能は低下する」である．新聞などで報道された情報だけでは不十分で，原著論文を読む必要があることが，これからもわかる．

ノーマ由来MeWo細胞に400 mT磁界を曝露したときのHPRT遺伝子突然変異の頻度を示す．この研究の曝露条件（生活環境における磁界に比べて，少なくとも1万倍以上という非常に高いものである）で得られた結果は，強い低周

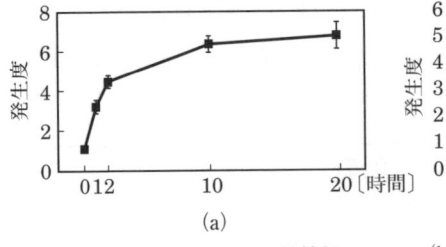

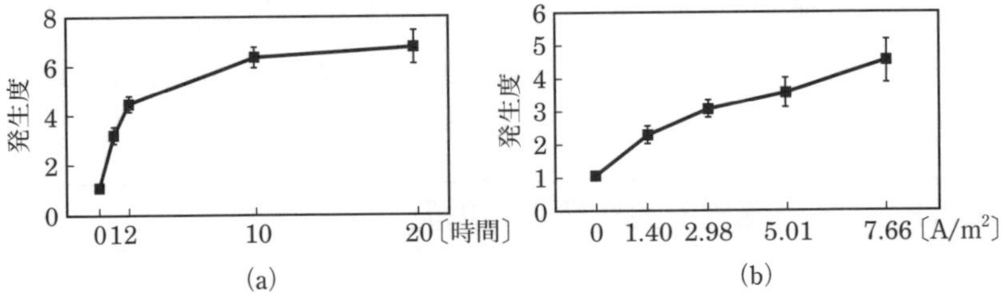

(a) 15 cmドーナツシャーレの最外部に播腫した細胞を最大20時間まで磁界曝露したときの突然変異頻度

(b) ドーナツシャーレの中心から外側にかけてそれぞれのリング内に誘導される電流密度をもとにした突然変異頻度の変化

図5.4 ヒトメラノーマ由来MeWo細胞を用いた50 Hz 400 mT磁界曝露によるHPRT遺伝子の突然変異発生頻度［5.12］

波磁界により突然変異の誘発頻度が増加することを初めて示したものである．また，低周波磁界により引き起こされる誘導電流の密度に比例して誘発突然変異が増加すること（図5.4 (b) 参照）が見い出されている．

この実験で用いられた誘導電流の値を表5.2と比較すれば，明らかに健康障害が現れてもよい大きな磁界曝露条件で突然変異の増加が認められている．

5.5.3 低周波磁界の細胞生物学的影響の中間のまとめ

低周波磁界の細胞への影響は，宮越順二の報告によれば次のようにまとめることができる [5.12]．

>　「これまでの細胞や遺伝子レベルの研究結果から，低周波電磁界の健康影響研究（リスク評価）については，居住環境レベルの磁界による電磁界影響は非常に小さいものであろう．しかしながら，不明な点が残されていることも事実である．これまでの論文報告，BEMS学会における発表，ならびに我々の実験結果を総合すると，細胞レベルに限って言えば，極めて高い磁界強度の低周波電磁界曝露で「何かが起きている」ことは確かなように思われる．
>
>　この「何か」とは，細胞死に至るような直接的な有毒作用ではなく，膜を通したイオンの流入や流出を変化させ，細胞内のシグナル伝達に影響を及ぼしている可能性がある．また，DNAの複製過程における細胞内調節機構に影響していることも考えられる．さらに，このような非常に高い磁界強度の電磁界曝露は，放射線や化学物質などが細胞に作用するその過程において，修飾的に働いている可能性も考えられる．
>
>　これまでの数多くの研究結果は，居住環境レベルの低周波磁界に曝露しても，細胞や遺伝子レベルにおいて有意な変化を捕らえることは非常に困難であることを示している．つまり，マイクロテスラオーダの極めて弱い低周波磁界が，細胞に対して何か大きな変化をもたらしていることは考えにくい．

5.5.4 メラトニンへの影響

松果体で作られるホルモン「メラトニン」の量が磁界曝露によって減少するという研究から，メラトニンは免疫作用を持ち，癌の発生などを抑える効果があるので，磁界曝露はメラトニンの量を少なくすることで発癌のリスクを増加させるというメラトニン仮説が提唱された．ラットやヒトを対象とした磁界曝露とメラトニンの研究も行われている．

メラトニンを乳癌細胞株 MCF-7 に対して，生理的な濃度（10^{-9} mol/l）で処理した場合，メラトニンによる細胞増殖抑制効果が観察される．同時に 1.2 μT の磁界に曝露した場合は，メラトニンの細胞増殖抑制効果が減少するという R. P. リバディらの研究［5.13］は，同一の細胞株を用いて日本の石堂らの研究［5.14］によって再現された．

しかし，国内細胞バンクから入手した同じタイプの細胞株 MCF-7 を用いた研究では，60 Hz，5 mT の磁界強度で曝露しても，このメラトニンへの影響は再現されていない［5.15］．細胞株の微妙な差異が研究に影響しているものと推定される．

5.5.5 鶏卵を使用した実験の再現性の困難さ

ニワトリの胚の発生に対する磁界の影響について，J. M. R. デルガドの研究がある［5.16］．鶏卵にパルス幅 0.5 ms で，0.12 μT，1.2 μT，12 μT の磁界を曝露したとき，胚の発生に異常が多かったという研究である．

論文には「孵化器の温度は 38 度」とのみ記され，どの程度の温度範囲に孵化器の温度を制御したかは記されていない．鶏卵の孵化では温度管理が重要な要素であり，温度が高いと奇形などの発生頻度が増加し，39 度以上では死産となる．

パルス幅は記載されているが，パルス波形の立ち上がりと立ち下がりの時間が記載されておらず，パルス磁界の立ち上がりや立ち下がりのときに発生する大きな瞬間的な誘導電流の影響の可能性もある．

その後いくつかの研究機関で研究が行われたが，相反する結果となった．この矛盾を解くべく，米国が中心となって，「The Hen House Projecy」が開始された．米国3か所，スペイン，カナダ，スウェーデンの合計6か所で，デルガドの研究に参加した研究者の協力も得て，同じ曝露装置，同じ実験条件でニワトリの胚発生へのパルス磁界曝露影響調査を行った．結果は，5か所の研究機関では胚の発生異常が対照と比べ有意に増加したが，研究所間で観察された差異を説明できる実験条件などは特定できなかった［5.17］．

5.5.6　ショウジョウバエと磁界曝露

ショウジョウバエは，遺伝子の研究に利用されてきた昆虫である．世代交代も早く，遺伝子の変異によってショウジョウバエがどのように変化するかがこれまでの研究でよくわかっている．このショウジョウバエを利用して，電磁界の遺伝子への影響に関する研究が日本のJR総研で行われている．遺伝子修復機能を欠損させたショウジョウバエを用いた研究で，自然に発生する突然変異の発生頻度と同程度の弱い変異原性も検出可能となる．

小穴孝夫の報告によれば，50 Hz，20 mTの磁界を24時間連続してショウジョウバエに曝露した［5.18］．その結果，磁界の影響で変異原性の発現を確認できた．この変異原性の発現条件は，ショウジョウバエの培養地に流れる誘導電流を計算すると10 mA/m^{2}となった．そこで，培養地の電解質の導電率を80分の1にし，誘導電流値を80分の1にしたら，変異原性の発現は検出されなかった．よって，低周波磁界の影響は磁界そのものではなく，磁界による誘導電流の効果であるとした．

10 mA/m^{2}という誘導電流値は，WHOやICNIRPが提唱している低周波磁界の曝露基準の根拠となっている数字である．50 Hz磁界での職業曝露限度値は0.5 mTであり，このときの誘導電流は10 mA/m^{2}である．一般公衆の曝露限度値は安全率を5倍として，磁界曝露値は0.1 mT，誘導電流値は2 mA/m^{2}となっている．

この小穴の研究は，ICNIRPなどで提案している職業曝露基準である0.5 mT

の磁界曝露でも変異原性があり，遺伝子に影響があることを意味している．ただし，まだこの研究は他の独立した研究機関での再現実験が行われておらず，遺伝子の修復機能をわざと欠損させたショウジョバエを用いており，通常のヒトの遺伝子の場合は傷がついても修復作用があるので，大きい影響はないと考えられる．

懸念されることは，遺伝子修復機能を欠損している人の遺伝病（アタキシア・テランジェクタシア）の患者とその保因者の割合が全人口の 0.1% 程度存在すると推定されることで，そうした人にとっては，現行の曝露規定は問題となる可能性がある．また，0.5 mT の曝露で $10\,\mathrm{mA/m^2}$ の誘導電流が流れ，変異原性があることがわかり，同時に 80 分の 1 の誘導電流では変異原性が見られなかったことは，$0.5\,\mathrm{mT}/80 = 6.2\,\mu\mathrm{T}$ の磁界曝露では変異原性がないことになる．

5.5.7　ラットの発癌実験

50 Hz 正弦波の交流磁界が発癌性を有するか否かの検証を，ラットを用いた長期曝露試験により行った結果が安井らの報告にある [5.19]．0.5 mT と 5 mT の磁界を生後 5 週目から 109 週目にかけて，1 日平均 22.6 時間曝露した．

結果は，シャム曝露（磁界曝露以外は同じ試験条件とすること：擬似曝露）

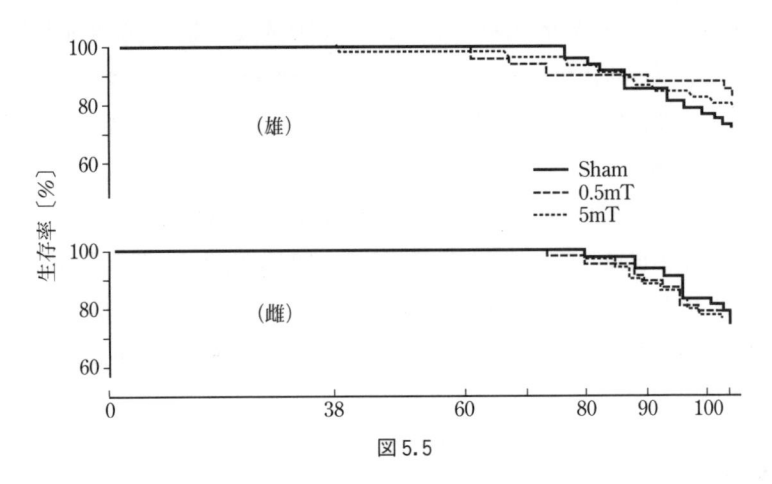

図 5.5

と比較して発癌性は検出できなかった．図5.5に示すように死亡率に差異はなく，白血病の有意な増加はなく，脳腫瘍にも有意な増加はなかった．このことから，ラットを長期間連続的に5mT程度交流磁界で曝露させても，発癌性（イニシエータとしての効果）はないことがわかる．

5-6 アメリカのRAPID計画

5.6.1 RAPIDの作業部会報告書

アメリカでは5年間，アメリカの国会の決議により50Hz/60Hzを中心とした電磁界の健康影響の研究を行ってきた．その結果が，1998年に作業部会報告書として発行された［5.20］．以下に，その結論の部分の概要を示す．ここにあるように，健康影響の有無の認定を参加した委員による投票で決めている．

RAPID作業部会報告書：第5章　最終的な総論と評価

5−1　ヒトへの発癌性

この報告書のワーキンググループ（WG）としては，「電磁界」はヒトに対する発癌性の可能性がある（グループ2B，グループ区分の詳細は5.7.1を参照）と結論した．この結論は，WGの19名の委員が賛成の投票を行った結果である．8名はグループ3に入ると投票．1名はグループ4に入ると投票，1名は投票に棄権，欠席した委員はゼロであった．

5−1−1　評価を支持する疫学調査からの確証

WG 26人中の20名は，「磁界が小児白血病を起こすことには限定された確証がある」という意見に投票．残りの6名は，「十分な確証がない」に投票．

WG 25人中の14名は，「職業的な磁界の曝露がCLLリンパ腫を起こすことには限定された確証がある」という意見に投票．残り11名は，「十分な確証がない」に投票．

> WG 25 名中の 22 名は，「職業的に電磁界に曝露することによるその他の癌を発生させるということには十分な確証がない」に投票．その他の癌としては，ACL 白血病，脳腫瘍，男性の乳癌，女性の乳癌に関する研究を調査した．
>
> WG 25 名中の 24 名は，「居住環境における磁界への曝露による成人癌を発生させるということには十分な確証がない」に投票．
>
> WG 25 名は，「電磁界の曝露によって子供の脳腫瘍などを発生させることは十分な確証がない」に投票．その他 2 名は棄権，2 名は欠席．
>
> WG 25 名は，「電磁界の曝露によって子供にリンパ腫を発生させことには十分な確証がない」に投票．その他 2 名は棄権，2 名は欠席．

5.6.2　RAPID の最終所長報告書

アメリカでは前述の作業部会報告書（ドラフト）を受けて，各地で意見を聞く会や文書でのコメント収集などの作業を行い，それらも踏まえて最終所長報告書が発行された ［5.21］．この所長報告書の結論を以下に示す．

① 低周波電磁界への曝露が健康リスクをもたらすという科学的根拠は弱い．
② 一連の疫学研究ではわずかながらも発癌のリスク増加が一貫しており，住環境での曝露による小児白血病と，職業上の曝露による成人慢性リンパ性白血病との間には関連性がある．
③ 一方，長期の電磁界曝露による実験動物では発癌性が否定され，細胞や動物などを用いた生物学的影響評価では，研究報告間に一貫性は認められない．
④ ヒトを対象とする疫学結果と動物実験の結果との間の乖離は，電磁界の発癌性評価を著しく複雑にしている．
⑤ 疫学データでは増加リスクが低いことを考慮すれば，他の要因や誤差が原因である可能性を否定できないものの，低周波電磁界への曝露以外の一貫し

た説明も発見されていない．
⑥ よって，低周波電磁界への曝露が完全に安全であると認めることはできない．同時に，積極的な規制の考慮を正当化するには不十分である．
⑦ 電磁界曝露の低減化と，一般の人々への教育を促す必要がある．
⑧ 今後の研究は，しっかりした仮説をもとに，白血病を含む基礎研究を保証する領域を設けて継続すべきである．また，神経後退性疾患と心臓疾患に関する研究に注目する．

5-7 国際癌研究機構 IARC の判定

5.7.1 IARC の発癌性評価法

IARC の発癌性評価は，以下の 5 段階で評価される．これらの分類は発癌性に関する科学的な証拠の確からしさによって判断され，発癌性のリスクの大きさや発癌性のメカニズムは考慮されない．したがって，IARC によってある物質に発癌性があると判定されても，その物質による発癌性のリスクが小さければ，規制などは行われないことになる．

① グループ 1：ヒトへの発癌性がある

十分な証拠により，その物質が人に癌を発生させることが明確である．人への発癌性の確証が十分でなくても，実験動物に対する発癌性が十分な確証を持っており，かつ十分な確証を持ってヒトへの発癌の機序が明確になっているときは，この分類に入る．

リストされているものは，アフラトキシン（ピーナッツや大豆などに発生する自然に存在するカビの一種である Aspergillus flavus が作り出す毒素），アスベスト（石綿），ベンゼン（コールタールから採る染料の原料），カドミウムとその合金，ニッケル合金，マスタードガス（毒ガス），内服の避妊薬，プルトニウム，太陽からの放射線，ガンマ線，X 線，アルコール飲料，コールタール，中国風の塩漬けした魚，タバコ，木屑，ダイオキシンなどである．

121

② グループ２Ａ：おそらく（Probably）ヒトへの発癌性がある．

グループ２Ｂ：ヒトへの発癌性の可能性（Possibly）がある（可能性があるかもしれない．可能性はゼロではないが，小さい可能性が残るという意味）

グループ２は，確証の強さに応じて２Ａと２Ｂに分けられる．ProbablyとPossiblyには厳格な意味の相違があるので，日本語に正確に翻訳することは難しい．

２Ａにリストされているものは，紫外線A，紫外線B，紫外線C，ディーゼルエンジン排ガス，PCB，クレオソート（木材防腐剤）などである．２Ｂにリストされているものは，カーボンブラック（印刷などに用いる），クロロホルム（全身麻酔剤），ガラス繊維，鉛，コーヒー，ガソリン，アジアの漬物などである．

③ グループ３：ヒトへの発癌性に関しては，分類できない

このグループには，ヒトへの発癌性の確証が十分でない（Inadequate）場合や，実験動物に対する発癌性の確証としては限定された（Limited）ものしかない場合に該当する．他のどのグループにも分類できないときにこのグループに分類する．

④ グループ４：ヒトへの発癌性はおそらく（Probably）存在しない

このグループにリストされている物質はただひとつ，ナイロンの原料であるカプロラクタムだけであり，発癌性のないことが証明されている物質はほとんどない．

5.7.2　低周波磁界に対する IARC の発癌性判定

疫学研究，細胞実験，動物実験結果などから多くのレビューが行われてきたが，2001年に国際癌研究機構 IARC は，静電磁界と低周波電磁界（厳密には ELF と呼ばれる 50 Hz/60 Hz を中心とした低周波）の発癌性評価を行い，初めて発癌性の可能性があるカテゴリ２Ｂという判定を下した．IARC からはモノグラムとして，詳細な報告書が刊行されている［5.22］．以下にその概要の一部を紹介する．

5-7 国際癌研究機構 IARC の判定

① ヒトへの発癌に関する情報：小児に関する影響

　1979年に住環境下における電磁界曝露と小児白血病の関係を示唆する最初の報告があってから，多くの研究が行われてきた．また，色々な研究のレビュー，メタ解析，最近では二つのプール解析も行われている．そのひとつでは，十分に吟味した9件の疫学データでプール分析を行い，0.4μT以下の低周波磁界曝露ではリスクの増加はないが，0.4μT以上の曝露ではリスクが2倍となるという結果を示している．

　もうひとつのプール分析は，少し制限条件が甘いが，15件の疫学データをまとめてプール分析を行い，0.3μT以上の曝露で相対リスクが1.7という結果となった．これら二つのプール分析の結果は，ほぼ一致している．磁界の影響とは対象的に，電界と小児白血病の関係を示す評価は不十分である．子供の脳腫瘍およびその他の部位の癌と低周波電磁界との研究では，首尾一貫した関係は得られていない．

　小児白血病と磁界への高曝露の関係は，偶然の結果であるとは言いがたいが，それでもバイアスの影響が残っている．特に選択バイアスの可能性がある．家庭で磁界測定を行った研究では，このバイアスの影響があるかもしれない，なぜならば，多くの研究では研究参加への応諾率が低いからである．北欧諸国で行った疫学調査では，曝露は計算による過去の磁界履歴によっており，選択バイアスは排除されている．しかしこれらの研究では，曝露群における症例数が小さいことが課題である．

　電磁界曝露評価の改良は進んできているが，すべての研究において「誤分類[5-1]」の課題が残る．症例・対照群ともに同様な誤分類があって，両群に差異はないとしても，バイアスをゼロに近づけることは困難であろう．未確認の交絡因子がこれまでの研究成果の全体を説明できるともいいがたい．しかし，そうした可能性を秘めている何か特定の交絡因子があるのかもしれない．選択バイアス，交絡因子，偶然の結果などの組合せが，これまでの疫学

[5-1] 曝露強度が大きいか小さいかなどを調査して分類するときに，調査が不十分だったりすることで，区分けにエラーが発生すること．

研究成果を説明できるという可能性も排除できない．

電気機器の使用と小児癌の関係を示すいくつもの研究がある．一般的にこれらの研究では，電気機器の使用時間や頻度の増加に伴うリスクの明確な増加パターンを見い出していない．これらの研究の多くは，疾病の発生からかなりの年数が経過してからインタビューによって情報を集めているが，リコールバイアスが最大の欠点であるとはいいがたい．

両親が低周波電磁界へ曝露することによって生まれてくる子供への影響に関しては，病因学的に弱い関係しかなく，結果も一致していない．

② **ヒトへの発癌に関する情報：成人への影響**

成人癌と電磁界に関するいくつもの研究がある．家電製品の使用や住環境下における低周波電磁界曝露と成人癌に関する信頼できる研究データは乏しく，病因学的にも制約されている．

長期間の研究，個人曝露を含む研究報告は少ない．考慮に値する研究はあるが，住環境における曝露と成人の白血病・脳腫瘍との関係は確立していない．乳癌やその他の癌に関しては，これまでの研究成果は電磁界曝露との関係を評価するには不十分である．

③ **動物実験の状況**

4件の長期生物化学的試験の報告によれば，低周波磁界曝露による実験動物の腫瘍形成の可能性について，標準的な急性毒性試験法で40種類の体組織を対象にして調査が行われている．3件はラットを，1件はマウスを用いた研究である．

4件の中の3件（ラットを用いた2件とマウスを用いた1件）では，対象とした臓器の癌の原因が磁界曝露であるという確証は得られなかった．4件目の報告では，中間の強度の磁界に曝露した雄のラットに甲状腺C細胞腫瘍の増加が見られたが，量−反応関係は見られなかった．高い曝露群では，わずかに増加していると判断できる程度の増加であった．急性磁界曝露によっては，雄と雌のマウス，雌のラットでは甲状腺腫瘍の発生は見つからなかった．

長期にわたる腫瘍形成に関する生物化学的試験で白血病，リンパ腫，脳腫瘍と磁界曝露の関係について実験を行ったが否定的な結果に終わっている．

　50/60 Hz の磁界によるマウスの皮膚癌に対するプロモータ効果およびコ・プロモータ作用についての実験が，5箇所の研究所で8件のテストとして行われた．

　結果は全般的には否定的であったが，1箇所の研究所ではプロモータ作用が，他の一つの研究所では腫瘍の増加率に変化があることが見い出されている．同じ研究デザインで行ったにもかかわらず，これらの研究結果に首尾一貫性は認められない．ひとつの研究所では，磁界による発癌性を加速させるために遺伝子操作を施したマウスを用いている．

　ラットおよびマウスの肝臓病巣モデルを用いて，50 Hz 磁界（0.5 mT－500 mT）の癌プロモータ作用，コ・プロモータ作用の研究が3箇所の研究機関で行われた．

　ラットを用いた2箇所での試験では磁界の影響は見られなかった．3箇所目の試験では，電離放射線と磁界を組み合わせて試験を行った．結果は，磁界曝露群で好塩基性肝臓病巣の発生に有意な影響が見られたが，肝臓癌の増加とは関係がなかった．

　マウス（通常のマウスと遺伝子操作を行ったマウス）とラットを用いて，低周波磁界が白血病とリンパ腫に影響を与えるかどうかについて多段階発癌試験が行われたが，低周波磁界による白血病・脳腫瘍の増加は見られなかった．

　神経腫瘍の低周波磁界による癌プロモーション効果の可能性についての研究があるが，結果は磁界による誘発は見られなかったと結論づけている．

④　評価と総合評価

　①～③に関する総合評価として，低周波磁界はヒトに対する発癌性グループ2B（Possible：低い可能性があるが，ゼロではない）と判定されている．静電磁界，低周波電界はグループ3（発癌性は分類できない）と判定されている．

第5章 低周波電磁界

5-8 個人曝露の実態

電磁界は，その強弱は異なるにしても，生活空間や職場空間に何らかの形で存在し，われわれはそうした電磁界を浴びている．

電磁界の曝露と健康影響を考えた疫学調査を行うときに，研究対象となる集団に属する人々が24時間の生活の中で，どのように電磁界に曝露しているかを綿密に評価しなければならない．

自宅で $0.4\,\mu\mathrm{T}$ 以上の磁界を浴び，通学のための電車の中で毎日 $0.1\,\mu\mathrm{T}$ 程度の磁界しかを浴びていない人がいたり，自宅では $0.1\,\mu\mathrm{T}$ 程度の磁界曝露であっても，通勤や通学時の電車や学校で $1\,\mu\mathrm{T}$ を越える磁界を浴びている人がいたりする可能性がある．こうした可能性をきちんと把握しないで自宅での磁界曝露だけを研究の対象としたのでは，「自宅における磁界と小児癌の因果関係」は厳密に計画された研究といえなくなる．

図5.6に，筆者が50 Hzなどの磁界にどの程度曝露しているか，腰に電磁界曝露計をつけて24時間測定を行った例を示す．11月8日午前10時に測定を開始し，24時間測定を翌日午前10時まで行った結果である．職場における低周波磁界曝露レベルは，ほとんどの時間がパソコンを使用した業務であるがか

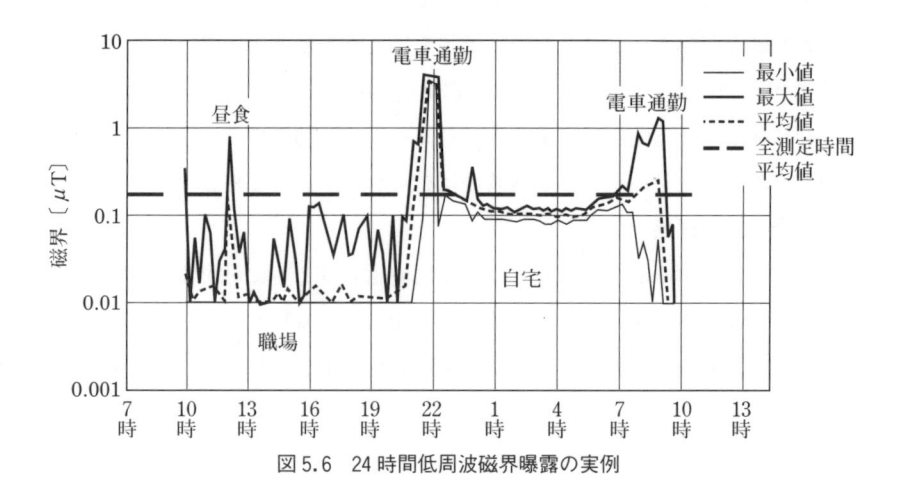

図5.6 24時間低周波磁界曝露の実例

なり低く，12時の昼食時に職場の机を離れたときに短時間のピークがあるが，おおむね $0.1\mu\mathrm{T}$ を超えない．午後9時に仕事を終え，帰宅の途に着く．約1時間半の電車による通勤帰路では，最大 $4.1\mu\mathrm{T}$ の磁界曝露となっている．自宅での磁界曝露は $0.1\mu\mathrm{T}$ でほぼ一定である．これは近傍の高圧送電線からの影響とみられる．11月の上旬はさほど寒くもなく，電力需要はやや少ないのかもしれない．翌朝8時に出勤，少し大きい磁界を電車で受けてから会社に到着．出勤時の電車での曝露は最大で $1\mu\mathrm{T}$ 程度である．この24時間での平均値は，$0.168\mu\mathrm{T}$ であった．

この実例からも，自宅での磁界曝露だけを見たのでは個々人の24時間曝露の実態を正確に把握しているとは言えないことが理解できる．これまでの多くの疫学調査では，ドミナント（主要な）曝露源に関する考察が少ないが，それは今後の課題になるであろう．

ノルウェーの送電線由来の磁界と小児癌との関係の疫学調査に伴う事前曝露評価研究結果が，A.I. ビストネスらによって報告されている [5.23]．高圧送電線の近傍に住む小児の24時間磁界曝露を測定し，家庭における累積曝露と24時間累積の曝露量との関係を調査した結果，家庭での送電線由来の磁界は，7歳から12歳の小児にとっては主要な曝露源であった．送電線の50m以内に住み，かつ電線から十分離れた場所にある学校に通学している小児にとっては，送電線からの磁界曝露が24時間曝露の中で74%を占めていた．この場合は，明らかに送電線由来の磁界が主要な曝露源となっている．しかし，学校が送電線の近くにある場合，通学している小児にとっては，学校での磁界曝露が主要な曝露源となる．したがって，通学している学校での曝露量の把握が重要な要素になっている．

第5章 低周波電磁界

この章のまとめ

　低周波電磁界の健康影響は 50 Hz や 60 Hz の商用電力周波数を中心に研究されており，現在も進行中である．これまで述べてきたように，健康影響を見い出した研究と，健康影響がなかったという研究が錯綜している．細胞実験や動物実験の結果では，どちらかといえばかなり強い電磁界強度では，健康影響が見られるが，生活環境下に存在する程度の電磁界強度では影響が見られない傾向にある．

　疫学研究はかなり複雑で，疫学だけで判断してよいものかも含めて，研究結果をいかに判断するかが課題である．低周波電磁界の発癌性評価に関しては，疫学を重視した IARC の判定が 2001 年に行われただけで，今後の WHO の国際電磁界プロジェクトでの判定・評価を含めて，総合的に評価・検討・判断を行っていかなければならない．

第6章 高周波電磁界

　携帯電話に用いられている電波（電磁界）に関する研究などを中心に，高周波電磁界に関する解説を行う．携帯電話について議論する場合，ハンドセット（送受話器）からの電磁界の健康影響と，中継塔（基地局）から発信される電波（電磁界）の健康影響とは，区別して考えなければならない．

　電磁界の健康影響で確立した知見としては，刺激作用と熱作用がある．現在，その他に非熱作用の有無を含めた研究が行われている[6.1]．低周波では熱作用に比べて刺激作用の方が影響の強さとしては優勢であるので，前章では主に低周波電磁界による刺激作用，体内に誘導される誘導電流に関して説明を行ったが，高周波では，刺激作用より熱作用が大きな作用となる．低周波と高周波の二つの効果の境目は，一般的に数 10 kHz である．

　第6章では熱作用を中心に解説を行う．

6-1 高周波電磁界の影響で確立していること

6.1.1 殺人光線

　強い高周波電磁界を照射し，体温を上昇させれば死に至る．第2次世界大戦の頃に，こういった「殺人光線」の研究が行われた．こうした殺人光線を人間に照射したらどうなるだろうか．参考になる 1957 年の例がある．

　軍のレーダからわずか3mの位置で，誤って腹部に強力なレーダ電波の直

第6章 高周波電磁界

撃を受けて死亡した 42 歳の男性の報告例がある．報告によると，数秒で腹部に熱感を感じ，1 分以内にそれに耐えられなくなりその場所を離れ，そして 30 分以内に急性の腹痛と嘔吐が起きた．病院で調べてみると，血圧が 90-30 mmHg に，白血球数は 10,300 となっており，腹部に急性の緊張が認められた．その後，急性腹膜炎の症状が現れ，ただちに手術したが，4 日後に死亡した．解剖所見では，空腸（小腸の一部）の潰瘍と穿孔，副腎の萎縮，心臓異常（心臓リウマチの持病があった）が認められた．

6.1.2　熱作用の例

家庭用電子レンジでは 2,450 MHz のマイクロ波を発振して，レンジ内に置かれた食物などを熱作用によって加熱している．加熱に必要な大きさのマイクロ波電力を用いる．

S. M. ミカエルソンらの報告に，2,790 MHz のマイクロ波を 165 mW/cm^2（ICNIRP の曝露基準 1 mW/cm^2 の 165 倍の強さ，電界強度に換算すれば 789 V/m）という電力密度でイヌに照射したときの体温上昇データがある（図 6.1）[6.2]．照射開始後 30 分で体温が 1〜1.5 度上昇し，この状態は平衡状態的に 70 分後まで続いているが，ここではイヌの体温調節機能がフル稼働していたものと推定される．しかし，ついに体温調節機能が破綻し，急激に体温が上昇して，照射開始 85 分後には死に至った．この間，血液中ではエオジン好性球

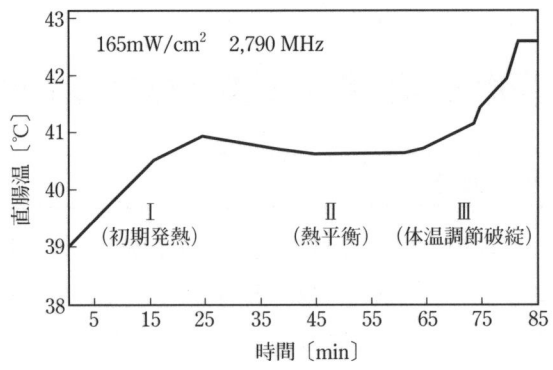

図 6.1　マイクロ波による深部体温の上昇例（イヌ）[6.2]

6-1 高周波電磁界の影響で確立していること

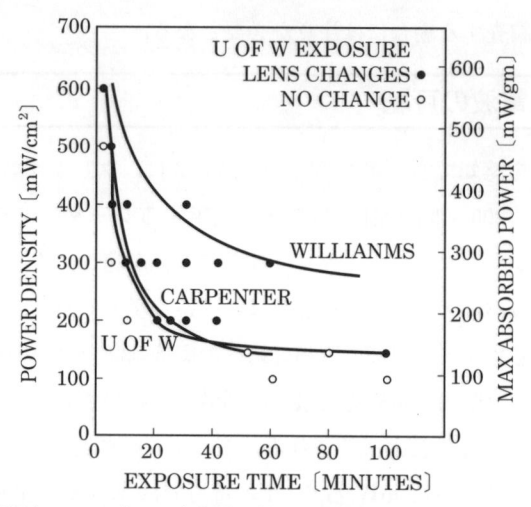

図 6.2　1 回の曝露（2.45 GHz）での白内障に対する電界強度の閾値（ウサギの眼）の例 [6.4]

とリンパ球の急激な減少，白血球数の増大などが起きた．また，ホルモン系では下垂体と副腎に反応が見られた．

　また図 6.2 は，A. W. ガイらの報告によるウサギの眼に対する熱作用の代表的な研究例で，白内障発症の閾値を示すカーブである [6.3]．1 回の連続したマイクロ波の照射により白内障が起こる閾値は 150 mW/cm² という非常に大きい値である．10 分間程度の短時間であれば，600 mW/cm² のマイクロ波の照射によって白内障が発生する．この研究では，ウサギの目とマイクロ波源の距離を 5 cm という近距離で実験を行っている．このガイらの研究による閾値のカーブは，図 6.2 に示すように，D. B. ウィリアムスらの研究よりは厳しく，R. L. カーペンターらの研究とおおむね一致している [6.4, 6.5]．

　この実験でウサギの眼を使ったのは，一般にウサギの眼の構造が人間の眼に近いとされ，高周波電磁界の影響の有無をヒトにあてはめやすくするためである．実験動物の多くはマウス[6-1]である．マウスの眼はその機能がかなり退化しているといわれているので，マウスを使用して眼への影響（熱作用でも非熱

[6-1] 動物実験に使用するネズミには，マウス（ハツカネズミ）と，マウスより一まわり大きいラットを使用する．ともに和訳すればネズミになり，区別がつかない．

第6章 高周波電磁界

作用でも）を調査する場合には注意が必要となる．

6.1.3 電波の可聴

ヒトは電波を感知できるのだろうか．図6.3に，クリック音（電波の可聴）の範囲を示す．300〜3000 MHzの電波を使用するレーダアンテナのごく近くにいると，ジッジ，コツコツ，カリカリなどの音が聴こえることがある．これが，マイクロ波パルス電波の可聴と呼ばれている現象である．

これは，はじめマイクロ波の脳神経系への直接刺激ではないかと想像されたが，パルス電波が脳内の組織を急激に熱刺激して膨張させる「熱弾性効果」による蝸牛殻[6-2]への圧力波と説明される．このマイクロ波可聴は，幅が1μ秒パルスで，ピーク電力が60 mW/cm^2，平均電力では30 μW/cm^{2}のパルス電波であれば誰でも聴くことができる．この可聴は良性のもので，危険なものとは考えられていない．

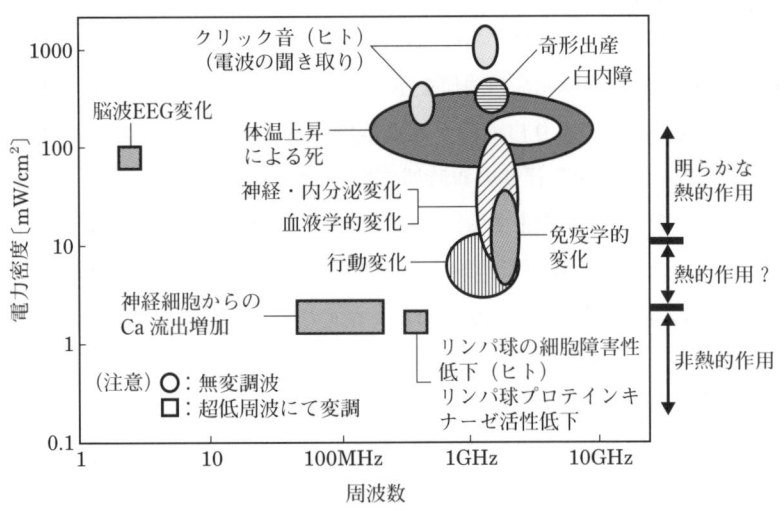

図6.3 ラジオ波・マイクロ波の健康影響（動物実験の結果）

[6-2] 耳の内耳の組織で，鼓膜の振動を耳小骨から末端耳神経に伝える液体で満たされた渦巻状のもの．

6.1.4 熱作用の中間のまとめ

ラジオ波やマイクロ波と呼ばれる周波数帯域では，これまでに述べてきたように，確立した作用としては熱的な作用がある．図 6.3 に示すように，電力密度が $10\,\mathrm{mW/cm^2}$ を超えると明らかな熱作用が現れる．電波が体内で吸収されて熱エネルギーに転換され，熱の発生が大きければ，脳波への影響，ヒトではクリック音と呼ばれる電波の聞き取りが起こり，奇形出産，白内障の発症，体温が上昇して体温調節機能の破綻による死亡，神経・内分泌の変化や血液学的な変化も発生する．

$1\,\mathrm{mW/cm^2}$ 以下の電力密度では熱の発生は少ないので，影響が見られた場合は非熱作用と考える．$1\sim10\,\mathrm{mW/cm^2}$ の間の電力密度は，熱作用と非熱作用の境界上にある領域となる．太陽から様々な周波数成分のエネルギーが地上に降り注いでおり，そのレベルは $10\,\mathrm{mW/cm^2}$ 程度である．$10\,\mathrm{mW/cm^2}$ 以下のエネルギーは，自然界に普通に存在するレベルである．

6-2 熱作用から非熱作用へ

6.2.1 研究には追試験が必要

平均電力 $10\,\mathrm{mW/cm^2}$ 程度のマイクロ波（$2,450\,\mathrm{MHz}$）のパルス波をサルの目に照射すると，角膜内皮および虹彩脈管系に障害が発生したという H. A. キュースらの報告がある［6.6］．この研究は，斉藤憲一らによって再現実験が試みられているが，結果としては再現は見られなかった［6.7］．H. A. キュースらの実験では，麻酔で眠らせたサルにマイクロ波を照射している．斉藤憲一らの実験ではサルに麻酔などは行わずに通常の状態で実験を行った．これらの実験結果の相違は明確に説明できていないが，麻酔の有無が実験結果に大きく影響している可能性もある．

このように，電磁界に関連する実験では他の研究機関における再現実験が必要で，一つの研究所の結果だけでは結論は出せない．

第6章 高周波電磁界

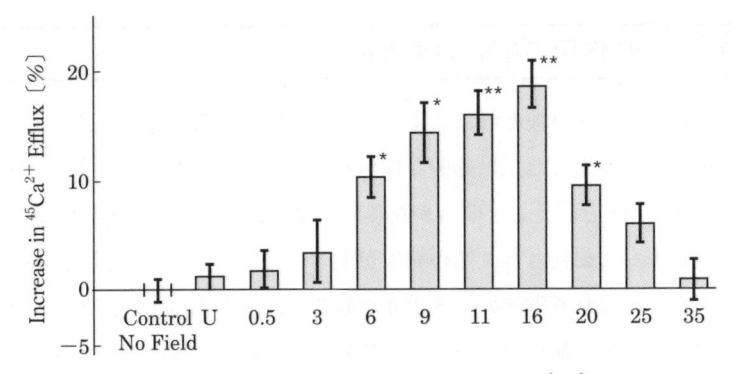

図6.4　AM変調した高周波電界による細胞からのカルシウムイオン流出 [6.8]

低周波で変調されたラジオ周波数の電磁界を細胞に照射した研究がある．電力密度は $1\,\mathrm{mW/cm^2}$ であり，非熱作用の範疇となる．この S. M. バーウィンらの研究によれば，ヒナドリの大脳から脳細胞を取り出し，細胞に電力密度 $1\,\mathrm{mW/cm^2}$，低周波で AM 変調した周波数 $147\,\mathrm{MHz}$ の電界を照射した [6.8]．電界を照射しなかった群と電磁界を照射した群で，培養した脳細胞からカルシウムイオンの流出の割合が異なった．AM 変調を行わない場合は影響は見られず，$16\,\mathrm{Hz}$ といった低周波で AM 変調を行った場合に影響が見られた．この結果を図6.4に示す．S. M. バーウィンらの研究では，筋肉から取り出した細胞ではカルシウムイオンの流出に変化はなかった．この種の細胞実験は S. K. ダッタらによっても行われている．（第3章参照）

旧ソ連や東欧圏と西欧圏での電磁界曝露指針値には，大きな差異があった．これは，西欧で行われた電磁界の研究は急性曝露の効果に基礎をおいており，旧ソ連や東欧圏では慢性的な弱い電磁界曝露による神経衰弱症などの報告が基礎にあることに起因する．しかし，西欧でもそのような作用の追試を試みたが，結果は否定的であった [6.9]．

6.2.2　非熱作用の種類と研究報告例

熱作用は確立した知見であるが，非熱作用は研究が現在も進行中でもあり，

まだ確定した知見とはいえない．非熱効果でも，温度上昇が発生しない微弱な電磁界曝露による条件の非熱効果（non-thermal effect）と，温度上昇を伴う比較的強い電磁界曝露が，水冷などの温度調節手法によって結果として温度上昇のない条件で行われた実験結果である非熱効果（athermal effect）とは区別することが必要である．

ここでも多くの動物実験が行われているが，斉藤賢一らは，マウス胎生期における高周波照射（マイクロ波：遠方界電磁界）が諸臓器重量ならびに遅延型皮内反応におよぼす影響を調べた［6.10］．428 MHz の高周波電磁界を 1 mW/cm² の電力密度で曝露し，高周波曝露の影響を見い出している．

M. レパチョリらの研究では，マウスにマイクロ波（遠方界電磁界放射）を曝露させて発癌性の影響を調査した［6.11］．曝露条件は一定ではなく，アンテナからの距離によって異なり，電力密度で 2.6 W/m² から 13 W/m² のマイクロ波をマウスに照射した．電磁界の強度が位置によって異なるので，週 2 回の飼育箱清掃のときに位置を交換し，均等に曝露するようにした．18 ヶ月の長期にわたって観察を行った結果，対照群に比べて電磁界曝露群でのリンパ腫の発生が多くなり，増加率は 2.4 倍（CI：1.3–4.5）であった．

同じようなマイクロ波の遠方界照射の実験が，M. ボルンハウゼンによって行われている［6.12］．この報告によれば，妊娠状態の親マウスに 900 MHz の電磁界（携帯電話の電波に相当する電磁界）を照射した．曝露強度は，携帯電話の中継塔から人間が受ける電磁界強度に等しい 0.1 mW/cm² に設定した．その結果，生まれた子マウスの行動に電磁界の影響は見られなかった

このように，影響を見つけたという研究と，影響はなかったという研究がともに報告されているのが現状である．

6.2.3　ヒトのラジオ波やマイクロ波吸収特性

電波（ラジオ波やマイクロ波）による熱作用には，考慮しなければならない要素がある．それは，電波への共振現象である．電波の中にヒトがいた場合，ヒトの身長が特定の周波数で共振すれば，ヒトは良好な電波の受信アンテナと

表 6.1 ヒトのラジオ波・マイクロ波吸収様式 [6.14]

領域	準共振領域	共振領域		ホットスポット領域	表面吸収領域
周波数〔MHz〕	30	300	400		2000
波長〔m〕	10	1	0.75		0.15
概要	・表面の吸収が大きく深部に入るにしたがって漸減 ・全体のエネルギー吸収は周波数の増加に従い急激に増える ・10 MHz 以下では電撃および熱傷が生じる	全身的共振	部分的共振		・吸収による温度上昇があっても,体表に限られる
			頭	眼, 睾丸, 乳房など	
		・ヒトの身長に共振する周波数でエネルギーが最大となる	・局所的にエネルギー吸収が最大となり, ホットスポットを生じる ・ホットスポットの大きさは数cm以下 ・エネルギー吸収は周波数の増加とともに徐々に減少し, 一定値に近づく		

なり，より多くの電波を吸収する．問題となる周波数範囲は子供から成人までの身長の違いを想定して，だいたい 30 MHz から 300 MHz である．この共振周波数帯を含んで，周波数によって受ける影響が異なることを表 6.1 に示す．

もうひとつの問題は「ホットスポット」である．ある周波数において，生体内部に局所的にエネルギーが集中し，強く加熱される部分が発生する可能性が考えられる．この部分がホットスポットである，このホットスポット発生は，シミュレーションでは証明されている．携帯電話の周波数帯におけるホットスポットに関しては後述する．

6-3 高周波電磁界の曝露例

6.3.1 産業・職場での曝露

電磁界は電気通信のみならず，機器の製造工程・設備としても利用される．事務処理を補助する電子機器からの電磁界の漏洩もある．こうした設備のある職場環境で働く場合は，比較的強い電磁界曝露となる可能性がある．職場環境での曝露例を，ICNIRP ガイドラインに規定される職場環境における曝露基準

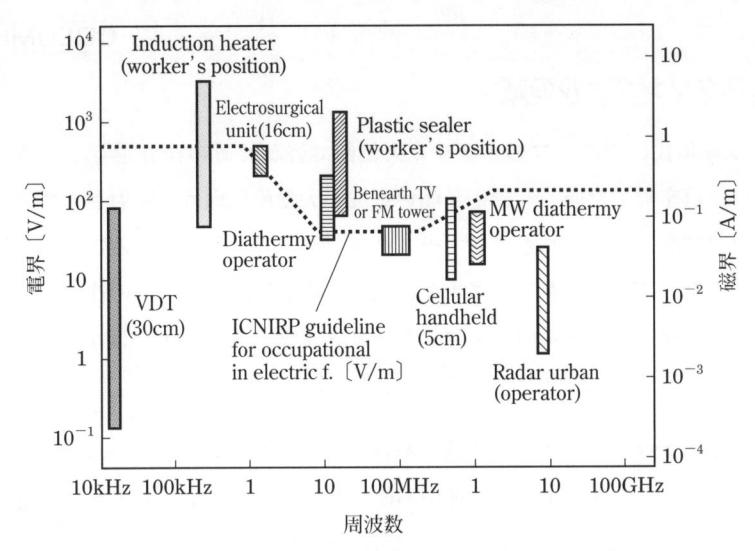

図6.5 職業的な高周波電磁界への曝露の例 [6.14]

（参考レベル・参照レベル）と合わせて図6.5に示した．いくつかの職場環境では，ICNIRPの参照レベルを超えているケースがある．高周波誘導加熱を利用して塩化ビニールなどのプラスチックを溶着させるプラスチックシーラー，高周波を利用した医療用治療器の一種であるジアテルミや電気メス，誘導加熱装置や電解装置，溶接などの機器や設備により発生する電磁界が代表的なものである．

E. E. マンティプライらの研究による1980年の報告では，VHFのL-band[6-3]のテレビ放送電波に起因する電磁界曝露は，人口の約16%が0.1 V/mの電界強度に曝露し，人口の約0.1%が2 V/mを超える電界強度の電波を受けている [6.13]．

[6-3] アメリカのテレビ放送チャンネルの中で，放送周波数の低いチャンネルのこと．日本では1-3チャンネルがL-バンドである．

COLUMN

モスクワシグナルの謎

　1950年代にモスクワのアメリカ大使館で盗聴装置の検査をしているときに，道を隔てた向こう側から弱い電波が大使館に向けて照射されていることが判明した．これが後に「モスクワシグナル」と呼ばれる電波の登場であった．このモスクワシグナルに関する作品に，イギリスの作家ブライアン・フリーマントルのノンフィクションリポート「KGB」（新庄哲夫訳）がある［6.15］．この中から一節を引用する．

> 　モスクワのアメリカ大使館に勤務する二人の外交官がリンパ腺癌にかかり，ストーセル大使は理由不明のしつこい吐き気にみまわれ，眼から出血しはじめるということがあった．ワシントンからモスクワに専門医が派遣されたが，診断によれば，大使館となっているチャイコフスキ通りの革命前に建てられた10階建てビルに勤務するスタッフは，電子監視装置が発するマイクロウェーブ放射線を間断なく浴びているというのであった．大使が特に障害を受けたのは，10階にある執務室がもっとも多量にマイクロウェーブ放射線を浴びたためであった．ソ連側は，アメリカ大使館に向けて放射線を照射している事実を否定しなかった．

　ここで「マイクロウェーブ放射線」とあるのは，"micro-wave radiation"を厳格には「マイクロ波の放射」と訳すべきところ，正確に翻訳していなかったものと思われる．このモスクワシグナルのマイクロ波照射の強さは，年々の変化もあり，その変遷を表6.2に示す．このモスクワシグナルは，電磁界の健康影響を語るときに，微弱なマイクロ波電波の健康影響の例としてしばしば登場する［6.16］．

　その後，モスクワ大使館で弱いマイクロ波電磁界の曝露を受けた職員を対象にA. M. リリエンフェルトが行った調査（1978）では，曝露の影響は

表6.2 モスクワシグナルの変遷 [6.17]

期間	照射を受けた場所	照射の強度
1953年から1975年5月	西側の建物正面	最大 $5\mu W/cm^2$　1日9時間
1975年6月から1976年2月7日まで	南側と東側の建物正面	最大 $15\mu W/cm^2$　1日18時間
1976年2月7日以降	南側と東側の建物正面	$1\mu W/cm^2$程度で変動　1日18時間

認められなかったとある[6.17].癌の症例数がわずか数例であり,この研究だけで結論を出すことには難があった[6.18].A.M.リリエンフェルトはモスクワのアメリカ大使館勤務者の健康状態を調べるだけではなく,勤務状況などが類似している当時の東欧圏の他の大使館勤務者の健康状態を調査し,比較検討を行った.死亡率と,健康状態の調査を行い,アメリカ本国の一般的な平均値と比較を行った.

結果の一部を表6.3に示す.全死亡率は,モスクワ大使館勤務でもその他の東欧圏大使館勤務者でも,SMRが0.47,0.59とアメリカ本国の一般の平均値より低く,これは「Healthier Worker効果」であるとされた.マイクロ波照射量は年によって異なるので,大使館への着任年と死亡率の

表6.3 モスクワシグナルに関係してモスクワ大使館勤務者とその他の東欧圏の大使館勤務者の死因を調査した結果（抜粋）[6.17]

死因		モスクワ勤務			その他の東欧大使館勤務		
		観察値	期待値	SMR	観察値	期待値	SMR
全死因		49	105.3	0.47 (0.4–0.6)	132	223.7	0.59 (0.5–0.7)
心臓疾患		16	32.6	0.49 (0.3–0.8)	28	73.2	0.38 (0.2–0.6)
全癌		17	10.0	0.89 (0.5–1.4)	47	41.1	1.1 (0.8–1.5)
内訳	消化器	3	4.6	0.65 (0.1–1.9)	11	10.8	1 (0.5–1.8)
	脳	0	0.9	0	5	1.5	3.3 (1.1–7.7)
	肺	5	5.8	0.86 (0.3–2.0)	11	12.2	0.90 (0.4–1.6)
	白血病	2	0.8	2.5 (0.3–9.0)	3	1.7	1.8 (0.4–5.3)
	胸	2	0.5	4.0 (0.5–14.4)	3	1.2	2.4 (0.5–7.0)
自殺		0	3.9	0	5	5.8	0.85 (0.3–2.0)

変化を見たが，特に関連は見られなかった．特記すべきは，モスクワ勤務者の中に白血病による死亡者が2名おり，SMRは2.5であった．東欧圏の勤務者の中には白血病による死亡者が3名おり，SMRは1.8であった．ともに統計的には有意ではなかった．

6.3.2　疑われたマイクロ回線

他にも，マイクロ波電波が健康に影響しているのではないかと疑われた例[6.19]がある．実測などで曝露評価を行った，1980年代のアメリカのポートランドの例である．

バンクーバ地区の小学校で，4年生から5年生になった生徒の中から1年間に4人が小児癌になった．その内訳は，白血病2人，悪性リンパ腫，脳腫瘍それぞれ1人であった．常識的に考えてみて，これはたいへんな出来事であった．父兄たちは，学校から3km離れたところにある12.4GHzのマイクロ波回線のアンテナに疑いの眼を向けた．その学校で照射されていたマイクロ波電力は，理論計算によると$0.01\mu W/cm^2$以下で，ANSI安全基準よりも十分に低い値であった．

ところが，会社側がこのことを父兄たちに示しても信用してもらえなかった．電波と癌を結びつけた論文が，いくつか発表されているからである．そこで会社側は，照射マイクロ波電波の電力密度の現場測定をすることになった．その結果，その学校における測定値は$0.0068\mu W/cm^2$であった．同時に比較対象として，その学校から約5km離れていて，それまでの6年間，生徒の間に癌の発生がなかった小学校でも測定を行った．そして，これらの二つの学校間の測定結果に有意の差がないことも明らかにした．さらに，近くに敷設されている60Hzの高圧送電線についても測定したところ送電線の直下の電界は170V/mであった．両学校内では問題になるほどの磁界量はなかったことが示されたので，そこで初めて，その電波が小児癌の原因ではないことを父兄は納得した．

6-4 高周波電磁界の健康影響に関する疫学研究

低周波磁界に関する疫学研究報告ほど研究数は多くないが，テレビ放送塔や無線通信塔からの電波に関連する疫学調査も行われている．以下はその例として，イギリスの同じ研究者による研究で，一方は「問題がある」，もう一方は「問題はない」という報告の概要である．

6.4.1 問題を見つけた研究

イギリスのテレビ送信塔の近くに住む住民の間に癌発生が多く，テレビ塔から発信されている電波が原因ではないかという調査が行われた研究がある．H. ドルクら（1997）の研究によれば，イギリスのサットンコールドフィールドの放送塔は，1949年にテレビ放送用として運用開始し，その後送信電力やチャンネル数が増加していった[6.20]．近くには工場地区があり，鉱業工場，銅工場，鉛工場もある．放送塔を中心として半径10 kmの円内に住む約41万人の住民を対象とし，1974年から1986年に発生した癌の解析を行った．

その結果として，表6.4に15歳以上の成人の癌のO/E比を示す．10 km以内に住んでいる人の中の全白血病のO/E比は1.01であり，全白血病の発生率の増加は見られず，慢性リンパ腫の場合は1.32と32%の増加が見られる．これがテレビ塔の2 km以内に住む人に対しては，全白血病のO/E比は1.83であり，慢性リンパ腫ではO/E比が2.96となり，白血病が多くなっている．このサットンコールドフィールドのテレビ塔周辺の住民における白血病の増加は，その結論としてはテレビ塔によるなんらかの影響があると考えられた．

表6.4 成人（15歳以上）の白血病の発生率 [6.20]

	0～2 km 以内		0～10 km	
	症例数	O/E 比	症例数	O/E 比
全白血病	23	**1.83**（CI：1.22–2.74）	304	1.01（CI：0.90–1.13）
全急性白血病	10	1.86（CI：0.89–3.42）	116	0.88（CI：0.73–1.06）
慢性リンパ腫	8	**2.56**（CI：1.11–5.05）	96	**1.32**（CI：1.08–1.62）

6.4.2 問題はなかったとした研究

イギリスのサットンコールドフィールドにある無線送信塔の周囲では，癌の発生率が高かった．そこで，同じ研究者は研究対象を全英の同様な無線送信塔（テレビ送信塔，FM ラジオ放送塔）の周囲に住む人に広げた．ドルクの報告によれば，全英の 21 箇所の送信塔を対象に拡大し，対象人口は 339 万人と大規模になった [6.21]．癌の患者数は癌登録から症例を抽出し，送信塔から 10 km 以内に住む人を送信塔からの距離との関係で調査を行った．15 歳以下の子供を対称にした解析も行ったが，15 歳以上の成人を対象とした解析も分けて行った．

成人の白血病に関して，解析はサットンコールドフィールドを除いて行った．結果は，10 km 以内に住む人には 3,305 例の白血病があり，O/E 比は 1.03 (CI：1.00-1.07)，2 km 以内に住む人には 79 例の白血病があり，O/E 比は 0.97 (CI：0.78-1.21) であり，いずれも白血病の増加は見られなかった．

子供の癌に関しては，解析はサットンコールドフィールドを含めて行った．結果は，10 km 以内に住む人には 317 例の白血病の症例があり，O/E 比は 0.97 (CI：0.87-1.07)，2 km 以内に住む人には 10 例の白血病の症例があり，O/E 比は 1.12 (CI：0.61-2.06) であった．このことから，サットンコールドフィールドでは特異な現象があったが，全英の放送局の送信搭を対象として考えれば，癌の増加は見られない．このサットンコールドフィールド地区には，何か特有の白血病発症に関連する問題がある可能性がある．

6-5 携帯電話の中継塔からの電磁界曝露

高周波電磁界の健康影響の中でも，一般に関心が高く，話題に上りやすい携帯電話に関して解説する．携帯電話の基地局からの電磁界曝露は，基本的に遠方界として考える．

6-5 携帯電話の中継塔からの電磁界曝露

6.5.1 携帯電話の中継塔から発振される電波の強さの推定

　携帯電話の場合は，中継塔から周囲1kmもしくは2km程度の範囲をカバーする多数の中継塔を設置している．これらの中継搭は，サービス範囲をカバーするためにアンテナの直下方向には比較的弱く，遠くの方向には強い電波を出している．

　アンテナから放出される電波の垂直方向の強さの分布（指向性）のデータはインターネットなどでは公開されていないので，偶然入手した部分的な数値から補間して指向性を推定した．その指向性は，水平方向を100とすれば，アンテナのタワーの直下方向には0.23と，非常に小さいパワーしか振り向けていないように推測される．

　代表例として，地上1mにおける中継塔周囲の電波の強さを推定した．アンテナが地上51mの高さにあると仮定し，アンテナの利得（水平方向の最大利得）は17.6 dBd（= 19.85 dBi）で，実数では100倍とした．周囲には電波を反射したり，吸収したりするものは皆無として計算を行った（大地の影響などは無視した）．アンテナへの供給電力は100Wとし，アンテナまでの給電線などの損失も無視した．その計算結果を図6.6に示す．

　図6.6から，アンテナの直下からサービス範囲と言われる2km程度の距離

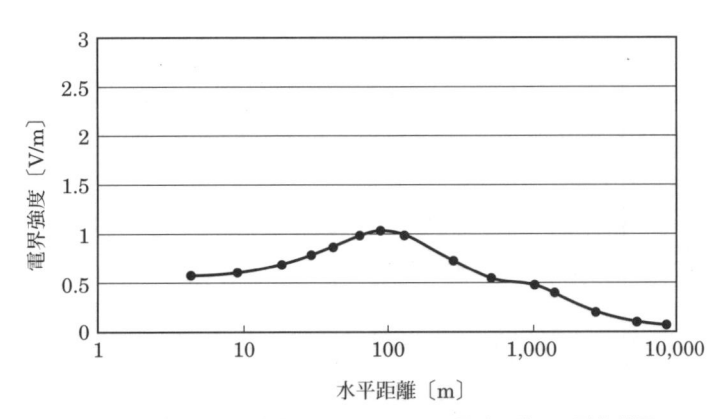

図6.6　携帯電話の基地局アンテナからの電波の強さの計算結果

第6章 高周波電磁界

の範囲では，1 V/m 程度から 0.5 V/m 程度と多少の変動はあっても，ほぼ一定の電界強度（電波の強さ）になっている．

6.5.2 携帯電話の中継塔から発振される電波の強さの実例

図 6.7 では，日本における実測値の例を示す．九州のある基地局の周辺で観測される基地局電波の強さの実測例で，基地局から同心円上に 100 m，200 m，300 m と離れた地点で，地上 1 m から 2 m の間で最大の測定値が得られるように測定を行った．また，電波の強さは，この基地局のサービスエリア内でどの程度の携帯電話が同時に使用されているかによって時々刻々と変化するので，測定地点において瞬間的に最大となる値を，電界強度の測定値として表してある．

各地点では，送信アンテナと測定点との間にビルなどがあって電波が減衰している場合もあり，また近傍の金属材料や大地での反射によって大きくなっている場合などもあるので，必ずしも一定値ではないが，この図 6.7 を見れば，基地局からの距離によらずほぼ一定の電波の強さになっていることがわかる．

また，イギリスでの実測例もある．イギリスの NRPB の報告書には，無線塔からの電磁界強度の実測値が紹介されている［6.22］．この報告によれば，英国のリードにある無線塔からの電波の強度の調査を実測で行い，人の健康に

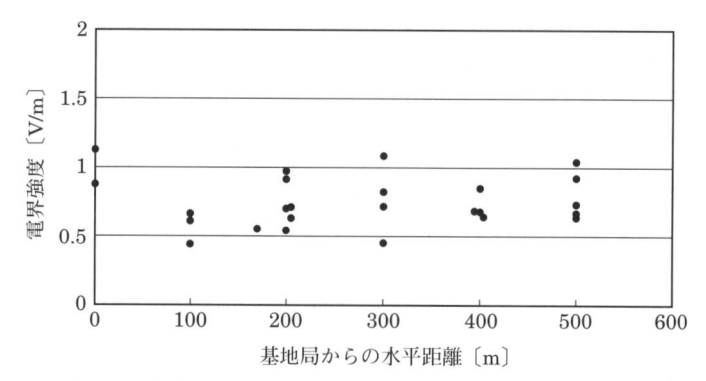

図 6.7 携帯電話基地局からの距離と電波の強さの実測値の例

影響するレベルか否かに関して，NRPBとICNIRPの規定値に照らし合わせて判定を行った．リードには近接して三つの無線塔があり，これらに近接して学校もあるので，合計8箇所で計測が行われた．電波の周波数は多岐にわたるので，個々の周波数ごとにガイドライン値に対する割合を算出し，総和を求めた．結果は，ICNIRPの一般公衆に対する指針値に対して最大でも0.14%程度であり，ハザード（障害）レベルとはいえないことがわかった．

携帯電話の電波が最も強い曝露源であったのは，8箇所の測定点の中で2箇所であった．8箇所の測定地点の中には，三つの無線塔から離れているため，無線塔からの電波ではなく，通常のテレビジョンやラジオ放送の電波が主要な曝露源となっていたケースもある．無線塔に近接している学校での測定例では，携帯電話基地局からの電波の強さは0.2 V/m 程度であった．

6.5.3 水平方向に隣接した住居があれば要注意

携帯電話の中継塔のアンテナの指向性から，直下の方向には強い電波は出していないが，遠くまで電波を到達させるために水平方向には比較的強い電波を出している．もし，2階建ての建物の屋上に中継アンテナを設置し，5mないし10mの道路を挟んで相対する場所に3階建ての集合住宅があったとすればどうなるか．この基地局の送信電力が100 W 程度，アンテナの利得が20 dB 程度とし，送信アンテナと道路の反対側の住居部分との距離が10 m 程度しかないとすれば，住居部分における電波の強さ（電力密度）は，次のような単純な計算式で表される．

$$\text{電力密度} = \frac{100 \text{ W} \times 100 \text{ 倍}}{4 \times 3.14 \times 10 \text{ m} \times 10 \text{ m}}$$

$$\approx 7.96 \ [\text{W/m}^2]$$

ICNIRP 電磁界ガイドラインによれば，900 MHz の場合の一般公衆の曝露限度（参考レベル）は電力密度が 4.5 W/m^2 であり，上記計算結果はこの値を超える．こうしたケースは存在しないと思うが，確認する必要があるだろう．

6-6 携帯電話ハンドセットからの電磁界曝露

6.6.1 携帯電話ハンドセットからの電磁界の特異性

携帯電話の中継塔（基地局）から 900 MHz の電磁界が放射される場合は，アンテナに近接することはほとんどないので，通常は遠方界として取扱えば十分である．保守作業者にとっては，近傍電磁界への曝露の可能性が残る．

携帯電話のハンドセットの場合は，頭部に密着して使用する．6 cm 以上頭部から離して使用することは，ハンドフリーのイヤホンキットなどを利用しない限り困難である．したがって，頭部に密着して使用する携帯電話のハンドセットからの電磁界（電波）の人体への影響については，特別な配慮が必要となり，SAR 値（説明は後述）で考えることになる．ICNIRP の電磁界ガイドラインでは，頭部と体幹（臓器など電磁界の影響を受けては困るものを含む部位）で部位 10 g あたりの平均を取ったときの SAR を 2 W/kg とするという規定が提案されている．この値は，現在の日本の法規制に採用されている．

携帯電話ハンドセットからの頭部 SAR 規定値は，前述の ICNIRP の推奨値がすべてではなく，携帯電話からの電磁界による健康影響を不安視する声も多いことから，各国では個別に SAR の規制を実施しており，地域によって微妙な差がある（表 6.5）．これら SAR による曝露制限は，これまでの科学で得られた知見（多くの学者が同意できる研究成果のこと．研究報告はあるが再現実験が行われていないといった未確定の分野は除かれている）に基づいている．

ハンドセットのアンテナが頭部に近接していると，頭部や持っている手は誘電体なので，アンテナの特性に大きな影響を与える．ある研究によれば，アン

表 6.5 携帯電話の SAR に関する規定

地域・規格	SAR の規定
アメリカ	1 g あたり 1.6 W/kg
欧州・日本　ICNIRP	10 g あたり　2 W/kg
TCO 01	10 g あたり 0.8 W/kg

テナから放出される電波の 40%〜50% が頭部に吸収され，本来の通信目的として携帯電話の基地局に向かって有効に働く電波はその半分程度になるとさえ言われている．アンテナの放射特性そのものが大きく変化するので，実際に即した条件でハンドセットからの電波による頭部の影響を検討する必要がある．

6.6.2　SARとは

「SAR」は Specific Absorption Rate（比吸収率）のことで，生体の各点において，密度 ρ の微小体積内の微小質量に吸収される電磁エネルギーの時間変化率を示す値である．SAR は体内での電界強度 E〔V/m〕と導電率 σ〔S/m〕，密度 ρ〔kg/m³〕で求められる．

$$\mathrm{SAR} = \frac{\sigma E^2}{\rho} \ \ \text{〔W/kg〕}$$

SAR は，熱的な影響を現す指標なので，体組織の熱時定数などを考慮して，6 分間において人体局所の任意の組織 10 g（アメリカ式では 1 g）における平均値として規定される．SAR は，最大の送信電力で携帯電話のハンドセットが動作しているときが最も大きい値となるので，測定は送信電力最大に設定して行われる．SAR は，頭部を模した「ファントム」と呼ばれる疑似体の中の電界強度を測定することによって推定することができる．図 6.8 は，この測

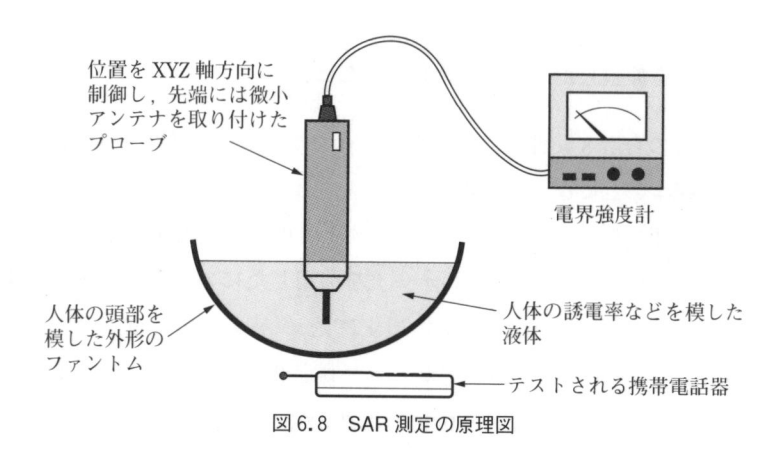

図 6.8　SAR 測定の原理図

第6章　高周波電磁界

定の原理図である．

　SAR値が1g当たりで規定されている場合は，1cm^{3}ごとの空間分布を測定する必要があり，測定する電界プローブの長さは3mm程度である．SAR値が10gあたりで規定されている場合は，2.15cm角の立方体内の体積における平均値を算出する．SARの測定に際して，現状では電界の測定から計算することになっており，磁界の測定に関しては論及されていない．これは今後の研究課題である．

6.6.3　SARの実測例

　日本では，個々の携帯電話ハンドセットのSAR値を2002年から公表している．各携帯電話会社の公表値だけではなく，2001年5月には総務省から「現行携帯電話端末の電波防護基準への適合を確認」という報告書が発行された．これによれば，市場で販売されている携帯電話端末76機種について実測を行い，結果はすべて2W/kgの基準値に適合していた．

　SARの測定は，

① 携帯電話ハンドセットのマイクの部分を口に近づけて，相対的にアンテナが頭部から遠い場合と，マイクの部分が口から離れていて，相対的にアンテナが頭部に近接する場合
② 顔の左右
③ アンテナを伸張したときと，押し込んだとき

の組み合わせの合計8条件で，頭部を擬似したファントム内で最大のSARとなる地点を探すことになっている．

　この総務省報告にあるSARデータの一部を引用して，表6.6に示す．76モデルを測定した中で，あえてauのデータを引用したにのは理由がある．携帯電話の無線方式には表6.7に示すように違いがあるが，auではPDCとCDMAの二つの無線方式のハンドセットが測定されていたからである．PDCとCDMAではバースト出力が800mWと200mWと大きく異なるが，平均電

表6.6 SARの実測の例（抜粋）

無線方式	型式	測定位置			
		頬位置		傾斜位置	
		アンテナ収納	アンテナ伸長	アンテナ収納	アンテナ伸長
CDMA	C 307 K	0.921	0.663	0.546	0.433
	C 308 P	**0.579**	**0.552**	0.428	0.556
	C 310 T	0.772	0.410	0.584	0.385
PDC	701 G	**0.583**	**0.0516**	0.331	0.102
	704 G	0.974	0.634	0.678	0.515
	705 G	0.677	0.470	0.362	0.276

注　頬位置：マイクが口に近くアンテナが頭部から離れている．
　　傾斜位置：マイクが口から離れていてアンテナが頭部に近い．
　　アンテナ収納：アンテナをハンドセットに押し込んである状態．
　　アンテナ伸張：アンテナを伸ばしてある状態．被測定機：㈱au. 単位：W/kg.

表6.7 携帯電話などの無線緒元

	PDC	PHS	CDMA
送信周波数帯域〔MHz〕	800, 1,500	1,900	800
バースト出力〔mW〕	800	80	200
平均出力〔mW〕	266（フルレート）	10	200
送信電力制御	最大 -20 dB	なし	最大 -73 dB

力は266 mWと200 mWと差はそれほど大きくない．バースト出力値でSARが決まるのか，平均電力値で決まるのか，個々のモデルの差異も大きく影響するが，全体としてどうなのかを確認する目的があったからである．これらのデータから，平均電力でSARが決まるといえる．

アンテナを伸張したときおよび押し込んだときの頭部で受けるエネルギーは，伸張した場合は小さく，押し込んだときは大きい傾向にある．極端な例では，表6.6のモデル701Gのように10分の1になる．アンテナを伸張したときと押し込んだときに差が少ないモデルの場合は，アンテナの位置がハンドセットから離れているようにデザインされていたり，アンテナと頭部の間に液晶画面の部分が位置するように設計されていて，結果として頭部が液晶画面部

分の金属部品などで簡易的にシールドされているためではないかと思われる．

　頭部のSARの問題だけではなく，アンテナを伸張すれば電波の飛びもよくなり，携帯電話の送信電力制御機能によって最低必要限度の電波を発信することになる．こうなれば頭部のSAR値は減少し，同時にハンドセットのバッテリーも長持ちする．

● COLUMN ●

携帯電話の送信電力制御

　携帯電話のハンドセットと基地局（中継局）との間の無線通信は，その相互の距離や電波の伝播状況に応じて，ハンドセットからの発信電波の強さを制御している．中継塔との距離が近いときは途中での電波の減衰が少ないので，ハンドセットから発信する電波を小さくする．中継塔との距離が近くても何らかの事情で電波の伝達が悪く，途中での電波の減衰が多いときには，ハンドセットからの送信電波の発信は強くなる．基地局のサービスエリアの末端になると，ハンドセットと基地局の距離が大きくなり，ハンドセットからはフルパワーで発信する．

　ハンドセットだけではなく，基地局の送信アンテナからの送信電力も変化する．ハンドセットに向けての中継塔からの電波発信強度も同様に制御されている．

　中継塔の最大電力値が100 Wで，同時に使用できるユーザの数が200名であるとすれば，ユーザの全員が中継塔の近傍にいるときは，10 W程度の発信強度となり，ユーザが全員サービスエリアの末端に近い場所で通話を行っているときは最大の100 Wになる．同時に使用しているユーザの数が50名になれば，基地局からの送信電力は半分になる．

　携帯電話ハンドセットに表示されるアンテナバーは，発信している電波の強さと関係があるように思えるが，厳密にはそうではない．アンテナバーは明瞭に受信できるか否かの目安である．アンテナバーが多いときは明瞭

に通話ができるが，アンテナバーが1～2本になると，雑音が多くなり，聞き取りにくくなる．アンテナバーは，受信している電波状態からユーザが携帯電話を使用できる状態の目安として表示されているため，送信電力と相対させることはできない．

アンテナバーは，ハンドセットで受信できた通話に必要な周波数の電波の電力と，ハンドセットが受信したその他の電波も含めた電波の全体量との比（E_c/I_o）をもとにして表示している．すなわち，色々な通話に必要のない雑音などが相対的に多ければ，通話は明瞭に行えなくなる．基地局から遠くで使用していても，相対的に雑音などが少なければ明瞭に聞くことができるので，アンテナバーがたくさん表示される．

このように，ハンドセットからの送信電力は，基地局からの電波の受信電力の状態と途中の伝播状態に大きく依存しながら，基地局に届くことができるように最小限の値に制御されている．

このため，基地局が一つしか見えないような環境で基地局との距離が大きい場合には，ハンドセットに届く電波の強さは弱くなり，ハンドセットから発信される送信電力も大きくなる．しかし，その他の雑音などが少なく，明瞭に通話ができるので，アンテナバーの表示は3本となる．反対に，基地局がたくさん見えてしまうような環境を考えると，基地局との距離は小さく，ハンドセットからの送信出力は小さくなる．しかし，その通話に必要ではない雑音などは相対的に多くなり，アンテナバーが1本とか0本という表示になる．

したがってハンドセットでは，明瞭に会話ができるかということはアンテナバーで確認することができるが，どの程度の送信電力になっているのかは直接的に知ることはできない．

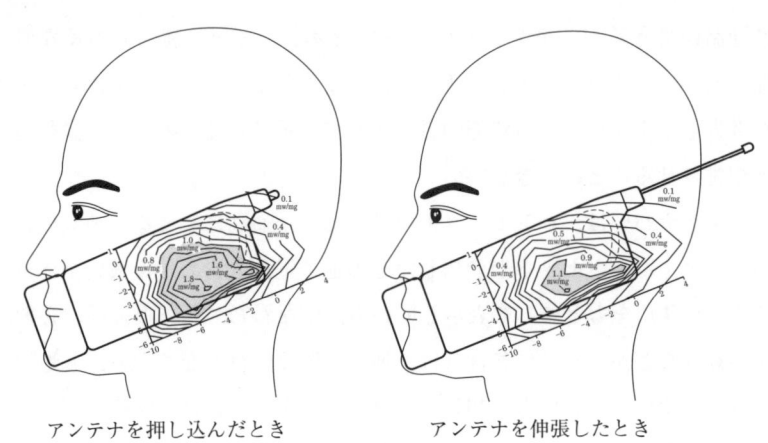

アンテナを押し込んだとき　　　アンテナを伸張したとき
図 6.9　SAR の分布の例 [6.23]

6.6.4　SAR の空間分布

　頭部のどの部位が電磁界を受けて熱を発生するのか，Q. バルザーノの研究から引用して図 6.9 に示す [6.23]．わかりやすくするために，1 mW/g（= 1 W/kg）以上の SAR の部分を斜線で示した．アンテナを伸張したときは最大で 1.1 mW/g で，その占める範囲は耳に近い箇所で非常に狭くなっている．アンテナを押し込んだときはハンドセットのボディ部分が送信アンテナの役割を果たすので，SAR の値は大きくなり，最大では 1.8 mW/g と 2 倍近い値になり，かつ，1 mW/g を超える範囲も広くなっている．

6.6.5　脳の内部に SAR の高いホットスポットの発生

　携帯電話のハンドセットからの電磁界によって，頭の内部に熱が集中するホットスポットが発生するという説がある．
　人の頭を球体とみなした球体モデル内部の発熱分布が解析されている．モデル内の材料を高含水組織のみとして，熱の発生分布を計算した結果が H. N. クリティオスらの研究で報告された [6.24]．中心部付近から 2 cm ほど離れた場所に，局所的に発熱のきわめて大きい部分が見られた．これが「ホットスポ

6-6 携帯電話ハンドセットからの電磁界曝露

ット」とよばれるものである．ホットスポットの存在は，解析ばかりでなく実験によっても証明されている．こうしたホットスポットが生じることから，健康影響を考えるときに局所的な異常を考慮しなければならないことがわかる．

ホットスポットに対する最近の研究のひとつに，藤原修らの研究がある [6.25]．携帯電話によるホットスポット形成の有無を明らかにするために，成人，小児，幼児サイズの3種類の実形状で不均質頭部モデル（リアルモデル）と，比較するための対照モデルとして，それらの大きさに対応した均質な球体モデルを用い，携帯電話による頭部内 SAR 値をシミュレーション（FDTD 解析）で求めた．その結果，携帯電話の実使用状態ではリアルモデルでも均質球モデルでも，サイズの大小に関わらず，局所ピーク SAR 値は頭部の表面上で生じ，内部にはホットスポットは形成されないことがわかった．

携帯電話を頭部から 9.75 cm 離した場合では，ハンドセットからの電磁界は遠方界とみなせるようになり，幼児サイズのリアルモデル及び均質球体の両モデルにおいてホットスポットが現れることがわかった．頭部のサイズが小さいと，ホットスポットが発生しやすくなる．これらのホットスポット値は，携帯電話の実使用状態で頭部表面上に生ずるピーク SAR 値に比べて十分に小さく，たとえば幼児サイズの首まで含めたリアルモデルでのホットスポット値は，900 MHz では 10 g 平均で 36% 以下，1.5 GHz では 10 g 平均で 11% 以下であった．

このことから，遠方界とみなせる条件では頭内部にホットスポットが現れるが，実際の携帯電話使用条件のように頭部に密着（近接）する条件では，ホットスポットが現れないことがわかる．藤原修らの研究を裏付ける実測データを図 6.10 に示す．頭の表面部に最大点があり，頭の内部に入っていくにつれて急激に SAR 値が小さくなる．

次に PHS 電話器の場合はどうだろうか．表 6.7 の無線方式緒元に示すように，PHS の平均送信電力は 10 mW であり，SAR 値が平均送信電力に依存するとすれば，PDC 方式の携帯電話の約 25 分の 1 程度となる．

PHS 電話機の場合は，送信電力の制御は行われずに常に一定である．PDC

第6章 高周波電磁界

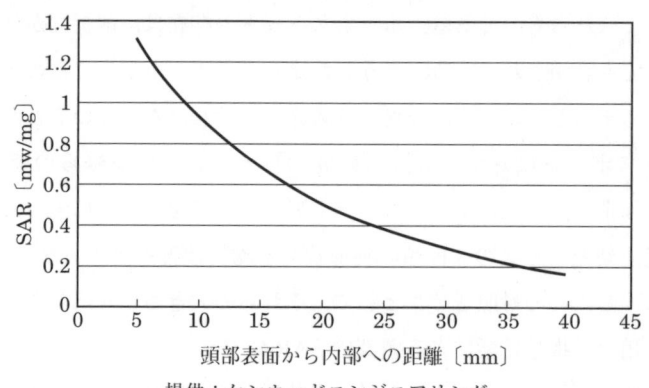

図6.10 頭の内部でのSAR減衰カーブ
提供：ケンウッドエンジニアリング

携帯電話ハンドセットからの送信電力が低くなっている状態と比較すれば，PHS電話器のほうがより大きいSAR値となるという可能性も存在する．日経バイトの報告によれば，ある事務所で携帯電話から発信される電波の強さを実測したところ，通話時でアンテナを伸張したとき，電話器から10 cmの距離での電界強度は，CDMA 20001 xでは0.3 V/m，PHSでは1 V/mとなっている [6.26]．PHSからより大きな電波が発信されているケースである．言い換えれば携帯電話からの発信電波は，場合によってPHS並かそれ以下の強さになる．

6.6.7 電車内での携帯電話の電磁界の強さ

多数の携帯電話を電車の中で使用すると，車内での電磁界曝露レベルが危険なレベルになるという研究を本堂毅 [6.28] が発表した．この情報は，日本発の研究として海外にも紹介された．

通勤電車は電磁界充満？

携帯電話，電源オンで重複・反射—通勤客は日々，強い電磁界にさらされている．電車内では多くの乗客が持つ携帯電話の電磁界が重なって反射し合い，その電磁界密度は国際的な安全基準値を大幅に超える．

> **COLUMN**

ラットの実験結果を人間に当てはめることは可能か

　動物実験の結果を人間に外装して当てはめようとするときに，検討すべき課題がある．マウスなどに携帯電話の周波数の電波を照射して影響の有無を調べようとしたとき，送信アンテナとマウスの距離が 10 cm 以上離れていれば遠方界での曝露となり，マウスにはホットスポットが発生する可能性がある．そして，何か健康影響が検出されるかもしれない．ラットの松果体の部分に影響が出て，メラトニンの量に影響が現れるかもしれない．人間の場合は，サイズの大きい人間の頭の表面部分，数 mm から数 cm に局部的に電磁界エネルギーが集中する．人間の松果体は脳の深部にあり，そうした脳組織への影響度は相対的に少ない．こうしたことから，ラットを対象とした電磁界実験結果を人間に当てはめるときには，十分な考察が必要となる [6.27]．

　また，体長あるいは身長による電磁界の共振という現象も考慮する必要がある．共振周波数は，ヒトが地面に立っていれば約 40 MHz であり，自由空間に浮いていれば約 70 MHz である．こうした共振周波数では，全身平均 SAR は極大となる．体長が小さいと共振周波数は高くなり，ラット（マウスより大きいねずみ）では 1 GHz，マウス（いわゆるハツカネズミ）では 2.5 GHz 付近となる．2.45 GHz の電磁界をマウスに照射した場合の全身 SAR は，同じ電力密度の電磁界をヒトが浴びたときの SAR の約 50 倍となる．

　車内では，一部の電磁界は窓から出ていくものの，多くは金属製の車内壁で跳ね返ることに注目した研究で，各車両の窓の表面積や，車両全体の体積などを考慮し，列車内に携帯電話が複数ある場合，重複と反射によって発生する平均電力密度を求める計算式を導き出した．仮にある車両で，50 人が 0.4 W の電波を出す携帯電話を 1 台ずつ持つとすると，車両内の総出力は 20 W．重複

によって非常に強い電磁界が出力されることになるとして，これらを計算式に当てはめると，車内の電力密度は WHO の協力機関である ICNIRP が定める国際基準値の数倍にも達しうることがわかった．ラッシュ時は 1 車両に約 300 人が乗車することや，携帯電話機器を複数台持つ人を考えると，さらに強くなる場合も容易に想定されるという報告である．

この研究は理論の探求結果であり，実験などによってこうしたことが起こることを実証してはいない．この本堂研究を受けて，フィンランドのノキアの研究者が論文を BEMS 誌に発表した．A.トロパイネンの研究では，電車，エレベータ，車などの閉鎖された空間における携帯電話からの電磁界の曝露について検討を行い，電磁界工学・EMC の世界で用いられている電磁界の解析手法を採用した［6.29］．閉鎖された空間としては，完全に密閉されたアルミ製の箱を想定した．空間には電磁界を吸収する人体が存在するとし，電力密度と SAR を最悪条件で計算した．

結果は，閉鎖された空間で複数の携帯電話を同時に使用したとしても，ICNIRP ガイドラインの規定値を超えるような曝露は考えられないことがわかった．そして，何台の携帯電話があれば人体の SAR が ICNIRP のガイドラインに規定する参考レベルと基本制限の値になるかを計算した．計算の想定条件は表 6.8 に示す．

表 6.8 密閉空間における携帯電話の使用：想定条件[6.29]

空間	大きさ〔m〕	人の数
電車	3×5×20	100
エレベータ	2.5×2.5×2.5	20
車	1.5×1.5×2	5

表 6.9 密閉された空間で電磁界強度が高まるために必要な携帯電話の同時使用数（抜粋）[6.29]

携帯電話の種類	電力〔mW〕	電車	エレベータ	車
GSM 900	250	440	80	20
GSM 1800	125	1,770	350	90

計算結果として，ICNIRP の参考レベルへ達するのに必要な携帯電話の台数を表 6.9 に示す．この計算は完全密閉の空間における値であり，実際は車などには窓があり電波は抜けていくので，実質的に閉鎖された空間での異常な電磁界曝露はありえない，と本堂研究を否定している．

6.6.8 携帯電話のハンドセットからの電磁界の疫学研究

現在，国際協調による疫学調査が進行中であるが，結論はまだ出ていないので，ここでは紹介はできない．そこで，2002 年にスウェーデンがアメリカの疫学者に依頼して作成させた報告書の概要を以下に述べる［6.30］．

携帯電話は，マイクロ波帯域の電磁界 450 MHz から 2,200 MHz を使用している．これら高周波電波は，X 線などの 10 億分の 1 のエネルギーしかなく，電離作用や DNA に直接損傷を与えることはできない．しかし，携帯電話の急速な普及は，携帯電話による健康影響の不安を提起している．

これまでの研究の中で，アメリカ（Rothman 1996）とスウェーデン（Hardel 1999, 2000, 2002）の研究は参考にならない．なぜならば，アメリカの研究は観察期間が短く，かつ癌の症例数も少ないからである．また，スウェーデンの研究は研究手法に問題があるからである．一方，十分に吟味された疫学手法で，5 件の研究が 3 カ国において，異なる手法を用いて行われた．アメリカで行われた 3 件は，病院の患者をベースとした症例対照研究，フィンランドの癌登録を利用した研究，デンマークの 40 万人の携帯電話利用者を対象として癌登録を利用したコホート研究である．

このスウェーデンのレビューの目的は，こうした研究の中から携帯電話と癌の関係について，現時点で確かなものを見い出すことである．脳腫瘍に関して 20% もしくはそれ以上のリスク増大があるという研究成果も無視はできないが，脳腫瘍を増加させるという「確かな証拠」は見い出せなかった．また，非電離放射線である高周波電磁界による発癌を説明できる機序は，まだ見つかっていない．

現在，13 カ国で進行中の疫学研究やコホート研究の継続などによって，長

期にわたる携帯電話使用による発癌の可能性に関するさらなる確証を提供することにより，現在の科学の状況は再確認されるであろう．

6-7 携帯電話と心臓ペースメーカの干渉

携帯電話による電磁界の話題として，電車内での携帯電話の使用の制限を呼びかける車内アナウンスと，心臓ペースメーカへの影響がある．この経緯を以下に概説する．

6.7.1 1997年の不要電波問題協議会報告

1995年12月20日，不要電波問題対策協議会内に「医用電気機器作業部会」を設置し，実験などを実施して，1996年3月に「携帯電話などの使用に関する暫定指針」をとりまとめた．

1996年度では，実験対象とする医用電気機器を1995年度の277機種から延べ727機種に増やし，充実を図った．また，携帯電話端末だけでなく，PHS基地局，PHS端末，アマチュア無線機などのその他の無線機器についても追加実験を行った．さらに，現在も使用中の旧型の医用電気機器に与える影響などを調査するため，病院内において電磁干渉実験を実施した．新たに補聴器についても実験データの収集を行い，指針として取りまとめ，「医用電気機器への電波の影響を防止するための携帯電話端末などの使用に関する調査報告書」として，1997年4月に発表した［6.31］．

この報告書は，医療現場のみならず在宅で各種の医用電気機器が使用されるような家庭などでの環境においても，携帯電話などの電波が医用電気機器に障害を起こす可能性があることを示唆した．さらにペースメーカや補聴器に対して，混雑した公共交通機関内などの環境において携帯電話などが近接した状態では，携帯電話などの電波が同様にそれら機器に障害を起こす可能性があることを示唆した．報告書に掲載された実験結果から一部を引用し，表6.10と表6.11として以下に示す．これらの実験結果から，15 cm以上の距離をとれば携帯機器からの電波は心臓ペースメーカに影響しないとして，マージンを見て

表6.10 携帯電話などの心臓ペースメーカの影響（抜粋）[6.31]

方式	PDC		PHS
送信周波数	800 MHz 帯	1500 MHz 帯	1900 MHz 帯
電波発射源	デジタル携帯電話	デジタル携帯電話	ダイポールアンテナ
アンテナ入力	0.8 W		0.08 W
試験対象機器数	ペースメーカ 228		
干渉を受けなかった機器数	184	219	222
干渉を受けた機器数	44（19%）	10（4.3%）	6（2.6%）
最大干渉距離〔cm〕	30*	15	7

*30 cm が1機種，他はすべて14 cm．30 cm の機器に関しては医療機関と患者に連絡を行った．

表6.11 アマチュア無線などの心臓ペースメーカへの影響（抜粋）[6.31]

方式	アマチュア無線			無線LAN
送信周波数	144 MHz 帯	430 MHz 帯	1,200 MHz 帯	2,450 MHz 帯
アンテナ入力	1.5 W	1.5 W	0.8 W	0.26 W
変調方式	FM	FM	FM	直接拡散
試験対象機器数	18			
干渉を受けなかった機器数	13	10	12	15
干渉を受けた機器数	5（28%）	8（44%）	6（33%）	3（17%）
最大干渉距離（cm）	20	15	10	8

22 cm という規定が提案されている．

6.7.2　市民団体の動き

　ガウスネット（高圧線問題全国ネットワーク）は，1997年2月に以下に示す標準フォーマットを作成し，鉄道会社などに対する運動をはじめた．

○○鉄道株式会社様　　（一部のみ紹介）
電車内及び駅構内での携帯電話の使用禁止を求める要望書（案）
（略）非常に不快であることについては注意も呼びかけられているようで

第6章 高周波電磁界

> すが，携帯電話の問題は「うるさくて迷惑であるから」という理由ばかりではなく，携帯電話を使用することによる電磁界の健康への影響が懸念されていることです．（略）携帯電話を使用する本人だけならいざしらず，近くに居合わせた心臓を患っている方が使用されているペースメーカへの電磁界による悪影響も無視できません．（略）アナウンスで「まわりの迷惑にならないように」と呼びかけるだけではこの問題は解決しません．私たちは電車内及び，駅構内での携帯電話の使用は絶対に禁止して下さることを要望いたします．　（略）
>
> 　　　　　　1997年2月15日　　連絡先　高圧線問題全国ネットワーク

同様な市民運動が継続されている．以下は電磁波問題市民研究会が2000年に作成した要望書の標準フォーマットであり，一部を紹介する．

> 　　　　　　　　　　　　　　　　　　　　　　　2000年○月○日
> ○○○○○○○御中　　　　　　　　　　　　　電磁波問題市民研究会
> 　携帯電話使用禁止に関する申し入れ
>
> 　私たちは電磁界問題を研究し，電磁界によって起こる健康問題や社会問題を未然に防止するために1996年10月から活動している環境NPOです．（略）私たちはただ携帯電話の使用が他人に迷惑をかけているといった点から反対しているのではなく，携帯電話の使用によるペースメーカ使用者への影響や電磁界過敏症の人たちへの影響など，幅広い観点から反対しているのです．
> 　その立場から以下の申し入れを行います．
> 1) 車内での携帯電話，PHSの全面的使用禁止．全面的禁止とは電源を切ることであり文字転送も含めてすべてを禁止することです．　（略）

こうした市民団体からの要望を受けて，鉄道会社は「携帯電話の使用をやめるよう」車内でアナウンスを行っていると思われる．

表6.12 携帯電話の心臓ペースメーカへの影響（抜粋）[6.32]

方式	PDC			PHS	W-CDMA	CDMA/CDMA 2000 lx（800 MHz帯）
送信周波数	800 MHz帯	1500 MHz帯	1900 MHz帯	2000 MHz帯		800 MHz帯
アンテナ入力	0.8 W	0.8 W	0.8 W	0.08 W	0.25 W	0.2 W
電波発射源	実機	実機	ダイポールアンテナ	ダイポールアンテナ	実機	実機
ペースメーカ試験対象機種数	124	109	124	124	56	56
干渉を受けなかった機器数	116	107	99	121	54	54
干渉を受けた機器数	8 (6.5%)	2 (1.8%)	25 (20%)	3 (2.4%)	2 (3.6%)	2 (3.6%)
最大干渉距離〔cm〕	11.5	4	6	2.5	1	1.8

6.7.3　2002年の電波産業会の報告

1996年3月の「携帯電話などの使用に関する暫定指針」の報告書に引き続いて，総務省と電波産業会は同様な試験を行い，2002年3月に「電波の医用機器などへの影響に関する調査研究報告書」を発表した［6.32］．この報告書によれば，表6.12に示すように，前回の調査に比べると携帯電話などからの影響は少なくなっている．したがって，維持すべき22 cmという距離は改定されてもよいことになるが，古いペースメーカも使用されているので指針値は変更しないということである．

6.7.4　心臓ペースメーカ着用者の反応

須賀らの報告では，携帯電話よるペースメーカへの電磁干渉は近年マスメディアにも取り上げられ，社会問題化しており，ペースメーカ使用者の中には

第6章 高周波電磁界

電車内などでの周囲の携帯電話使用に不安を持つものも多く見られるが，一方では，日常生活中に携帯電話によるペースメーカ使用者の健康被害が実際に起こったとの報告は稀である［6.33］．そこで，携帯電話によるペースメーカへの影響が実際以上に強調され，不必要な不安をペースメーカ使用者に与えている可能性も否定できないとして，携帯電話によるペースメーカの不調の発生状況を調べた．

その結果，携帯電話による自覚的なペースメーカの不調は，97例中9例（9.3%）で認められ，88例（90.7%）には認められなかった．携帯電話による不調を認めなかった88例においても，携帯電話によるペースメーカ障害を懸念するために満員電車など至近距離で携帯電話を使用されうる状況を意識的に避けているとの回答が複数見られた．自覚的なペースメーカ不調を認めた9例について，その発生状況の詳細を調査したところ，携帯電話使用者は1例が自分自身，8例が自分以外であった．ペースメーカの不調を感じた場所は，全例とも車内や建物内などの閉鎖空間内であった．ペースメーカと携帯電話間の距離が30 cm未満の至近距離だったものは1例のみで，他の8例では30 cm以上であった．この内の最大距離は10 m以上である．不調発生時の携帯電話の状態は，多くの場合何らかの動作中であったが，何もせずただ携帯電話を持っていた状態であったものも2例認められた．

プログラマによる解析では，1例のみ携帯電話によるノイズを否定できない15分間継続する400 bpm以上の心房センシングを認めたが，このときの心内電位は記録されておらず，携帯電話による電磁干渉と確定することはできなかった．

ペースメーカの不調を認めた全9症例において，1例を除き不調が携帯電話による電磁干渉を起こしうる距離より離れた30 cm以上で生じていることに着目する必要がある．ペースメーカ不調はその全例で，周囲に携帯電話があることを認識した状態で発生しており，さらに7例（77.7%）ではその携帯電話が使用中であることを認識した状態で生じていた．反対に，原因不明のペースメーカ不調が生じた後に周囲に携帯電話使用者がいたことを認識した症例は認

6-7 携帯電話と心臓ペースメーカの干渉

> COLUMN
>
> ### 2003年の電鉄会社の統一見解
>
> 2003年9月，関東の鉄道会社17社は，電車内での携帯電話使用に関する統一見解を出した．優先席付近では携帯電話の電源をオフとして，ペースメーカなどの使用者を保護する．その他の場所では，電源を切る必要はないが通話は行わないこととした．

められなかった．また，症状終了まで10分以上を要した4例（44.4%）では，携帯電話からの距離が離れても不調はただちには治まらず，しばらくの間症状が継続していた．

この調査から，日常生活内における携帯電話に関連したペースメーカ不調の発生は，実際のペースメーカ障害よりも携帯電話の存在を認識することによる一種のプラセボ[6-4]効果の影響が大きいと考えられている．

[6-4] 偽薬のこと．小麦粉を胃腸薬と偽って服用させると薬効が現れる場合があるが，この精神的な効果のこと．

第6章 高周波電磁界

この章のまとめ

　高周波電磁界は基本的には熱作用で考えることができるが，熱作用以外の作用が本当にないのかと，非熱作用も研究中である．

　この分野の代表的なものに，携帯電話からの電波（電磁界）の健康影響がある．この場合は，基地局からの電波曝露に関して遠方界として取り扱うことができ，従来のテレビ電波送信塔などの無線塔からの電波曝露と比較して考えることができる．

　一方，ハンドセットからの電波曝露は，使用環境が頭部に密着するという特殊な条件であり，近傍界としての曝露を峻別して考えなければならない．これまでの経験も少ないことから，健康環境に関する大きな不安もあり，重点的に研究が行われている．SARでの規制も行われている．

　また，携帯電話の電波による心臓ペースメーカの影響は，医療機器と通信機器との機器間の電磁干渉の問題であることを理解しなければならない．

第7章 その他の分野の電磁界

前章までに述べた直流, 低周波, 高周波の電磁界以外のパートの電磁界, すなわち赤外線, 紫外線, 可視光線, X線などに関して本章では解説する. 電磁界の医療応用に関しても解説する.

7-1 波長による区分

本章で取り扱う電磁界の帯域を波長で区分したものが表7.1である.

表7.1にあるように, 波長1 mmの電磁界（周波数：300 GHz）より長い波長の領域は, 電波領域として通信などに利用される. 波長380 nmから780 nmの間が眼に見える可視光線である. 可視光線より波長が長く, 可視光線の赤の色の波長の外にあるのが赤外線で, 近赤外線, 中赤外線, 遠赤外線に区分される. 可視光線より波長が短く, 光を7色の虹に分解したときの紫より外の領域の電磁界を紫外線と呼ぶ. 紫外線は, UV-A, UV-B, UV-Cに区分される. さらに波長が短い領域がX線である.

太陽から放射される電磁界を地球は浴びている. 太陽から放射されるエネルギーは, 可視光線が40%, 赤外線が49%, ガンマ線, X線, 紫外線が11%で

表7.1 波長と区分

X線	紫外線				可視光線	赤外線			電波（マイクロ波）	
	真空紫外線	UV-C	UV-B	UV-A		近赤外線	中赤外線	遠赤外線	ミリ波	SHF
波長		200 nm	280 nm	315 nm	380 mn	780 nm	1,500 nm	4,000 nm	1 mm	
周波数									(300 GHz)	

ある[7.1].

電離放射線と非電離放射線の区別,境界はどこか.電離放射線は,12.4 eV（電子ボルト）を超えるエネルギーをもつ光子,もしくは電磁界と定義されている.1 eV のエネルギーは 1.6×10^{-19}〔J〕であるので,光子のエネルギー $h\nu$ から波長を計算すると,波長 100 nm より短い電磁界が電離放射線となり,波長が 100 nm より長い領域の電磁界が非電離放射線と呼ばれる（h はプランクの定数,ν は振動数・周波数）.

最近の L. サンチェラの研究によれば,わずか 3 eV のエネルギーの電子でも DNA 二重らせんを切断する可能性があることを発見した [7.2].

7-2 赤外線

赤外線は赤外線ストーブなどの熱源として,また産業用熱源として利用されている.遠赤外線はその効果の信憑性は別として,遠赤外線を利用した各種健康関連商品が販売されている.そのため,1996 年に社団法人遠赤外線協会が発足し,「遠赤外線製品の自主認定制度」を利用した管理を始めている.

健康への悪影響に関しては産業衛生の観点から近赤外線について,アメリカの ACGIH に曝露限度の規定がある [7.3].角膜の火傷と晩発効果としての白内障の危険を防止するため,波長 770 nm から 1,400 nm の放射輝度は,持続時間が 1,000 秒以上の場合は最大 10 W/cm² となっている.

7-3 可視光線

眼に見える可視光線も電磁界の一種である.可視光線における健康影響は,電磁界の健康影響の中であまり議論されることはない.

7.3.1 可視光線の ACGIH 規定

可視光線の健康への悪影響に関しては,産業衛生の観点からアメリカの ACGIH に曝露限度の規定がある [7.3].白色光線のスペクトラム放射輝度において光源の輝度が 10,000 cd/m² を超えると厳密な評価が必要とな

表7.2 日常的に経験する明るさ [7.4]

フラッシュランプ	6.8×10^{10}
アーク灯	1.6×10^{7}
タングステンランプ	8.9×10^{5}
正午の太陽表面	1.6×10^{4}
蛍光灯	6.9×10^{3}
地球上からみた月	2.5×10^{3}

単位：輝度 cd/m^2

り，$10,000\ cd/m^2$ 以下であれば評価する必要はない．ACGIH では，「これらの数値は曝露のコントロールの指針として用いられるべきであり，安全レベルと危険レベルの境界線を明示しているものではない」と規定している．

青の光も眼に悪いという意見があるが，この場合は強い青い光が問題であり，ACGIH は許容基準（TLV）を規定している．詳細は ACGIH の規定を参照のこと．

日常的に経験する照度や輝度を表7.2に示す．太陽の輝度と蛍光灯の輝度の中間より明るい光源に関してACGIHに基づく産業衛生上の配慮が必要になる．

7.3.2 レーザ光線

可視光線の中にレーザ光線を利用したレーザポインタがある．レーザポインタは，講演会などで指示棒の代わりにスクリーンなどを指し示す道具として利用されている．レーザ光はエネルギー密度が高く，遠方まで行っても光は発散せず，ある一定の範囲内に収束していることから，光の強さによっては目や皮膚に傷害を及ぼす危険がある．特に目にこの光が入ると，角膜や水晶体で集光されて眼底に届くため，傷害が発生する危険性がある．これらのレーザ光に対しては，安全クラス基準(JIS)がある．これらに関しては成書を参照のこと．

レーザポインタに関して，事故の事例も報告されている．数人の中学生がレーザポインタで遊んでいるうちに，光（レーザ）が目に当たった3人の子供に視力低下が発生した．このレーザポインタはゲームセンタの UFO キャッチャ

（クレーン型ゲーム機）で手に入れたもので，日本語の警告表示などは付いていなかった．

レーザに関しては，以下の安全クラス基準が設定されている．

① クラス1 ：本質的に安全．合理的に予知可能な運転条件で安全である．
② クラス2 ：安全．可視光に対して定められているクラス．
③ クラス3A：少し危険．光学系を用いたビーム内の観察は危険．
④ クラス3B：かなり危険．直接のビーム内観察は危険．
⑤ クラス4 ：とても危険．クラス3以上の高出力レーザ．

7-4 紫外線

7.4.1 紫外線の区分と太陽からの紫外線

紫外線は波長の短い方から，C領域紫外線(UV-C)，B領域紫外線(UV-B)，A領域紫外線（UV-A）に分類される．一般に，光は波長が短いほど強いエネルギーを持ち，物質に当たると屈折する性質がある．反対に，波長が長くなるほど屈折せずに直進しやすい性質が出てくる．このため，同じ紫外線でも波長により異なった健康影響を引き起こす．

波長が200 nmより短い紫外線は大気圏で吸収され，地上では存在しない．真空中でのみ存在することから，「真空紫外線」と呼ばれる．

UV-Cの波長域は200 nmから280 nmである．太陽からの紫外線UV-Cは大気圏の酸素やオゾンで吸収されるため，地表には到達しない．波長が短いのでエネルギーが大きく，DNAに吸収される紫外線の中で最も有害である．

UV-Bの波長域は280 nmから315 nmである．太陽からの紫外線UV-Bは地上20～50 km上空に存在するオゾン層により強く吸収されるが，その一部は地表まで到達する．皮膚の表面で吸収されるため，日焼けの原因になる．皮膚癌や白内障などの疾患を引き起こす原因にもなることから，「有害紫外線」と呼ばれる．「オゾン層破壊」に関わるのはUV-Bである．

UV-Aの波長域は315 nmから380 nm（定義によっては400 nmまで）であ

る．太陽からの紫外線 UV-A は大気圏ではほとんど吸収されず，ほぼ 100％地表に到達する．波長が長いので皮膚の奥深くまで貫通し，シミやソバカスの原因となる．

260 nm 付近の波長の紫外線は生物の DNA に吸収されるため，生物にとって非常に危険である．宇宙飛行士が宇宙で活動したり，月の探検を行ったりする場合には，これらの紫外線防護が非常に重要なテーマとなる．300 nm 前後の波長の紫外線は，動物の体内で必要なビタミン D の生成に関与するので，「健康線」と呼ばれる．

7.4.2　ACGIH の紫外線規定

アメリカの産業衛生に関する許容基準の概要を紹介する［7.3］．この許容値では，ほとんどすべての労働者が繰り返し曝露しても健康に悪影響を及ぼさないと考えられるレベルとして，180 nm から 400 nm の波長領域の紫外線を規定している．対象とする紫外線はアーク，ガス，蒸気放電，蛍光灯，白熱灯と太陽光から放射される紫外線であり，紫外線レーザには適用しない．これらの値は曝露時間が 0.1 秒より長い連続光源による曝露のコントロールの指針に用いられるものであって，安全レベルと危険レベルの境界線を明示したものと考えてはならない．

以下に，放射照度が既知で曝露時間がコントロールできる場合の，皮膚と眼に対する紫外線照射の職業曝露の基準値（TLVs）を示す．

■紫外線領域（180 nm から 400 nm）

① 保護されていない皮膚もしくは眼に対する紫外線照射は，8 時間以内（8 時間までの連続曝露の場合），図 7.1 に示す値を越えてはならない．波長ごとに単位面積あたりのジュール（J）で規定されている．（ここで J = W・S である．）

② 保護されていない皮膚や眼に対する紫外線の許容曝露時間は，$0.003 \, \text{J/cm}^2$ を 270 nm に対する広帯域放射源の実効放射照度 E_{eff}〔W/cm^2〕で除算して求める．波長（270 nm）に対する広帯域放射源の実効放射照度は，次

第7章 その他の分野の電磁界

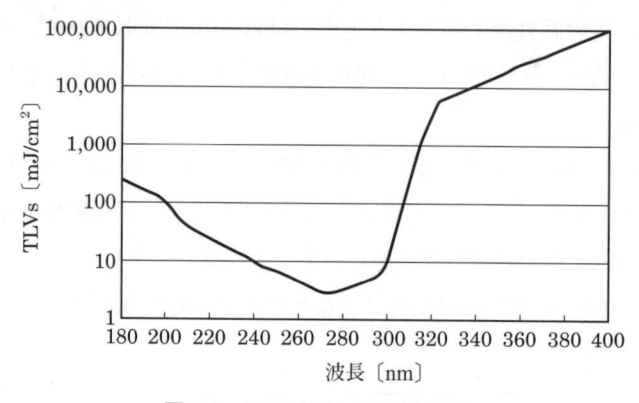

図7.1 ACGIHによる紫外線規定

式により決定する．

$$E_{\text{eff}} = \Sigma E_\lambda S(\lambda) \Delta\lambda \tag{7.1}$$

波長 180 nm から 400 nm で総和を取る．

E_{eff}：波長 270 nm の単色放射源に対する実効放射照度〔J/s/cm²〕

E_λ：スペクトル放射照度〔W/cm²/nm〕

$S(\lambda)$：相対スペクトル実効値（無次元）

$\Delta\lambda$：バンド幅〔nm〕

■**UV-A 波長領域**（315 nm から 400 nm）

上記の許容値（TLV）に加えて，保護されていない眼に対しては，UV-A 波長領域の照射に関して曝露時間が 1,000 秒より大きい場合は，総放射照度は 1.0 mW/cm² を越えないこと．

例として，波長 254 nm の紫外線だけに曝露すると仮定して，1 nm の分解能で測定した紫外線照度が $50.8\,\mu\text{W/cm}^2$ であるとする．これはスペクトル放射照度 $E\lambda$ が $0.2\,\mu\text{W/cm}^2/\text{nm}$ となる．式（7.1）に導入して E_{eff} を計算すると，254 nm に対する相対スペクトル実効値 $S(\lambda)$ は 0.5 であるから，

$$E_{\text{eff}} = 0.1\ [\mu\text{W/cm}^2]$$

となる．この照度に曝露してもよい時間は，上記1の規定から計算をすれば，

$$0.003\ [\text{J/cm}^2] \div 0.1\ [\mu\text{W/cm}^2] = 30 \times 10^3\ [秒] = 8\ [時間]$$

となる．本書では $S(\lambda)$ の表は割愛したが，詳細に関しては ACGIH の規定原文を参照のこと．

7.4.3 蛍光灯ランプからの紫外線

蛍光灯は，照明器具として多く利用されている．蛍光灯ランプの両電極間は約 1 V/m の一様な電界になっており，電極から放出された電子はこの電界で加速されて移動し，管内の水銀原子と衝突する．この衝突エネルギーによって水銀原子から波長 254 nm の紫外線が放出され，蛍光塗料で可視光線に変換される．波長 254 nm の紫外線は管ガラスに吸収され，外にはほとんど漏れてはこないとされる．

図 7.2 に示すように，蛍光灯からの分光分布は，水銀の輝線スペクトラムと蛍光体からの連続スペクトラムの合成となる．図 7.2(a) は，通常の蛍光灯ランプの例である．310 nm，360 nm 付近に紫外線の放射があり，分光特性提供元の三菱電機オスラム（株）の資料によれば，380 nm 以下の波長の紫外線放射量は，ランプの消費電力 40 W の 0.52%，すなわち約 0.21 W である．蛍光灯ランプからの紫外線放射を少なくしたランプもある．その分光特性を図 7.2(b) に示す．図 7.2(a) と比較すれば，400 nm 以下の波長の紫外線放射はほぼゼロ

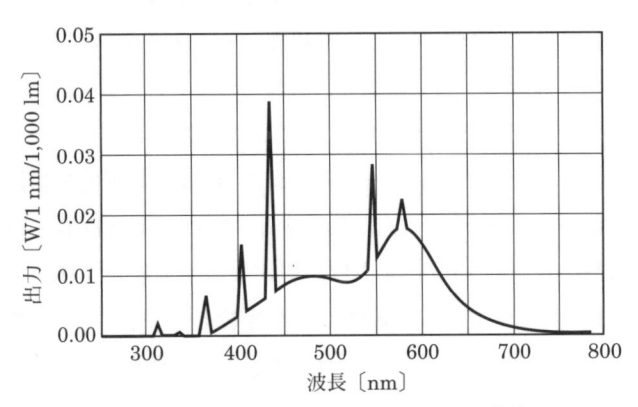

図 7.2(a) 蛍光ランプ（40 W）の分光分布例

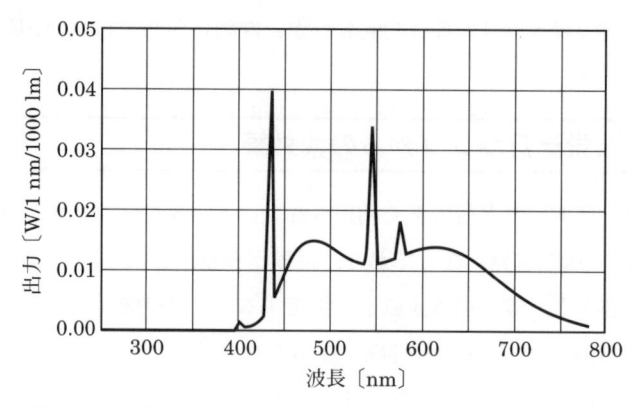

図7.2(b)　蛍光ランプ（40 W，紫外線カット型）の分光分布例

となっている．380 nm 以下の波長の紫外線放射量は，ランプの消費電力40 W の0.002%程度となっている．

7.4.4　蛍光灯ランプと変異原性の研究

アメリカのP. E. ハートマンらは，市販の家庭用蛍光灯ランプ（15 W：卓上の蛍光灯スタンドなどに用いられているもの）から放出される紫外線の影響を研究した［7.5］．調査した蛍光灯ランプの抜粋を表7.3に示す．紫外線，特にUV-BとUV-Cの量は，全放射の0.2%程度のものから最大で2.6%と13倍の開きがあった．反射板のない状態で，これらの蛍光灯を標準的な点灯回路に接続した．2本の蛍光灯ランプの中央部，10 cmの距離のところにシャーシを置いて実験を行ったところ，シャーシに入れたDNA修復機能欠損株であるネズミチフス菌（recA⁻uvrB⁻）の死滅が観測された．実験結果を図7.3に示す．17本の試験ランプの中で，4本は影響がないか影響が少なかった．これは，15 Wの蛍光灯ランプからの紫外線が変異原性を持つことを意味する．研究者は，「これらの蛍光灯ランプはいずれも国際安全基準をクリアしているが，一層の紫外線放射低減が望まれる」と結んでいる．

表7.3 試験に用いた蛍光灯からの紫外線測定値（抜粋）[7.5]

番号	蛍光灯ランプの型式	購入年	生産国	μW/cm² 全放射	UV-A	UB-B	UV-C	UV-B/C 割合〔%〕	影響度
6	GE F 15 T 8/CW	1995	チリ	831	26	1.0	0.9	0.2	none
4	Philips F 15 T 8/CW	1995	チリ	696	24	0.9	1.1	0.3	none
11	Philips F 15 T 8/SF	1995	チリ	830	30	3.3	0.8	0.5	none
13	Philips F 15 T 12/CW	1995	メキシコ	652	19	3.0	0.9	0.6	detectable
12	GE F 15 T 12/CW	1993	USA	695	24	10.0	1.0	1.7	Very fast
2	Sylvania F 15 T 8/CW	1995	USA	732	30	11.0	1.3	1.7	very fast
10	Sylvania F 15 T 8/D 30	1995	USA	868	37	21.0	0.9	2.5	Very fast

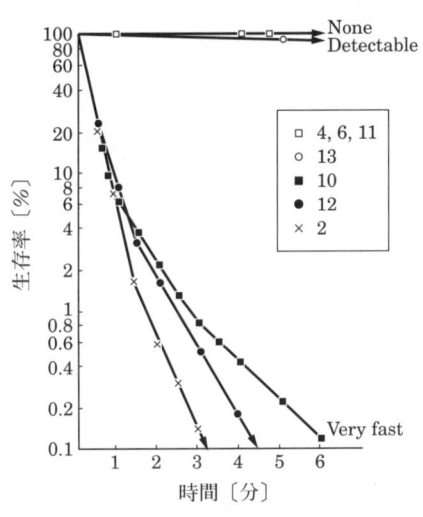

図7.3 15 W蛍光灯ランプ17種で曝露したネズミチフス菌の生存率 [7.5]

7.4.5 ランプから放射される紫外線の工業会規定

日本の電球の製造会社などの工業会である社団法人日本電球工業会では，電球の連続点灯による紫外線曝露時間を通常の1日の勤務時間（8時間）としたときの安全確保の基準として，「日本電球工業会規格 JEL 601：光源製品の安

第7章 その他の分野の電磁界

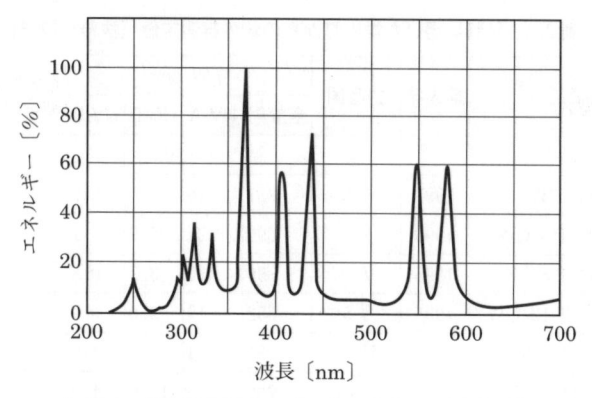

図7.4　超高圧水銀ランプの分光分布の一例 [7.6]

全性確認試験通則」の付属書 2（1996 年）に紫外線放射限度を定めている．

　この基準は，前述の ACGIH の規定値を準用している．ただし，紫外線被爆は照度やランプから放射される光束（光の量）により変化するので，1,000 ルックスあたりの規定となっている．そして，許容基準を超える場合は「安全上の注意」として，「仕様書」，「取り扱い説明書」などに注意指示を行うことになっている．

　図 7.4 に示す分光分布図は超高圧水銀ランプの例で，この種のランプは小さい発光管に大きな電力を供給する．水銀蒸気圧は 10 から 200 気圧に達し，輝度は $2,000 \sim 200,000 \, cd/cm^2$ と高くなっている．高輝度光源，紫外線源，投影機の光源などに用いる．図 7.4 でわかるように，254 nm の UV-C 成分と 300～400 nm の紫外線領域の発光がある．

7.4.6　ハロゲンランプからの紫外線による発癌

　1992 年 4 月 16 日の産経新聞に，S. デフローラらの研究「ハロゲンランプで癌，ジェノバ大動物実験」という報道があった．この S. デフローラの研究はその後も継続され，1994 年の報告ではカバーのないハロゲンランプを用いて，UV-B と UV-C の紫外線照射による無毛ねずみ（3 種類の種，雄と雌）の発癌性試験を行った [7.7]．5 回の独立した試験の結果，ハロゲンランプを照

射しなかった群およびハロゲンランプに一般的なガラス製カバーをかけた場合は，双方49匹のねずみでは2年以上の実験期間を通して異常な皮膚癌の発生はなかった．

一方，12 V 50 W のハロゲンランプからの光に照射された185匹のねずみのすべてに，良性・悪性の皮膚癌が見られた．腫瘍の誘発は1,000ルックスから10,000ルックスにわたるすべての照度で，日々の照射時間が1.5時間から12時間にわたって観察された．腫瘍の潜伏期は短く，日々の照射時間と相関し，光源との距離の二乗に比例していた．この研究の一部を図7.5に示す．10,000ルックスの場合は20週目から影響が現れ，50週程度でほぼ100％影響が出る．照度が低くなるにつれて，影響の出現が遅くなる．1,000ルックスでは100週目で影響が出はじめる．

彼らの1999年の研究では，次のように報告している［7.8］．ハロゲンランプは石英ガラスの紫外線透過率を減らすことによって，UV-Stopなどの商品名で売られるようになった．しかし，これらの紫外線防護ハロゲンランプは，紫外線に弱い繊維，塗料，工芸品，家具などの変色を防ぐためのものとして広告宣伝が行われており，ヒトの発癌性に関しては見過ごされてきた．

5社から購入が可能な12V用ハロゲンランプ47種類を，ブランド名などをブラインドで入手し，テストを行った．その結果は1,000ルックスの照度で30分，2,500ルックスの照度で60分照射したとき，2社の製品では大腸菌に対する遺伝子変性に関してボーダーライン上にあった．他の3社のハロゲンランプ

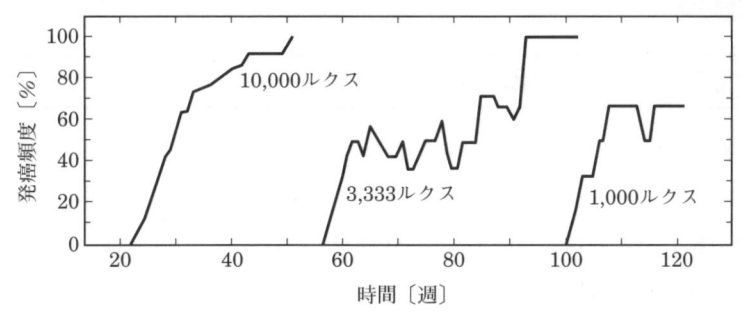

図7.5 ハロゲンランプからの照射による無毛マウスの発癌頻度［7.7］

表7.4 ハロゲンランプからの変異原性（大腸菌）[7.7]

ブランド	ランプの定格〔W〕	照度と照射時間〔ルックス〕,〔分〕	変異原性発現率〔％〕
A	50	2,500, 30	84.2
A	20	500, 30	68.8
GC 08	50	2,500, 30	39.1
VA 2	50	1,000, 30	1.3
CB 3	50	1,000, 30	1.1
B	50	2,500, 30	0.6
B	20	500, 30	0.5

でも変異原性は見られたが，それらは 2,500 ルックスかそれ以上の照度で 60 分にわたって照射した場合であった．結果の一部を表 7.4 に示す．

　これらの新ハロゲンランプは安全な方向に改良されつつあるといえるが，紫外線漏洩による変異原性発現は残っている．ランプ製造会社によっては，こうした安全な方向への改良が十分ではあるとは言えない．報告では，「生体への影響防止や人工照明システムのために，法規制が必要である」と結んでいる．

　注：筆者は問題があるとした報告と，問題はないとした報告を両方ともに紹介することを本書の基本として記述してきた．このハロゲンランプや蛍光灯からの紫外線による発癌性研究に関しては調査が不十分なこともあって，問題ないという報告を紹介できない．

7-5　X 線

7.5.1　放射線に関するイメージ

　電離放射線（単に放射線と呼ぶ場合もある）に関しては，X 線などを解説の対象とする．

　「放射線」あるいは「放射能」と聞いたときにいったい何を思い出すか．多くの場合は怖いもの，避けたいものの代名詞である．放射線あるいは放射能によってイメージされるのは，広島・長崎の原爆であったり，チェルノブイリ原

子力発電所の事故，あるいは核実験であったりする．

放射線は太古の昔から地球上に存在し，我々の身のまわりには放射線を利用して作られたものがある．健康に自信のある人でも，1年に1回は胸部の撮影などでレントゲン検査のお世話になっている．人間の体内のことは，今のところ放射線による診断がないと見当もつかない．レントゲン技術がなければ，人類はいまだに結核も癌も，それらが何であるかさえわからずにいたであろう [7.9]．

不必要な放射線もたしかに存在する．我々にとって不必要な放射線を放出する代表的なものに，核実験によって作られた核分裂生成物がある．

7.5.2　放射線の単位

① 放射能の強さ

放射能とは，放射線を出す能力もしくは性質のことを示すもので，その強さは1秒間の原子の壊変の数で表す．単位はベクレル（Becqurel：ウラン鉱石の放射線の発見者フランスのH. Becqurelにちなむ）．1ベクレルは1秒間に一つの原子が壊変することで，原子の壊変と放射線の量は異なるものである．

② 照射線量

X線とガンマ線についてのみ用いる．物質が空気をどれだけ電離させるかに着目した量．照射線量は，光子によって質量 dm の空気中に発生したすべての荷電粒子が，空気中で完全に停止するまでに作るイオン対の一方の全電荷の絶対値 dQ を dm で除した量として定義される．照射線量の単位はクーロン毎キログラム〔C/kg〕で，旧単位はレントゲン（R：$1R = 2.58 \times 10^{-4}$〔C/kg〕）である．

③ 吸収線量

放射線防護上の基本的な線量．物質によって吸収された電離放射線エネルギー．記号 D で表され，単位質量〔kg〕の物質に吸収された放射線のエネルギー〔J〕の単位「グレイ」で表される．1グレイは，放射線が物体1kgについて，1J（0.239カロリー，水1gの温度を0.239℃上げる）のエネルギーを

与えることになる．単位はグレイ〔Gy〕，従来の単位ラド〔rad〕は 0.01 Gy に当たる．

④ **線量当量**

放射線防護を目的とし，放射線の種類や被曝の態様に共通の尺度で，被曝の影響を評価するための単位．人間に対する放射線の影響は，吸収線量が等しくても，放射線の種類やエネルギー及び被曝条件によって異なる．放射線防護の目的で，内部被曝（体内に取り込まれた放射能による曝露），外部被曝（外部の放射線源からの被曝）に関係なく，被曝の影響をすべての放射線に対して，共通の尺度で評価するためにこの単位が作られた．線量当量 H 〔単位：シーベルト（Sv）〕は，吸収線量 D 〔Gy〕，線質係数を Q（X 線，ガンマ線は 1），分布その他の修正係数を N とすると，$H = D \cdot Q \cdot N$ で表される．N は，外部被曝に対しては 1 である．したがって，X 線に関する外部からの人体の被曝に関して言えば，吸収線量 1 Gy は線量当量 1 Sv と同じになる．旧単位にレム〔rem〕があり，1 rem = 10 mSv となる．

こうした基礎知識に関しては『Atomica』が詳しい［7.10］．

7.5.3　自然界に存在する放射線

自然界にもともと存在する放射線の総称が自然放射線である．これは起源別に，次の二つに分類できる

① 宇宙線：地球外空間から地球大気中へ侵入する陽子などの高エネルギー放射線と，これらと地球大気との相互作用から発生した中間子などの二次粒子．
② 岩石・土壌，建材，空気などに含まれる天然放射性物質からの放射線．

図 7.6 に日常生活と放射線被曝の状況をまとめた．アメリカコロラド州デンバー地区の年間自然放射線は 160 ミリレムとなっており，日本人における年間自然放射線 100 ミリレムより大きい値を示している．デンバーは，第 3 章で取り上げた小児白血病と高圧送電線由来の磁界との関係を示唆する最初の疫学報告がなされた場所である．

屋外における天然放射性物質からの放射線レベルは，その場所の土壌中の放

7-5 X線

射性物質の濃度によってほぼ決まる．屋内では，建材中の放射性物質の濃度と建材の遮蔽効果が決定因子として加わる．屋外での空気吸収線量率（地上1 m における単位時間当たりの吸収線量）は，日本では平均49（最小5〜最大100）nGy/h であり，世界平均（55 nGy/h）とほぼ同じである．一部の地域では，線量率が特異的に高い場所もある．たとえば，モナザイト（monazite：トリウム鉱石の一種．花崗岩ペグマタイト（巨晶）中に産出する．褐色の柱状また

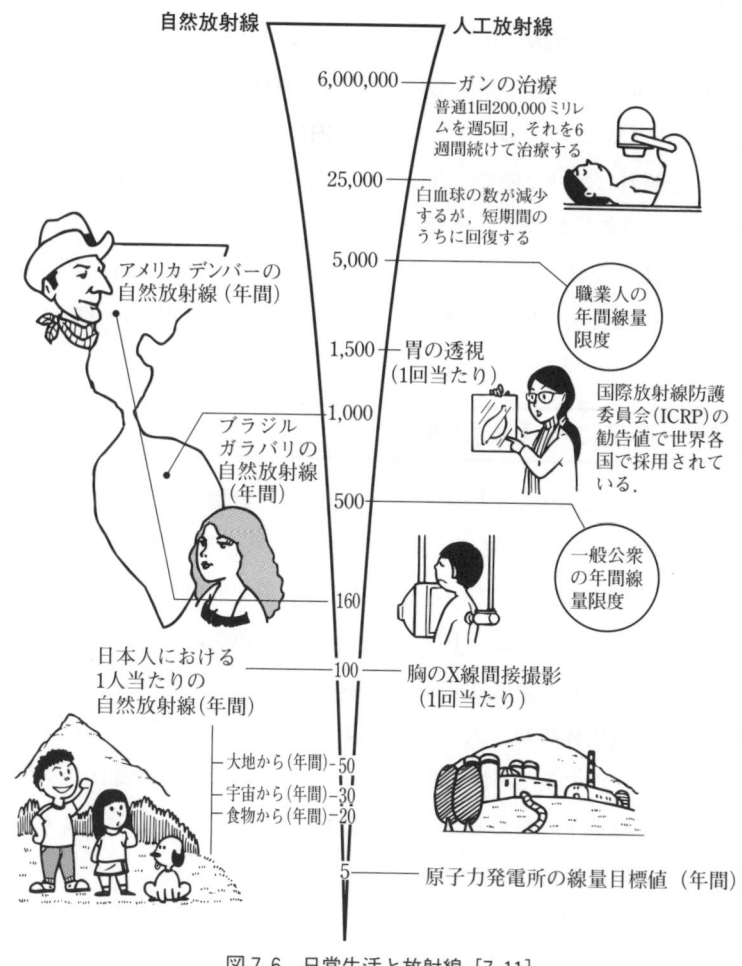

図7.6 日常生活と放射線 [7.11]

は板状の結晶で,透明感があるウランやトリウムを含む)に富む地質の上に位置するインドのケララ地方(150〜1,000 nGy/h),ブラジルのガラバリ地方(130〜1,200 nGy/h) などである.

7.5.4 放射線障害の例と防護規定

作業者に発生した放射線障害の極めて珍しい例として,ラジウムダイアルペインタに発生した放射線障害がある.第2次世界大戦までは,計器の文字盤の夜光塗料にはラジウム 226 が用いられていた.ラジウムを細かい計器の文字盤の上にのせるために,女子工員たちはラジウムの付いた筆をなめて筆先を整えて作業をしていた.このため,ラジウムが体内に取り込まれ,主に骨に沈着して骨や骨髄を照射し続けたので,女子工員たちには数年後,造血臓器の働きの抑制や,骨癌や骨の壊死などの障害が発生した.

国際放射線防護委員会 ICRP が 1990 年に勧告した,放射線に関する曝露限度値がある.一般公衆に関しては年間で 1 mSv,職業的な曝露では 5 mSv である.

7.5.5 遺伝に与える影響

放射線の場合は急性的な障害のほかに,遺伝的な影響も考えられる.放射線被曝により具体的にどのような遺伝病が出るかについては,ヒトでは確かめられていないが,普通に発生している遺伝病の患者数が放射線被曝により増加すると考えられている.遺伝病の中には,血友病,全色盲,フェニールケトン症のように一つの遺伝子が変化したために起こるものと,ダウン症候群やターナ症候群のように染色体の数(人間の細胞は 46 本の染色体を持っている)が増加したり減少したりするために起こるものとがある.これらの遺伝病が放射線被曝によってどのくらい増えるかについては,マウスやサルを用いた実験結果をもとに次のように推定されている.

ともに 30 歳の父親と母親が子供を生むまでの 30 年間,一般の人々の被曝の上限値として決められている 1 年あたり 1 mSv の放射線を受け続けてきたと

仮定した場合，子供あるいは孫の代に遺伝病が現れる可能性は，0.06%である．放射線被曝とはまったく関係なく，生まれた子供の約6～10%，すなわち1万人の出生児のうちの600から1,000人くらいに何らかの異常が発生している．この値と放射線被曝の場合に現れる遺伝病の大きさとを比較して，大きいと思うか小さいと思うかを判断する必要がある．

7.5.6　放射線ホルミシスの研究

　高い線量の放射線は，生物に対して有害な作用を示す．これに対して微量の放射線については，高い線量での放射線の有害作用からの類推に基づいて，どんなに低い線量であっても害があるとされてきた．しかし，低線量放射線の生物作用を詳しく調べてみると，生物が放射線に対して実に巧妙な反応を示すことがわかってきた．たとえば，あらかじめ低線量の放射線を照射しておくと，細胞がその後の高線量照射に対して抵抗性を示すことがわかった．これは放射線適応応答，放射線ホルミシスと呼ばれる．

　電力中央研究所の研究がある［7.12］．小核は，DNA（遺伝子）に生じた切断が修復されずに残るために生ずるもので，遺伝子損傷の残存量の指標となる．これを指標として，培養細胞を用いて適応応答の解析を行った．その結果は，次の通りである．

① 正常組織由来の培養細胞（V79細胞）においては，高線量（3 Gy）の放射線（X線）を照射する4時間前に低線量（0.1 Gy～0.2 Gy）を照射しておくことによって，出現する小核が減少した（図7.7）．
② 同じような条件で照射しても，癌組織由来の細胞（HeLa細胞）では，図7.7のような放射線適応応答は見られなかった．

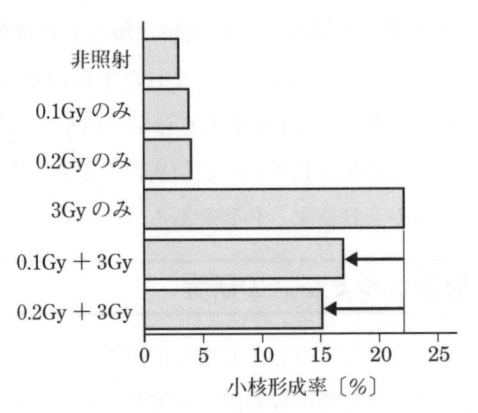

図 7.7　小核形成を指標とした放射線抵抗応答 [7.12]

7-6　医療応用

7.6.1　電磁界の医療利用の歴史

　磁気療法についてはじめて語ったのは，ギリシャの医者アエティオス[7-1]である．彼によると，手や足の痛みや痙攣に悩む人が磁石を持っていると，その痛みが軽くなるという．その後も磁気療法は脈々と続いたらしいが，すたれてしまった．第4章で述べた近年の磁気ネックレスなどによる磁気療法は，こうした古い歴史とは別のものである．

　静電気も療法として使用されており，フランクリン療法と呼ばれている．静電気の放電による電気ショックを利用したもので，1744年ドイツの医学教授クリューガー[7-2]によって提案された．

[7-1] Aetius．502-75 ギリシャの医学者．古代からの良医書の摘要に自己の経験と意見を加えて医学書16巻をまとめた．
[7-2] Johann Gottlob Krueger（1715-1759）

7.6.2　骨折の治療に有効

電気や電波療法については，結果として治療効果があることが知られていても，その原理が明らかにされている場合はきわめて少ない．以下に述べる骨折治療法は，そのメカニズムが解明されている数少ない例である．

古く1841年には，骨折治療に電流通電が有効であることが経験的に知られていた．1960年代になり，直流電流や微弱な超低周波電波が骨の再発生，成長に関係しているという事実が示されて，そのメカニズムが明らかになった．

原理は次のように考えられる．骨折すると，その骨全体がまず負電位になる．その後に骨の中でも成長するところのみが負電位となり，他の部分は中性か正電位になる．このことから，負電位が骨の成長に関係していることが推定される．また，このときに流れる電流が骨の成長に関係している情報を運んでいると推定された．そこで，骨折部に電極を埋め込み，そこが負電位になるように一平方センチ当たり$10\,\mu$A程度の直流電流を流してやると，骨の成長が促進される．さらに，骨の成長は直流だけでなく，交流電流によっても促進できる．骨折した骨が再生するときには，骨に加わる圧力によって発生する圧電効果によって15Hzと72Hzの超低周波電流パルスが発生し，骨細胞間の連絡をとり合っている．そこで，このパルスに模した図7.8に示すような磁界パルスを骨折部に照射して，その位置にパルス電流を誘起させ，骨の成長を促進させる．

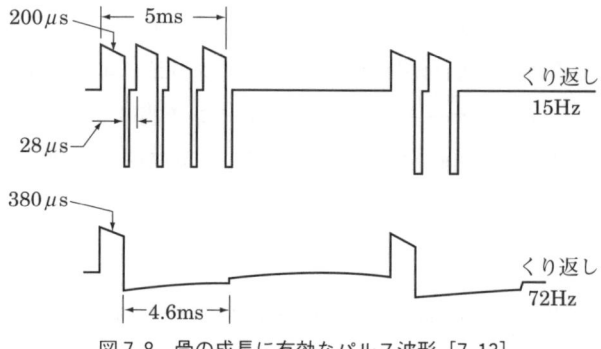

図7.8　骨の成長に有効なパルス波形 [7.13]

7.6.3 ジアテルミ

　高周波を人工的に発生させ，制御できるようになって以来，医学的応用にも試みられてきた．これらは，1930年代からジアテルミとして知られていたものの延長線上にある．ジアテルミは，患部に数 MHz から数 10 MHz の高周波電流を流して，温熱作用により筋肉などを温めて末梢血流を増進させ，代謝機能を亢進させて疼痛を寛解させたり，疲労回復を促進させることで治療効果を狙うものである．これらの目的のために，RF 波といわれる短波または超短波治療器（周波数は 3〜45 MHz 帯）が使用される．日本では 40.6 MHz の ISM 周波数[7-3]が使用されおり，外国では 27.12 MHz の短波帯を使用する例が多い．出力は 200〜500 W 程度の装置が多く，対象疾病としては慢性関節症，腰痛，神経痛，筋肉痛，神経炎などである．

7.6.4 癌治療にマイクロ波照射

　ジアテルミを技術的に一歩進めて，癌（悪性腫瘍）の治療を目的に開発されたものがハイパーサーミアである．このハイパーサーミアは X 線治療のような危険な副作用がなく，化学療法のような副作用もない．

　1970年代になって，温熱による細胞死滅のメカニズムが明確になった．一般の細胞は 45℃ あたりで熱死するが，癌細胞はそれより低い 42.5℃ を超えると死滅する．つまり，温度を 42.5℃ から 45℃ の間に保つと，癌細胞は死滅するが，正常細胞はそのまま生存できることになる．そこで，この温度差で癌細胞を死滅させる新しい方法が提案された．マイクロ波による局部的な温熱療法である．このハイパーサーミアでは，1 平方センチ当り 50 mW，体重 1 kg 当たり 7 W の電力を 40〜50 分にわたって照射し，患部を 42〜43℃ に保つ．

[7-3] 工業用，科学用，医学用に指定された周波数帯域．この指定帯域は通常の電気通信には用いない．

この章のまとめ

　電磁界の幅は広い．電磁界の健康影響に関する話題の中心は 60 Hz などの低周波電磁界であり，携帯電話の電波などの高周波電磁界である．直流の電磁界も考慮する必要がある．これら以外にも，X 線や紫外線，可視光線，赤外線も電磁界の一部であり，これらは自然界にも存在し，産業や医学でも利用されている．これらのパートに関しても健康影響を考えていく必要があり，ある一定以上の強さで曝露すれば，健康影響があるので曝露限度値も設定されている．

　放射線ホルミシスという研究も行なわれ，弱い放射線は健康に良い効果があるとされる．こうした研究動向も注目する必要がある．

第 8 章 電磁界曝露規定の紹介

本章では非電離放射線の曝露基準と，WHO 国際電磁界プロジェクトを紹介する．電離放射線に関しては，第 7 章での解説の中でそれぞれ曝露基準に関しても解説したので，ここでは述べない．

8-1 防護指針の歴史的な背景

8.1.1 熱作用で定めた最初のアメリカの曝露基準

どのくらいのレベルを超えた電磁界曝露が危険といえるのか，非電離放射線に関する曝露基準が提案されてきている．

第 2 次世界大戦中には，色々な電波や無線技術が利用され，レーダや電波航法が開発された．戦後，電波関係の従事者からの訴えで，電波照射の安全基準を決める運動がアメリカではじまった．それまで人体影響に関する十分な研究が行われていなかったので，回答として出されたシュワンによる 1953 年の提案が安全基準第 1 号となった．彼は，当時よく話題になっていた白内障や睾丸細胞の変性が電波の熱作用（電子レンジと同じ作用）でも起きることを動物実験で示すとともに，この熱効果の下限値に基づいて，安全基準を「電力密度で $10\,\mathrm{mW/cm^2}$」にすべきであると提案した．

まず彼は，$100\,\mathrm{mW/cm^2}$ の電力密度について検討してみた．成人の体の表面積の合計を $0.7\,\mathrm{m^2}$ とすると，電力密度 $100\,\mathrm{mW/cm^2}$ の電波を照射された人が完全にその電力を体内に吸収したとすれば，身体への電波吸収電力は 70 W になる．この値は，成人の基礎代謝の 3 分の 2 となる．さらに，人間の労働条件

との関係を考えると，高温高湿という悪条件の労働でも，体温の上昇がその労働によって1℃を超えてはならないという医学的に決められた事実がある．仮に，100 mW/cm^{2}の電力を24時間続けて人体に照射したときの累積照射電力量は，体温がちょうど1℃上昇する熱量に相当する．結論として，この仮に決めた値（100 mW/cm^2）から安全率を見込んで，その10分の1とし，10 mW/cm^{2}を安全基準として提案したのである．

1966年，この安全基準は，10 MHzから1,000 GHzの電波領域の電磁界に関して，アメリカ規格協会（ANSI：American National Standards Institute）に採用された．この規定は後に色々と議論が起こったが，初めてできた基準として歴史的価値のある基準であった．

8.1.2　東欧圏の基準との違い

一方，東欧圏の旧ソ連では，すでに1958年に軍関係を中心として安全基準が決められていた．300 MHzから300 GHzにかけて100分以上の時間の曝露限度値は，なんと10 μW/cm^{2}で，アメリカの基準値の1,000分の1だった．これは，動物実験と職業上電波に照射される人々の健康状態の病理学[8-1]的調査結果に基づく規定であった．3 GHzの電波での動物実験によれば，1 mW/cm^{2}の電波を1時間照射すると動物に機能障害が起きる．電力密度を0.1 mW/cm^{2}にしても，10時間の照射で変化が起こる．そこで安全率を10として10 μW/cm^{2}の規定を策定した．

西欧諸国では東欧圏で行われた動物実験を繰り返し，追試を行ったが，東欧圏と同じ結果は得られなかった．東欧圏での実験には不完全なところがあるのではないかなどとの議論が飛び交い，事実その追試実験や情報収集から，東欧圏の実験における研究管理体制，環境パラメータの設定法，測定法などの不備などが数多く明らかにされた．これらの経緯に関しては，徳丸仁[8.1]が詳しい．

[8-1] 疾病の形態と機能ないし代謝の異常を記載・分類し，総合的に研究する学問．病因学・病理解剖学・病理生理学などの分科がある．

8.1.3　低周波電磁界に関して

旧ソ連では，500 kV 送電設備で働く人の中から電界の影響と見られる不定愁訴（頭痛，不快感など）の訴えがあり，1962 年から研究を開始して，旧ソ連としての作業環境規定（電界への曝露規定）を定めた．V.P. コロフコワらの報告は，ごく初期に送電線設備からの電界影響を問題提起した論文の一つで，5 kV/m までの電界曝露には制限時間はなく，10 kV/m では 1 日 3 時間以内，20 kV/m では 1 日 10 分以内に曝露時間を制限することを提案した [8.2]．

第 3 章で述べたが，日本では島田信勝らの 1969 年の研究に基づき，高圧送電線から漏洩する電界の安全基準をして，高圧送電線下における電界強度を地上高さ 1 m で一般の人が立ち入ることができる場所では最大 3 kV/m という規制がある．

8.1.4　その後の曝露規定

電磁界のハザード（障害発生）問題として，1960 年代から職業的な曝露基準が策定されはじめ，1970 年代には各国で制定や改定が行われるようになった．1980 年代には一般公衆を対象に含むようになっている．アメリカの ANSI は 1982 年に曝露規定を改訂し，周波数 100 MHz 付近での限度を 1 mW/cm^2 とした．この改訂版は ANSI C 95.1 と呼ばれ，この規定に示された考え方はその後の各国での基準策定に大きな影響を与えた．

8-2　日本の電波防護指針の答申と法制化

日本の電磁界曝露基準は，郵政省（現在総務省）の諮問機関の一つである電気通信技術審議会の答申という形で発表された（諮問第 38 号）[8.3]．電波法の対象となる 10 kHz 以上 300 GHz までの周波数の電磁界が対象で，基礎指針と管理指針から成り立ち，基礎指針は体内誘導電流や SAR，電力密度で規定された．

基礎指針の値は物理的な測定が困難なので，電磁界測定器などで容易に測定

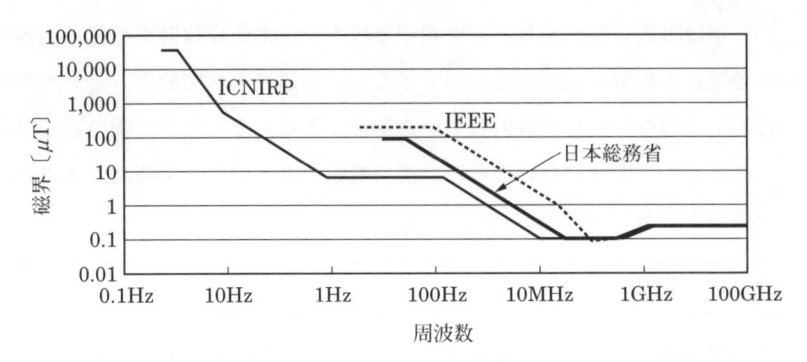

図 8.1　日本の電波防護指針と ICNIRP，アメリカ IEEE の一般公衆への曝露基準の比較

できる基準として管理指針を定めている．これらの曝露基準は，職業的な曝露と一般公衆の曝露の 2 本立てで構成されている．管理指針の一部を，ICNIRP の値と合わせて図 8.1 に示した．

機器や放射源の近傍では電磁界強度は距離に大きく依存し，電磁界の分布は不均一となる．このため，300 MHz 以下の周波数では電磁界放射源もしくは金属物体から 20 cm 以上離れた人体の占める空間が，300 MHz 以上の周波数では同じく 10 cm 以上離れた空間が対象となる．こうした距離より近傍では電磁界測定器と放射源の直接結合があり，正確な電磁界強度の把握が困難となる．

電波防護指針は自主的なガイドラインとして利用されてきたが，安全な電波利用の一層の徹底を図るとして，郵政省（現総務省）は電波法施行規則を改定して 1990 年の電波防護指針に法的な強制力を持たせた．一般公衆を対象とした管理指針が準用されて，2000 年 10 月から施行されている．

8-3　ICNIRP

1998 年 4 月，「時間変化する電界，磁界および電磁界への曝露制限のためのガイドライン（300 GHz まで）」が，国際非電離放射線防護委員会（ICNIRP）から発行された［8.4］．ICNIRP のガイドラインは，それ自体は強制力を持たない．各国の政府の法令などの基準値に採用されて，はじめてそれぞれの国の曝露基準として効力を持つようになる．以下に ICNIRP の概要を示す．

第8章 電磁界曝露規定の紹介

　この規定は曝露規定であり，放射規定ではない．電磁界放射源や電子機器などからの電磁界放射を規制するものではない．電磁界を意図的に，電気通信などの目的で電波などとして放射している場合があり，その場合は強い電磁界に近接して曝露することがないように，柵や看板の表示で人々を防護できていればよいというものである．

8.3.1　概要

　直流の電磁界，すなわち時間で変動しない電磁界を除くいわゆる交流電磁界のすべてを包含する．ペースメーカを埋め込んだ人への影響は，このガイドラインでは対象外とする．医療用の機器との電磁干渉も必ずしも防止されない．

　このガイドラインは，有害な電磁界の健康影響の確認が進展すれば更新される．曝露基準の策定に当たっては，電磁界の健康影響として確立した影響のみを曝露制限の根拠として採用した．疫学調査などにおいて，50 Hz などの低周波磁界の発癌への影響は，その可能性を示唆する報告はあるものの，説得力に乏しい証拠しか示されていないので，曝露制限の選定の根拠とするには不十分であるとして採用しなかった．

8.3.2　曝露制限のためのガイドライン

　一部のみ紹介するので，詳細は原文を参照のこと．

　ICNIRP のガイドラインは，基本制限と参考レベル（Reference：参照レベル）とから成り立つ．ここでも，職業的な曝露と一般公衆の曝露の区別がある．

　「基本制限」の例を表 8.1 に示す．携帯電話のハンドセットからの電波による頭部の曝露量を SAR で規制しはじめているが，その根拠はこの表に示される局所 SAR である．

　上記の基本制限では測定などによる検証が困難なので，参考とする管理制限（参考レベル）が提案されている．仮に参考レベルを超えても，基本制限に立ち返って検証し，管理制限を満足していることが確認できればよい．

　職業的な曝露制限は，50 Hz の磁界は 0.5 mT，100 kHz から 10 GHz までは

表8.1 周波数10 GHzまでの時間的に変化する電磁界に対する基本制限：公衆の曝露

周波数範囲	頭部および体幹の電流密度〔mA/m²〕〔rms〕	全身平均 SAR〔W/kg〕	局所 SAR（頭部と体幹）〔W/kg〕10 g あたり	局所 SAR（四肢）〔W/kg〕10 g あたり
1 Hz まで	8	–	–	–
1 – 4 Hz	8/f	–	–	–
4 Hz – 1 kHz	2	–	–	–
1 – 100 kHz	f/500	–	–	–
100 kHz – 10 MHz	f/500	0.08	2	4
10 MHz – 10 GHz	–	0.08	2	4

注：f は Hz を単位とした周波数

表8.2 時間的に変化する電界及び磁界への公衆の曝露に関する参考レベル（無擾乱 rms 値）

周波数範囲	電界強度〔V/m〕	磁界強度〔A/m〕	磁束密度〔μT〕	等価平面波電力密度 Seq〔W/m²〕
1 Hz まで	–	3.2×10^4	4×10^4	
1 – 8 Hz	10,000	$3.2 \times 10^4/f^2$	$4 \times 10^4/f^2$	–
8 – 25 Hz	10,000	4,000/f	5,000/f	–
0.025 – 0.8 kHz	250/f	4/f	5/f	–
0.8 – 3 kHz	250/f	5	6.25	–
3 – 150 kHz	87	5	6.25	–
0.15 – 1 MHz	87	0.73/f	0.92/f	–
1 – 10 MHz	$87/f^{\frac{1}{2}}$	0.73/f	0.92/f	–
10 – 400 MHz	27.5	0.073	0.092	2
400 – 2,000 MHZ	$1.375 f^{\frac{1}{2}}$	$0.0037 f^{\frac{1}{2}}$	$0.0046 f^{\frac{1}{2}}$	f/200
2 – 300 GHz	61	0.16	0.20	10

注：f は周波数範囲の欄に示す単位で表される．

全身平均 SAR で 0.4 W/kg，10 GHz から 300 GHz までは電力密度で 5 mW/cm²，900 MHz の電界の場合は 90 V/m となっている．これらの曝露基準値は，ヒトの全身についての空間分布の平均値を意味し，機器や放射源の近傍など距離によって大きく減衰するような不均一電磁界分布の場合は，局部的な最大値はとらない．一般公衆に対する曝露制限は，50 Hz の磁界は 0.1 mT，100 kHz から 10 GHz までは全身平均 SAR で 0.08 W/kg，10 GHz から 300 GHz までは電力密度で 1 mW/cm^2，900 MHz の電界の場合は 41 V/m となっている．表 8.2 に，一般公衆に対する参考レベルを示す．

図 8.1 に日本の電波防護指針，ICNIRP，そしてアメリカの ANSI（IEEE）の規定を示した．高い周波数領域ではこれらの規定の間に大きな差異はないが，低周波の領域では考え方の相違が生じて，基準値が異なっている．

8-4 WHO の国際電磁界プロジェクト

8.4.1 プロジェクトの発足

電磁界の健康影響に関しては，問題を見つけたという報告，問題はなかったという報告，問題を見つけた研究の追試結果で再現しなかったという報告など，その内容は錯綜している．これらの論文を公正な立場で評価して，全体像を見い出すことはなかなか困難である．各国政府や各種学術学会などは，「公正，中立，科学的」に評価されるそうした全体像の把握と結論を提案してきているが，必ずしも多方面から賛意が得られているとは限らない．

そこで WHO では，電磁界発生源の増加やその形態の多様化による電磁界曝露の健康影響が懸念されていることなどを受けて，電磁界曝露や環境影響を評価する「WHO 国際 EMF プロジェクト」（1996 年 5 月設立）を発足させた．WHO は公式かつ独立性を保って，「電磁界による生物学的影響に関する研究論文」の厳正な評価を行う．当初は 5 年計画であったが，延長され 10 年計画となっている．

WHO の見解や発行文書は，十分に信頼のおける科学的な根拠を伴っている．詳細は WHO のインターネット（http：//www.who.int/）で閲覧でき，一部の文書は日本語でも公開されている．

8.4.2 プロジェクトの目的

プロジェクトの目的は，資料番号 181「電磁界と公衆衛生」に詳しい．その概要を以下に示す．

> 現代社会において，コンピュータ，テレビ，ラジオなどのない生活は考えられない．携帯電話は個人間の情報交換の機会を大きく広げ，救急車やパトカーなど緊急時の連絡手段として各地で役立っている．一方，これらの技術は電気機器の使用による健康リスクの懸念ももたらしている．
>
> この懸念は，携帯電話，高圧送電線，高速運転取締りに用いられるレーダなどの安全性に及んでいる．科学的研究報告は，電気機器から放射される電磁界に曝露されることで，癌，不妊，記憶喪失，行動異常，小児の発育不全といった健康影響をもたらす可能性があると指摘している．しかしながら，本当の健康影響リスクは不明である．
>
> さらに，ラジオ波やマイクロ波などの非電離放射線の生物学的影響とガンマ線やX線などの電離放射線の生物学的影響とを混同していることもある．電磁界曝露による健康影響への懸念と，送電線や無線基地などの設置や開発との衝突は，重大な経済損失をもたらしている．
>
> EMFプロジェクトは，主要国際機関，国立行政機関，国立研究機関などの研究機関の協力のもとに，静磁界と時間変動電磁界を含む0 Hzから300 GHzまでの電磁界曝露リスク評価の科学的な勧告を行う．EMFプロジェクトは，正式な，独立性を保った厳正な文献再検討を行い，矛盾のない共通的な方法論による実験手順を確立し，電磁界研究分野の健康リスク評価の改良につながる重点的研究を推奨することで，科学的知見の空白部分を埋めようと考えている．
>
> 最終的にEMFプロジェクトは，WHOの環境衛生基準シリーズとして数冊の研究報告書を出版する予定で，テーマとしては，無線周波数電磁界や超低周波数電磁界，静的電磁界曝露の健康影響，リスク認知，リスクコ

ミュニケーション管理,そして公衆・労働衛生政策などが考えられている.

8.4.3 国際協調

WHO プロジェクトでは評価を WHO が行い,曝露限度値は共同研究を行っている ICNIRP が定め,限度値に適合しているか否かの測定方法に関しては IEC 国際電気標準会議が担当する.現在,IEC では各種規定の策定作業が行われている.

この章のまとめ

いろいろな研究が行われているが,研究の進展と独立に,電磁界の曝露をなんらかの形で制限する必要がある.古くはアメリカのシュワンの提唱があり,旧東欧圏の電磁界曝露規定もある.このように,電磁界の曝露制限に関する規定は様々なものがある.中でも,1998 年に発行された ICNIRP の電磁界曝露制限に関するガイドラインが世界的にひとつの流れになっている.

このガイドラインは 300 GHz までの電磁界に関して,職業的な曝露と一般公衆の曝露に区別して,基本制限と参考レベルの提案から成り立っている.現時点での科学的な見地から立案されたもので,電磁界の健康影響を考える場合に有効なものである.このガイドラインの原文を熟読することを薦める.

一方,現在進行中の WHO の国際電磁界プロジェクトの動きや結論も見逃すことができない.

第9章　VDT からの電磁界漏洩

　VDT（Visual Display Terminal：表示装置，VDU）からの電磁界漏洩に関する健康問題は，VDT を用いたパソコン作業が普及しはじめた 1980 年頃に指摘された．以来 20 年近くの間，不安感が先行する形で議論されており，これまでにも色々な健康影響に関する研究や漏洩電磁界の実態調査などが行われている．本章では筆者の報告 [9.1～9.5] をもとにしてその解説を行う．

　ブラウン管（CRT）を用いた表示装置からは，本来の目的とした画像を表示するために意図的に目に見える光が放射（発光）されている．その他に，機器の構成および動作上の特性から，X 線，紫外線，可視光線，赤外線，マイクロ波などの電波の領域および低周波電磁界，静電磁界など，いずれも微弱な電磁界が非意図的に漏洩している．

9-1　X 線

9.1.1　X 線漏洩の過去の調査結果

　1980 年頃，VDT（表示装置）を用いたコンピュータ作業が普及しはじめたときにその健康影響が議論され，その疑いがもたれて計測が行われたのは X 線であった．そして，多くの VDT について X 線漏洩の実態把握が行われた．

　日本でも同様の研究が行われている．林らは市販されている VDT からの X 線漏洩を測定したが，VDT の電源をオンにしてもオフにしても測定器の指示値に有意な変化はなかった [9.6]．電源をオンにすればブラウン管に高圧が印

加されるので，何らかのX線が増加してもよいはずであるが，そうしたX線は検出できなかった．

9.1.2　ブラウン管からのX線発生

ブラウン管のガラスの管内で発生するX線は，直流25 kV程度に加速された電子ビームによるX線であり，50 kVや100 kVという加速電圧による医療用X線よりもエネルギーは低く，軟X線である．発生したX線はブラウン管のガラスを通過して，外に漏れることになる．ブラウン管の周囲のガラス（ファンネルと呼ばれる後側の部分）は比較的薄いが，鉛を入れることでX線の吸収を図っている．前面のガラスには構造的な問題があって，鉛を入れることができない（鉛が入っていると誤って記述されている文献もある）．前面ガラスの厚さは，通常のドット管と呼ばれるブラウン管の場合は10 mm程度，アパーチャグリル管の場合は15 mm程度である．この比較的厚いガラスによって，ブラウン管の管内で発生したX線の大部分は吸収されてしまい，外に漏れ出すX線の量は非常に微量となる．

9.1.3　X線漏洩に関する法規制

ブラウン管を用いた家庭用テレビジョン受信機やVDTは，内部に直流高圧電源があり，X線漏洩の可能性があるということから，古くからX線漏洩に関する安全規制が行われてきた．日本の場合は，ICRP（国際放射線防護委員会）の勧告に基づいて電気用品取締法（現在では電気用品安全法）で規制されており，漏洩X線規定値は最大で0.5 mR/h（最新の表記法では36 pA/kg）である．

VDTは電気用品取締法の適用品ではないが，多くのVDTの製造会社は電気用品取締法の適用品である家庭用テレビジョン受信機も製造していることから，共通仕様の形で電気用品取締法の漏洩X線の基準を守っている．家庭用テレビジョン受信機を含むX線については，冨永の論文が詳しい［9.7］．

VDTは電気用品取締法の対象外なので，これを補完する形で電子情報技術

産業協会（JEITA，旧 JEIDA）が機器の安全指針として JEIDA-37 規格を策定し，その中に漏洩 X 線の限度を最大で 0.5 mR/h と規定している．

9.1.4　VDT からの X 線の実態

ブラウン管を動作させる直流高電圧および陽極電流（電子ビームの量）がどの程度の値を超えると，法的に規制されている 0.5 mR/h 以上の X 線がブラウン管からその周囲に漏洩しはじめるかという限度を示すカーブが，ブラウン管のサイズやタイプ，メーカの違いなどによって，10 万本の中の最悪の 1 本を想定して規定されている．実例として，図 9.1 に 14 インチおよび 20 インチカラーブラウン管の場合の 0.5 mR/h 限度値を示した．このカーブより電圧もしくは電流が大きくなると，規定値を超える X 線が漏洩する．ブラウン管の前面のみならず，後面などからの漏洩も対象として規定されている．図 9.1 か

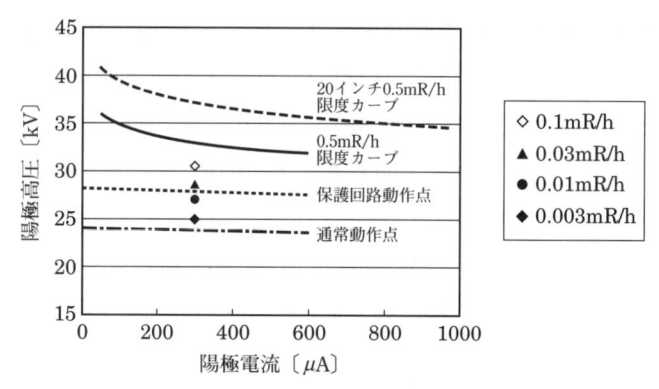

＊太い破線：20 インチブラウン管の場合の 0.5 mR/h 限度カーブ
＊その他はすべて 14 インチブラウン管の場合
＊太線は 14 インチブラウン管の 0.5 mR/h 限度カーブ
＊0.1 mR/h から 0.003 mR/h まで 4 点は，それぞれ 300 μA のときの X 線量
＊一点鎖線のカーブは，通常の 14 インチ VDT のブラウン管としての動作状態
＊点線のカーブは，VDT に異常が発生して，陽極電圧が異常に上昇したとき，保護回路が動作する点

図 9.1　ブラウン管の動作状況と，X 線漏洩状況を示す図

第9章 VDTからの電磁界漏洩

らわかるように，明るい画面となって電子ビーム量が多くなれば，金属製のマスクに衝突する量も増加してX線の発生が増加するので，相対的に動作条件としての高電圧限度値が低くなる．

図9.1は14インチの場合の諸データであり，限度値のみ20インチのカーブを追加してある．この二つのカーブを比べると，20インチブラウン管は14インチブラウン管より高い電圧で使用してもX線が放射されにくい．大型になればX線の量も増加するのではないかと考えがちであるが，そうではないということになる．20インチのブラウン管に印加する電圧を少しぐらい高くしても，あるいは電流を少しぐらい多くしても，それ以上に14インチから20インチにすることによる画面サイズの増加割合の方が優勢で，画面の単位面積あたりから発生するX線の量は大型ブラウン管の方が相対的に少なくなる．

図9.1には0.5 mR/hの限度値カーブに加えて，14インチの場合の一定の陽極電流におけるX線漏洩量をスポット的に示した．通常のカラーVDTにおける陽極電流値は，$400\,\mu A$から$600\,\mu A$程度である．通常の動作電圧条件は，0.5 mR/hの限度カーブに対して低いところに動作点がある．VDTはその製品寿命も考えて設計されており，ブラウン管を仕様の範囲でできるだけ高い電圧で動作させている．こうした最適実用使用条件での動作高電圧が，図に示した通常動作条件である．

ブラウン管の高電圧は，他の電極との間で管内放電を起こす可能性がある．管内放電を起こすとVDTの動作は異常となり，OA作業が中断したり，VDTの寿命短縮や故障の原因になったりする．ブラウン管の動作高電圧を直流30 kVや35 kVに上昇させると，管内放電が頻発するようになる．つまり，規制値0.5 mR/hのX線が漏洩するような動作条件下では，VDTでは管内放電が頻発し，動作異常となる．したがって，VDTから0.5 mR/h以上のX線が漏れるような条件では実用的に使用することはできない．かつ，VDTのメーカやモデルによっては，何らかの故障で高電圧が異常上昇したときに高電圧異常検出回路が動作して，VDTの動作を停止するように保護回路が具備されているものがある．この保護回路の動作点の例も図9.1の中に示した．

9-2 紫外線

> **COLUMN**
>
> **可視光線**
>
> 　ブラウン管前面からは可視光線が放出される．この可視光線も電磁界の一種である．VDTから放出される可視光線が電磁界の健康影響として議論されることはないので，本章では細かい議論は割愛する．

　こうしたことから，通常の動作条件では10万台に1台という最悪の条件でも，X線の漏洩は0.003 mR/h以下となる．これは，基準値の100分の1以下である．

9-2　紫外線

　ブラウン管の管内で可視光線が蛍光体から放出される際，同時に微弱な紫外線も発生する．可視光線は波長400 nm以上の波長領域を指す．紫外線はその定義により，最大波長を370 nmまでとしたり，400 nmまでを包含したりする．ブラウン管の発光スペクトラムの青発光色の一部で，370 nmから400 nmの部分が場合によって紫外線として検出される．

　Z社が行った，4種類のVDTから放出される紫外線の実測例を以下に紹介する．通常の事務所でのVDTの使用環境下では，VDTからの紫外線は測定できなかった．このとき，蛍光灯や窓から入り込む太陽光という照明条件下において，VDT以外からの紫外線量として0.05〜0.06 mW/cm^{2}程度が測定された．

　VDTからの紫外線を検出するために，機器を暗室内に持ち込んだ．その結果，VDTからの紫外線量は最大でも0.06 mW/cm^{2}であった．測定はブラウン管の前面ガラスから5 cmの距離で行い，測定された紫外線の主要な波長は400 nmであった．すなわち，VDTからの紫外線として測定されたものは可視光線としての青の光の一部であった．

　紫外線は，石英ガラスなどの特殊なガラスでなければ通過しない．ブラウン

管のガラスはそうした石英ガラスではないので，管球の内部でX線と同時に紫外線が発生しても透過せず，外には漏れてくることはないということだろう．

9-3 高周波電磁界の漏洩

9.3.1 電磁界漏洩の規制の必要性

　パソコン内部のグラフィックカードでは高い周波数の映像信号作成が行われているので，この回路部分からも電磁界漏洩の可能性がある．パソコンの普及開始時期には，パソコンから漏洩する電磁界によって家庭のテレビジョン受信機にノイズが混信するという電波障害も発生した．

　こうした電波障害に対してこれらの機器からの電波漏洩を規制するため，アメリカのFCC（Federal Communication Committee：連邦通信委員会）では1980年からコンピュータ機器（VDTに限定されない）からの電波漏洩の最大値を定めて法規制を行っている．また日本では，1987年からVCCI（情報処理装置等電波障害自主協議会）が，コンピュータ機器（同じくVDTに限定されない）からの電波漏洩が他の電気通信に障害を与えないように自主的な規制を行っている．これら電波漏洩の規制対象となる周波数範囲は，30 MHzから1 GHzもしくは3 GHzまでである．

9.3.2 3 GHzを超える電磁界漏洩の実態

　3 GHzから22 GHzまでという周波領域での電磁界漏洩に関して郵政省（現総務省）の電波防護指針が発行された頃，日本電子工業振興協会で調査が行われ，筆者も参加した．この報告では，ホーンアンテナとスペクトラムアナライザを用いている [9.8]．VDTの筐体からアンテナの開口部までの距離を22 cmまで近づけて，3種類のVDTを対象に測定を試みた．結果は，測定器の測定限界である $56\,\mu\mathrm{V/m}$ 以下であった．これは，ICNIRPなどの規定に比べて十分に低いものである．

9-3 高周波電磁界の漏洩

9.3.3　30 MHz から 3 GHz までの電磁界漏洩

図 9.2 に，ICNIRP（国際非電離放射線防護委員会）が 1998 年に定めた電磁界曝露の限度値などを示す．ICNIRP-G としたカーブが，電界に関する一般公衆への曝露限度値である．VCCI-1 としたカーブは VCCI のクラス 1 （他の通信機器への影響度が比較的少ないので，電磁界放射が多少多くても構わないとした商工業地域で使用されるコンピュータ機器を対象とした規定）機器からの漏洩電界限度値で，機器から 10 m 離れた場所での電界強度で規定されている値を 1 m の距離に単純換算した値を示す．30 MHz から 230 MHz の周波数範囲では 0.9 mV/m，230 MHz から 1,000 MHz の周波数範囲では約 2 mV/m の電界が機器からの放射限度値となる．微細な面では異なるが，アメリカの FCC 規定もこの VCCI 規定とほぼ同様の水準とみなせる範囲にある．VCCI が定める機器から漏洩する不要電波による通信への妨害抑制を主目的とした放射限度規定と，ICNIRP が定める生体への影響を主目的とした電磁界曝露限度規定を比べると，100,000 倍の開きがある．

図 9.2 は，この実例を含めたものである．モデル B は 1991 年頃の古いデータで，機器から 3 m の距離で 15 インチのカラー VDT から放射される電界の

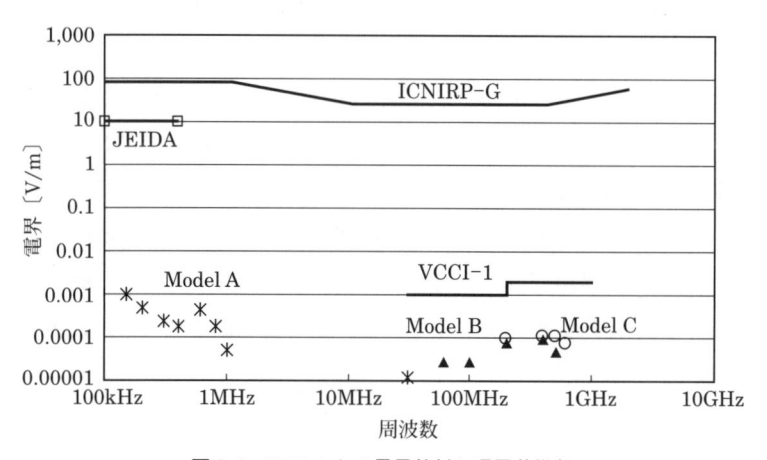

図 9.2　VDT からの電界放射と曝露基準値

漏洩量を測定した例である．電界の値は，大きくても $100\,\mu\mathrm{V/m}$ 程度である．モデル C は最近の 17 インチカラー VDT の例で，VCCI などの漏洩規制に適合させるように設計されているので，結果として電界強度の大きさは同じく $100\,\mu\mathrm{V/m}$ 程度である．近接した距離となって電界強度が数倍になるとしても，まだ十分に低いレベルにとどまる．これらのことから，古いモデルでも新しいモデルでも放射レベルには大差ないことがわかる．

9.3.4　400 kHz から 30 MHz までの電界漏洩

30 MHz より高い周波数は，前述のように法規制（日本の場合は自主規制）で電波漏洩は低くなっているが，それ以下の低い周波数ではどのようになっているか．図 9.2 に，実際の VDT の電磁界放射例を示した．モデル A は，15 インチ VDT から放射される 30 MHz 以下の電界を，機器から 3 m の距離で測定した例である．近接した距離で電界強度が数倍になるとしても，ICNIRP の曝露基準に比べて十分に低い値となる．

9.3.5　400 kHz から 30 MHz までの磁界漏洩

この周波数帯の磁界漏洩もほとんど注目されることがなく，データは少ない．VDT 機器製造の専業メーカからの報告も見当たらず，わずか 1 例，日本板硝子(株)の協力でデータが得られた．

デスクトップパソコンの上に 17 インチ VDT を置き，ブラウン管の管面から 50 cm の距離でループアンテナを用いて測定した．ループアンテナからの出力は電界に換算して計測されていたので，筆者が磁界値に再換算した．供試された VDT の水平周波数の第 10 次高調波に相当する 620 kHz では，約 $0.0000057\,\mu\mathrm{T}$ の磁界が観測されている．この値は，ICNIRP の一般公衆に対する電磁界曝露基準の 26 万分の 1 である．より高い周波数の漏洩磁界強度はさらに低い．

9-4 VDTからの低周波電磁界

9.4.1 低周波電磁界の周波数範囲

　VDTからの低周波電磁界規制に関するスウェーデンのMPR IIガイドラインでは，ELF帯域をバンドIとして周波数5 Hzから2 kHzの帯域と定義し，VLF帯域をバンドIIとして周波数2 kHzから400 kHzまでの帯域と定義している．電子情報技術産業協会（JEITA）も，このバンドI，バンドIIという定義を踏襲している [9.9]．本書では，バンドIの周波数帯域をELF，バンドIIの周波数帯域をVLFと称して，これらの帯域の電磁界に関して解説する．

9.4.2 低周波電磁界の健康影響への不安

　高圧送電線由来の磁界と同じ周波数の磁界をVDTが漏洩していることから，一部の労働組合や作業者は健康への影響に不安を感じていた．この不安感から突出した行動を示したのがスウェーデンの労働組合で，スウェーデン政府に何らかの方策実施を要求した．その結果，基準値として採用できるような科学的な論拠は発見できず，ALARA（合理的に可能な限りできるだけ低くする）方針が選択されて，MPRガイドラインの発行に結びついた．1986年，規制案の制定にあたって，市販されていたVDTの測定を行い，その中央値をもって基準値とすることが提案された [9.10]．中央値を越えるモデルは，中央値以下のモデルと同水準の漏洩量までに技術的に改造できるであろうとして，ガイドラインが提案された．

　スウェーデンのTCOという労働組合総連はMPRガイドラインに対して，規格値は単純に厳しければ厳しいほどよいことであるという論理に基づいて，独自の規定を提案した [9.11]．これらの規制値の概要を次に述べる．

9.4.3　VDTからの低周波電磁界の規制値

表9.1に，VDTからの低周波電磁界に関する規定の概要を示す．これは基準値をもったガイドラインで，スウェーデンの動きに追従したのは日本のJEITAである[9.12]．ICNIRP曝露基準に比べると，VLFおよびELF磁界に関しては，JEITAおよびMPRⅡにおいては同一水準で，そこまで規制する必要があるのかと疑うことすらできる低さである．VLF電界に関してはJEITAの値の方が甘く，10 V/mとなっているが，これでもICNIRPの限度値の10分の1ないし100分の1であり，十分に低いものとなっている．

少し解説を行わなければならないのがELF電界である．MPRⅡでは，商用交流電源の配電システムとして，接地線（対地アース）を伴っている3芯の電源を前提として立案されている．したがって機器からのELF電界放射は，接地線の効果で十分に低くなる．接地線がない場合は，より大きいELF電界の放射となる．日本の場合は接地線のないケースも想定して，アース接地のないクラスⅡ機器（厳密ではないが，アース接地のあるものがクラスⅠ機器，アース接地のないものがクラスⅡ機器となる）として，表9.1にあるように，可能

表9.1　VDTに関連する電磁界などの規定の概要

		スウェーデン MPRⅡ（1990）	日本 JEITA JEITA-G-15-1996： JEITA-G-11-1996
磁界	バンド1 （5 Hz–2 kHz）	250 nT： 正面，周囲50 cm	←
	バンド2 （2 kHz–400 kHz）	25 nT： 正面，周囲50 cm	←
電界	バンド1 （5 Hz–2 kHz）	25 V/m： 正面50 cm	ClassⅠ：50 V/m ClassⅡ：250 V/m 正面50 cm
	バンド2 （2 kHz–400 kHz）	2.5 V/m： 正面，周囲50 cm	10 V/m： 正面，周囲50 cm
静電気		＋/－500 V	＋/－500 V

な限り低くできる ELF 電界のレベルとして 250 V/m を提案している．

これらの VDT ガイドラインでは，ELF として 5 Hz から 2 kHz までの周波数帯域を一括して実効値として測定することになっているので，個々の周波数スペクトラムごとに限度値を定めている ICNIRP 値と単純に比較することはできない．最悪の場合，ELF 帯域の放射源の周波数が 1 kHz を超え，接地線のないクラス II の JEITA ガイドラインに適合する機器では，ICNIRP の限度値を超えるおそれがある．多くの VDT では，ELF 電界の発生源は交流電源回路であり，垂直偏向回路であるので，500 Hz を越える周波数成分は低く，問題視する必要はない．

健康の論点から外れるが，パソコン機器を外来電磁界ノイズで誤動作させないためには，機器をアース接地するとよい．このアース接地はまた，ELF 電界を抑制する効果がある．日本の 2 芯交流配線システムは，接地線付の 3 芯に変更すべきであろう．

9.4.4　VDT からの低周波電磁界漏洩

最近の VDT は JEITA もしくは MPR II に対応した設計になっており，それらの機器からの ELF/VLF の電界/磁界の放射量は，それぞれの基準値以下になっている．それらの例は文献でも紹介されている [9.13]．基準値に対してどの程度の実力かを調査するのも必要であるが，ICNIRP などに比べて十分に低くなっているレベルの精査を行っても面白くないので，割愛する．

MPR II や JEITA ガイドラインに適合していても，測定距離の 50 cm より至近距離で使用するケースも考えられる．この例をスーパーアスキーから引用すると，図 9.3 となる [9.14]．このモデルは，1997 年に主流モデルとして販売されていた 17 インチ CRT モニタのデータである．MPR II などに対応しているものであることは，30 cm 以上の距離では磁界の値が $0.2\,\mu$T 以下となっていることからもわかる．左右方向の ELF 磁界が比較的大きかったので右方向を選択して，至近距離で使用したときにどの程度の磁界強度になるかを測定し，それによって近接して置いた隣のモニタにどのように磁気干渉を起こすか

第9章 VDTからの電磁界漏洩

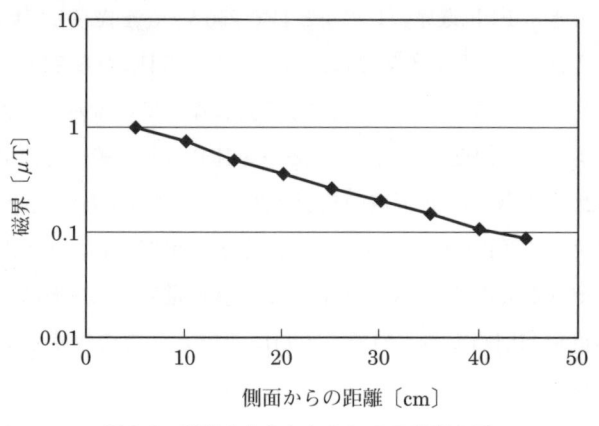

図9.3 距離を変えたときのELF磁界の例

を調査（この調査には筆者も関与）したものであるが，本書の目的である曝露評価の参考にもなる．その結果は，機器に対して5cmまで近接しても1μT程度である．

9.4.5 瞬間的な磁界漏洩

VDTからは，瞬間的なELF磁界漏洩がある．ブラウン管の中にあるシャドウマスクなどのマスクは鉄および鉄系の金属でできており，地磁気などの影響を受けて着磁し，そのために微妙に電子ビームの方向が歪められて，画面の品位を劣化させる．これを防止するために，すべてのカラーCRTモニタ（モノクロCRTモニタでは不要である）には消磁コイルが取り付けられていて，電源投入時にここから比較的大きな50Hz（60Hz）交流磁界が発生し，100ミリ秒程度の期間内に減衰する．そのように設計されているモデルがほとんどであるが，これらの瞬間的な磁界漏洩は課題として残っている．

9-5 静電気

9.5.1 VDTからの静電気による皮膚障害の症例

　VDTが普及しはじめた1980年代の初頭にVDT作業に由来する健康問題が発生し，VDTの静電気も関連するのではないかと疑われた．たとえばティヨーンによる研究「顔面発疹—ノルウェーの場合」によれば，1979年にノルウェーで多くのVDTオペレータの顔に発疹ができた［9.15］．調査では，「症例はすべて冬季期間に起こった．仕事中の部屋の気温はだいたい20℃〜22℃であり，相対湿度は約40%かそれ以下であった．皮膚に変化のあったオペレータのいた仕事部屋は，ビニールの敷物が床に敷かれていた一つの部屋を除いて，すべて合成繊維のカーペットで覆われていた」となっている．電気的に絶縁されたカーペットの上で，さらに低湿度で乾燥した空気の中で，オペレータの体に帯電した静電気とともにVDT管面の静電気の帯電も疑われた．北欧では冬季に部屋の暖房を強くしており，加湿もほとんど行われないので，作業室内はかなり乾燥していると思われる．

　同様な調査は，松永によって日本で唯一の症例が報告されている［9.16］．女性オペレータの顔面に皮膚障害が発生し，その症例によれば，気温26.5℃，相対湿度41%，VDTの管面の帯電はプラス5kV，顔の部分の帯電はマイナス0.2kVという条件下で発生していた．OAフィルタの装着によりVDTの帯電処理を行うことで，症状はなくなった．

　渥美らは，VDTと目の影響を調査した［9.17］．空気中の粉塵がVDTの管面の静電気で弾き飛ばされて角膜を傷つけるおそれがあるとした研究で，気温25℃，相対湿度25%という乾燥した条件下で，視距離10〜30cmという至近距離でマージャンゲームを120分にわたって注視させた．その結果，目に角膜びらんが発生した．こうした至近距離で2時間も注視を続ければ，目の涙の枯渇など目に何らかの異常が発生することが予想できる．

　こうした条件で画面を見るのは弱視者などに限られるはずであり，実験条件

第9章 VDTからの電磁界漏洩

とはいえ，苛酷なテストである．研究者は，「たとえ塵埃が飛散するとしても10～20 cmであり，CRT管面から20 cmの距離では静電気は1 kV程度に減少する．これらから，30 cmを超える距離を保てばあまり問題がないと思われる」と結んでいる．

その後のスウェーデンのヴァールベルグの報告では，「皮膚疾患とVDT作業に関する科学研究と，スウェーデンマスメディアによる宣伝について調査した．その結果，VDTが皮膚疾患を発症させるとの仮説を支持するものはまったく得られなかった．スウェーデンのこの流行病は，マスメディアが人々を動揺させたことを強調したい」と述べており，VDTからの静電気は問題がないという報告となっている［9.18］．

9.5.2　静電気の帯電防止策

現在製造されるカラーCRTのほとんどが，管面に帯電防止処理コーティングが施されている．JEITAの調査によれば，VDT対策専門委員会に参加している会社から出荷されるVDTのほとんどが帯電防止を行っている［9.13］．

広く用いられているCRT管面の帯電防止処理策は，管面の反射防止コーティングなどと同時に，静電気を流せる程度の導電性を持った物質（CRTの

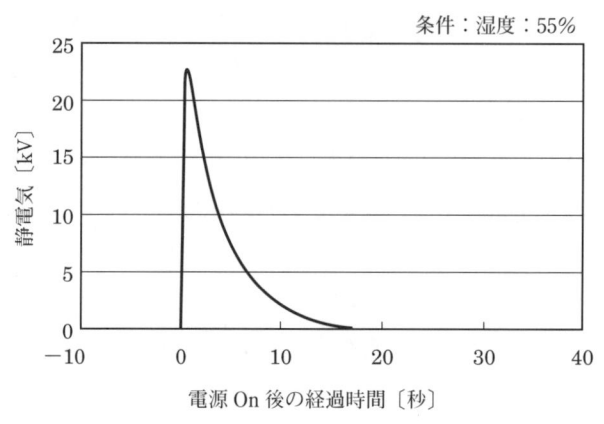

図9.4　帯電防止処理された15インチCRTの例

メーカや管種によって異なる）をコーティングすることである．どの程度の導電性コーティング材を用いるかによって，管面に残量する多少の帯電圧量の違いが生じている．図9.4に，帯電防止処理を行った15インチカラーCRTを用いたVDTの静電気の量の実例を示す．湿度は55％で測定し，電源On時に瞬時にプラス23kVまで上昇するが，帯電防止コーティング材を経由して静電気が放電されるので，徐々に帯電圧は減少し，20秒後には0Vとなる．

9-6 静磁気

VDTにおける静磁気（直流の磁気）に関しても，大きな問題はない．一部のVDTでは直径5mm程度，厚さ2mm程度の永久磁石が水平非直線性改善コイル（このコイルの機能は健康問題とは無関係）に使用され，それ以外に静磁界の利用はほとんどない．

CRTを用いたVDTでは磁気偏向を利用するので，性能のよいVDTを設計しようとすれば，地磁気の存在すらも邪魔な外乱要因となる．VDTの設置する向きを変えて受ける地磁気の方向や強さを変化させただけでも，カラーVDTの表示性能に影響が出る．このことから，VDTから地磁気レベルを超える静磁界の漏洩はありえないものと考えられる．

9-7 CRTと液晶モニタからの電磁界の違い

9.7.1 X線の放射

CRTでは，アノード電極に直流25kVといった直流高電圧を使用するので，X線が発生するおそれがある．CRTのガラスの内部で発生したX線は，10mmもしくは15mmの厚さのガラスで吸収される．外に漏れるX線は，通常の使用条件では自然界に存在する程度のX線の量以下である．液晶では直流高電圧は使用していないので，X線の発生源が存在しない．X線に関して言えば，CRTモニタ，液晶モニタいずれにおいても有害なレベルではない．

9.7.2　紫外線の放射

　CRTモニタの場合，前にも述べたように蛍光体からは青の光の一部で波長が400 nm付近のUV-Aを少量放出する．そのレベルは天上灯の蛍光ランプ点灯下や窓から太陽光が入り込む条件では，VDTからの紫外線は測定できないほどの量であった．

　液晶モニタでも紫外線による日焼けなどの話は聞いたことがないので，問題はないと思われるが，どの程度紫外線が放出されているのか，バックライトの蛍光灯からの紫外線漏洩は確認すべき課題である．

　紫外線に関して言えば，CRTモニタでは有害なレベルではない．液晶モニタでも問題はないと思われるが，以上に述べたように検証すべき点がある．

9.7.3　マイクロ波などの電波領域の電磁界放射

　すべてのタイプのVDTを含むパソコン機器から漏洩する高周波電界は，業務として行っている電気通信やテレビ放送などの受信に障害を与えないように低く規制されている．通常，職場や住環境に存在するテレビ放送波の電波の強さなどより低いレベルにVDTからの漏洩電磁界は規制されている．CRTモニタも液晶モニタもともに規制の対象である．液晶モニタであるからこの帯域の電磁界が少ない，ということは技術的に言うことはできない．いずれにおいても，いかにこの帯域の電磁界漏洩を低く抑えるかという設計に依存するからであり，CRTも液晶モニタも同列の放射レベルである．

　CRTモニタも液晶モニタもともに，ICNIRPなどの規定する電磁界曝露基準には十分に満足し，問題ないレベルである．

9.7.4　低周波電磁界の放射

　CRTモニタと液晶モニタの電磁界放射で大きく異なるのが，低周波電磁界である．CRTでは，電子銃から発射された電子ビームを偏向して画像を作成するために偏向ヨークという部品を使用するので，ここからELFと呼ばれる

9-7 CRTと液晶モニタからの電磁界の違い

60Hzなどの磁界，VLFと呼ばれる31kHzから75kHzの磁界の漏洩がある．

これに対して，液晶パネル（液晶モニタに使用する表示デバイスの部分だけを取り出すと液晶分子や偏光板などから構成される部分となる．これを液晶パネルと呼ぶ）の場合は，その構造原理から磁気偏向は使用せず，偏向ヨークもない［9.19］．したがって，ELFなどの磁界の漏洩はない．

液晶パネルを組み込んで液晶モニタに仕上げるためには，AC 100 V交流電源から電源を得る必要があり，液晶パネルを動作させるためには各種電子回路や電子部品が必要となる．また，光源としてのバックライトを点灯するためには，VLF周波数帯で動作する高周波電源回路が必要となり，これらの電子回路や部品からのELFやVLF電磁界の漏洩の可能性が残る．したがって，液晶モニタが電磁界の周波数帯などを明記しないで「漏洩する電磁界がない」などの表現を行うことは誤りである．

CRTモニタと液晶モニタからの低周波電磁界漏洩実態に関しては，筆者も参加した山口らの第73回日本衛生学会での報告がある［9.20］．17型CRTモニタと15型液晶モニタからの低周波電磁界を実測・比較した．CRTモニタと液晶モニタの低周波電磁界漏洩の差異を図9.5，図9.6に示す．

図9.5は機器から距離30 cmで，機器の周囲を45度刻みで360度全方位に

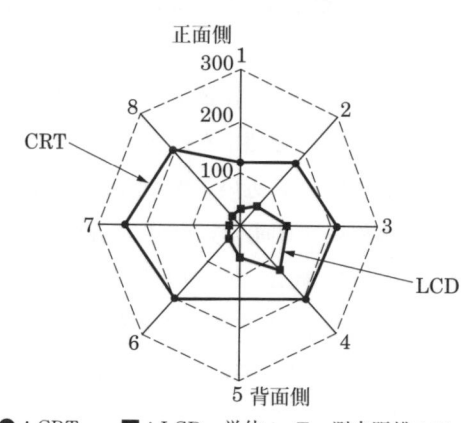

図9.5 CRTとLCDモニタからのELF磁界漏洩の例［9.20］

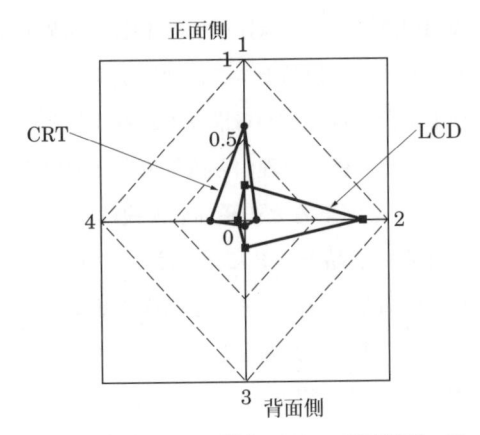

第9章 VDT からの電磁界漏洩

●：CRT　■：LCD　単位：V/m　測定距離：30 cm
図 9.6　CRT と LCD モニタからの VLF 電界漏洩の例 [9.20]

漏洩する ELF 磁界を測定したものである．1 の方向が画面のある正面，5 の方向が後側である．CRT の場合は，MPRⅡへの対応の結果として左右方向に比較的大きな磁界の漏洩が残り，それは 200 nT（0.2 μT）から 300 nT（0.3 μT）程度となる．これに対して液晶の場合は，液晶パネルからの磁界漏洩はなく，正面方向への磁界漏洩は 50 nT 程度以下である．しかし 4 の方向，つまり斜め後ろ方向に 150 nT 近い磁界が漏洩している．これは，液晶モニタ内部の電源回路からの漏洩である．

図 9.6 は，周波数が高い VLF 電界の漏洩を比較した例である．CRT モニタでは 1 の方向（正面）に 0.5 V/m を超える電界が漏洩している．液晶モニタの場合は 2 の方向（横）に 1 V/m に近い電界が漏洩している．この液晶モニタからの電界は，内部の高周波電源回路などからの漏洩である．このデータを見れば，液晶モニタからの電磁界漏洩の方が大きいということになる．

　図に示した機器は，いずれも MPRⅡガイドラインに適合したものである．これらから，液晶タイプ VDT がすべての面で低電磁界であるとするには無理がある．

9.7.5　静電気

　CRT モニタは前述のように，内部に直流 25 kV という電圧が必要であり，その結果 CRT の管面（画面）に出てくるのが静電気である．最近のほとんどの CRT タイプ VDT は，MPR II ガイドラインや JEITA の静電気ガイドラインに適合する管面帯電防止処理が施されている［9.21］．液晶モニタでは静電気の源となる 0.5 kV を超える直流電圧は使用しないので，機器の外部に静電気を誘導する源は存在しない．健康問題に関連する静電気の問題は，CRT モニタ，液晶モニタいずれにおいても存在しない．

9-8　WHO の見解：201 文書

　WHO の国際 EMF プロジェクトでは様々な情報を公開している．VDT（以下の WHO の文書では同義語の VDU となっている）からの電磁界の健康影響に関する見解は，「電磁界と公衆衛生：資料番号 201 1998 年 7 月」として公表した．以下に和訳文の概要を紹介する．

① **VDU（表示装置）と人の健康**

　VDU は VDT とも呼ばれ，主としてコンピュータの表示装置として使用されている．表示装置（VDU）が大量生産され，職場に導入されはじめてから 30 年以上経過し，急速なコンピュータの普及により，職場や家庭内での VDU の使用が飛躍的に増加した．西暦 2000 年までには北アメリカの労働人口の 60％ が VDU を使用し，また全世界では合計 1 億 5 千万台以上の VDU が使用されているといわれる．

② **VDU とは何か？**

　VDU はコンピュータからの情報を表示するための機器で，多くの場合，テレビのような形をしている．しかしながら，テレビ放送を受信してその番組の映像を表示するというものではない．ブラウン管（CRT）を採用した VDU では，CRT 内部の電子銃から発射された高エネルギーの電子ビームを，コン

第9章 VDTからの電磁界漏洩

ピュータからの信号によってCRT後部のコイルにより垂直および水平方向に走査し，CRT前面ガラスの内面に塗布された蛍光体に衝突させることで蛍光体から発光させて，目に見える画像とする．CRT後部のコイルは偏向ヨーク（垂直コイルおよび水平コイルで形成）と呼ばれている．これらの画像を作り出す電子回路から静電界および静磁界が生じるとともに，低周波および高周波の電磁界が発生する．

③ 光と電磁界

　VDUからは，光を含むほとんどすべてのスペクトラム帯域の電磁界が発生している．その光には，紫外線（UV，可視光に近い波長の長い紫外線），可視光，赤外線（IR）などが含まれている．

　可視光はVDUが本来目的とする画像を形成し，赤外線はVDUから熱として放散される．CRTからは極めてわずかな量の紫外線が放射されるが，冬場の窓越しに入ってくる紫外線よりもはるかに少ない量である．

　VDUから放射する電磁界は，次の3種類の周波数帯に分けることができる．水平偏向コイルからは15-35 kHzの周波数帯の電磁界が主として放射され，電源回路，トランス，垂直偏向コイルからは超低周波の50あるいは60 Hzの電磁界が放射されている．また，コンピュータからの信号やVDU内部の電子回路から，微弱な高周波電磁界（ラジオ波：RF）が発生している．CRTの前面ガラス内面に電子が衝突することで発生する電荷の蓄積によって，静電気も生じる（一般的にはCRT内部の高電圧が静電誘導によって前面ガラスに発生する：訳注）．特に室内の空気が乾燥しているときに，静電気の発生が顕著になる．

　さらには，高い周波数の音波や超音波が主として水平偏向回路などの種々のVDU内部部品から発生し，高い周波数のノイズとしてかろうじて聴き取れることがある．また，非常に低エネルギーのX線（軟X線）がCRT内部で発生するが，前面ガラスが十分に厚いので，CRT内部から外に漏れる以前に完全に吸収される．

④ 健康への関心

　職場にVDUが導入された当初，VDUは頭痛，めまい，疲労，白内障，異常妊娠，皮膚発疹といった多くの健康障害を引き起こす原因ではないかと懸念された．これを受けて，電磁界（EMF）が何らかの健康影響をもたらすのではないかと多くの科学研究が行われた．室内空気汚染，職務に伴うストレス，VDU使用時の姿勢や腰掛け方といった人間工学的問題などを含めて，原因となる因子をWHOや他の研究機関が検討した．その結果VDU作業に関連した健康影響の決定因子は，VDUからの電磁界の発生そのものではなく職場環境にあるだろうとの見解を述べている．以下に科学的な検討結果の概要を示す．

⑤ 妊娠への悪影響

　北米，ヨーロッパ，オーストラリアで，いくつかの妊娠異常を呈する集団（クラスタ）が認められ，VDU作業が妊娠に影響を与える可能性があるとの指摘が1970年代末に出された．これらの集団（クラスタ）はVDU作業を行い，グループとしては奇形児出産や自然流産を異常な高頻度で経験していると思われる妊婦のグループであった．

　これが，多くの疫学研究と動物実験を北アメリカとヨーロッパで行わせる契機となった．これらの研究では，VDUからの電磁界曝露に起因する生殖過程へのいかなる影響をも見つけられなかったが，しかしながら，もし生殖に影響を与えるとすれば，おそらくは仕事からもたらされるストレスといった他の作業環境要因が関連しているのではないかという見解が示された．

⑥ 眼への影響

　白内障や他の眼の疾病とVDU作業との間には，何の関連も認められなかった．しかし，VDUの表示画面のグレアや外光の反射が極端に大きい場合には，眼の疲労や頭痛の原因になることがわかっている．

⑦ 皮膚への影響

　発疹やかゆみといった皮膚症状の増加については，特にスカンジナビア諸国で研究された．しかしながら，これらの症状とVDUからの電磁界放射との関連を見い出すことはできなかった．こうした症状を持つ人々に対する再現実験

(研究室の試験) によって，これらの症状は電磁界曝露とはなんら関係がないことがわかった．

⑧ ほかの因子

研究者は，室内作業環境に関連のある種々の因子についても検討した．これには，室内空気の状態，室温，不適切な照明による眼の疲労，人間工学的に不適切な作業配置などが含まれる．人によっては頭痛やめまい，筋・骨格系の不快を訴えることがあるが，VDU 作業環境の適正化と人間工学的対策によって，これらの症状の多くは予防することができる．たとえば，機器類や照明の選定，正しい姿勢を保ったり筋や眼の疲労やストレスの原因となる緊張を少なくしたりする様々な環境づくりがその対策に含まれる．

以上の結論は国際非電離放射線防護委員会 (ICNIRP)，国際労働機関 (ILO) 及び WHO による検討結果と一致している．

⑨ 防護手段

VDU から放射される電磁界による健康影響への不安は，健康影響の防護を目的とする多くの製品を生み出した．VDU 使用時のための防護エプロン，画面フィルタ，電磁界低減用品などがそうである．

しかし，もともと VDU からの電磁界放射などは各国の基準や国際的基準により許容された曝露限度値よりもはるかに低い値であるため，たとえこれらの用品を用いてさらに電磁界を低減させることができたとしても，実際的な意味はない．眼の疲労の原因となる画面のグレアを低減させる画面フィルタを除き，電磁界防護用品の使用を WHO は推奨していない．国際労働機構 (ILO) も同様に，電磁界放射の低減を目的とした防護用品の使用を推奨していない．

この章のまとめ

　1980年頃のVDT作業の普及時に，VDT・パソコンからの電磁界が健康に影響にするのではないかと疑われた．その後の研究では電磁界は問題視する必要はないことがわかってきた．

　WHOの国際EMFプロジェクトが1998年に発行した表示装置（VDT）からの電磁界と健康影響に関する公開文書Fact Sheet 201によれば，VDTからの電磁界を問題視する必要はない，と明確に記述してある（この公開文書を熟読することを薦める）．本章ではこれを実証すべく，詳細を述べた．あわせて，CRTも液晶を用いたVDTもともに電磁界の漏洩の観点からは差異がないことを解説した．

　しかしながら，FBT[9-2]から漏洩する電界や静電気が存在するので，至近距離でのVDT作業のことを考えると，JEITAやMPRⅡガイドラインに適合した低電磁界製品の選択が好ましい．

[9-2] Fly-Back Transformerの略．CRTを用いたVDTやテレビジョン受信機の中に用いられる高電圧発生用の部品．

第10章 身のまわりの電磁界

　本章では，生活環境や身のまわりの電磁界に関して，また電磁界防護用品の効能に関して解説を行う．

　これまで述べてきたように，非常に強い電磁界が健康に影響するということは理解できる．それでは，生活環境下や身のまわりにおける電磁界の危険性はどうだろうか．これまでは一般論として，「問題はない」と言われてきた．しかし，この一般論を見直す必要があるかもしれない．

　職業的な曝露は別として，身のまわりの電磁界曝露として評価・検討すべきは，①蛍光灯によって非常に明るく照明が行われている場所における紫外線（第7章），②電子レンジからの60 Hzなどの低周波磁界漏洩（マイクロ波漏洩は法的に規制されているが，低周波電磁界は規制されていない），③電磁調理器から漏洩する20 kHz～50 kHzの磁界漏洩，④万引き防止装置や盗難防止装置から発生する200 Hz～8 MHzの電磁界，⑤アマチュア無線家の一部が使用しているある種の送信アンテナの近傍の電磁界，などである．

10-1　身のまわりの電磁界に関する一般論

　1997年のアメリカ全米科学アカデミーの報告「居住環境における電磁界曝露による健康への影響」では，「居住環境の電界・磁界への曝露によって，癌・神経行動的な悪影響，生殖・発育の影響が生じることを示す決定的で一貫した証拠はない」と述べている［10.1］．日本の電気学会による1998年10月の報

告書では，「磁界の実態と実験研究で得られた成果をもとに評価をすれば，通常の居住環境における電磁界が人の健康に影響するとは言えない」と述べている [10.2]．

これまでの多くの報告では，研究の継続および研究状況の把握などは必要であるが，生活環境下での電磁界曝露を問題視する必要はないとされてきた．しかし，2001年に国際癌研究機関 IARC が発表した，「$0.4\,\mu T$ を超える磁界曝露により小児白血病が増加しているという疫学調査をもとに，低周波磁界の発癌性を 2B と判定する」という評価については，新たな議論を呼んでいる．

10-2 家電製品からの電磁界漏洩

10.2.1 法規制対象となっている家電製品からの電磁界

家電製品の中で電磁界漏洩が法的に規制されているのは，電子レンジからのマイクロ波漏洩だけである．電子レンジを動作中に扉を開けても自動的に遮断装置が働き，一定以下の電磁界漏洩になるように規制されている．これは，電子レンジによると見られる主婦の白内障発症が 1974 年に報告されたことをきっかけとして，法規制されるようになったものである．電子レンジからのマイクロ波電波の漏洩は，筐体から 5 cm の場所で最大 $1\,\mathrm{mW/cm^2}$（電界強度で 61 V/m）に電波法・電気用品取締法で規制されている．動作中に誤って扉を開けた場合，動作停止になる瞬間でも最大 $5\,\mathrm{mW/cm^2}$ で規制されている．これは，ICNIRP の規定や日本の総務省の電波防護指針値 $10\,\mathrm{W/m^2} = 1\,\mathrm{mW/cm^2}$ に合致する．この規定は，5 cm における局所曝露の規定値に全身曝露の規定を適用した例で，過剰かもしれないが安全な側に立っていると言えよう．

それ以外の家電機器からの電磁界では，健康影響のための法的な規制はほとんどない．これらの機器から非意図的に漏洩する高周波電波帯域の電磁界が，テレビジョン放送などの電気通信に障害を与えないように規定されている（EMC の問題）が，これは健康影響とは別個の規制である．

219

第10章 身のまわりの電磁界

10.2.2 家電製品からの電磁界漏洩実態

　日本の家電製品に関連する工業会が中心となって，電子機器から漏洩する電磁界の実態調査が行われ，2003年3月に家電製品協会から報告書として刊行された[10.3]．これは低周波磁界（測定対象周波数範囲は5 Hz〜32 kHz）に限定した調査で，使用した測定器はNRADAのEFA-200（図2.11）である．この報告書から代表的な数値をまとめたものが表10.1である．測定距離は，それぞれの機器の通常使用状態を勘案して決められた．動作はすべて通常動作である．この測定では，5 Hzから32 kHzの周波数範囲において，実効値として「磁界測定」を行うだけではなく，周波数分析も行い，漏洩している磁界の周波数も確認されている．これらのデータは，ICNIRPなどの電磁界曝露基準と比較することができる．

表10.1-1　家電製品からの低周波磁界漏洩の例 [10.3]

機器	モデル	測定位置	距離〔cm〕	磁界測定値	スペクトラム測定					
					1位		2位		3位	
					磁界	周波数	磁界	周波数	磁界	周波数
IH調理器	9	前面	30	1.57	0.97	100	0.96	27,440	0.19	200
		背面	30	2.29	1.36	100	1.34	27,440	0.26	200
	13	前面	30	2.67	2.45	50	0.78	100	0.47	20,690
		左側面	30	4.02	3.8	50	0.93	100	0.6	20,690
電子レンジ	17	前面	30	3.97	4.07	50	1.56	150	0.2	250
		上面	30	4.77	4.5	50	1.67	150	0.31	250
除湿機	22	前面	50	—	—	—	—	—	—	—
		背面	50	0.13	0.13	60	—	—	—	—
電気毛布	26	上面	0	2.19	2.14	60	0.91	120	0.18	240
電気カーペット	27	上面	0	10.4	10.1	60	—	—	—	—
電動歯ブラシ	28	前面	0	3.61	3.5	250	0.74	750	0.68	1250
		背面	0	4.59	4.31	250	0.81	750	0.74	1250
扇風機	30	前面	50	0.92	0.89	50	—	—	—	—

表 10.1-2 家電製品からの低周波磁界漏洩の例（つづき）

機器	モデル	測定位置	距離〔cm〕	磁界測定値	スペクトラム測定					
					1位		2位		3位	
					磁界	周波数	磁界	周波数	磁界	周波数
ヘアドライヤ	32	前面	30	0.17	0.15	120	−		−	
		背面	30	0.33	0.31	120	−		−	
電気冷蔵庫	33	前面	30	−						
IH 炊飯器	34	前面	50	0.62	0.51	100				
		右側面	50	0.65	0.51	100	1.02	630	0.23	1,470
シェーバー	35	上面	0	2.61	2.43	210				
電気掃除機	37	前面	50	−	−		−			
		左側面	50	0.24	0.2	50	0.14	150	−	
電気洗濯機	39	前面	30	0.6	0.48	60	0.36	180	0.22	300
		上面	30	3.34	3.66	60	0.23	180	0.1	300
こたつ	41	前面	10	0.44	0.44	50				
		上面	10	5.98	5.94	50	0.77	150	0.34	250
デスクスタンド照明	58	前面	50	−						
14 型テレビ	66	正面	50	0.2	0.1	60				
29 型テレビ	68	正面	50	0.3	0.2	70	0.1	120	−	
32 型テレビ	69	正面	50	−		50				
14 型液晶テレビ	70	正面	50	−		50				
20 型液晶テレビ	70	正面	50	−		50				
32–37 型プラズマテレビ	72	正面	50	−		50				
VTR	76	正面	50	−		50				
DVD プレーヤ	77	正面	50	−		50				
CD/MD ミニコンポ	78	正面	50	−		50				

単位：磁界〔μT〕，周波数〔Hz〕
−印：0.1μT 以下

　最近の家庭電器製品では，電源回路部に商用周波数トランスなどを用いた電源回路から，高周波のインバータ電源回路への切り替えという傾向にある．これらのインバータの周波数は，おおむね今回の測定対象周波数の上限である 32

第10章 身のまわりの電磁界

kHz より高いので,それらの回路からの磁界の漏洩は検出されていない.測定された冷蔵庫はインバータ式であり,照明器具のデスクスタンドもインバータ方式であった.電磁調理器の動作周波数の 27,440 Hz では,磁界は $1.34\,\mu\mathrm{T}$ が最高であった.IH 炊飯器の動作周波数は他の IH 調理器とは異なり,今回の測定周波数帯域より高いので,IH 動作に伴う漏洩磁界は検出されていない.

10.2.3 近傍での電磁界強度は？

表 10.1 に示す磁界漏洩値は,機器からある一定の距離だけ離れた場合の通常の使用状態を想定した測定結果である.それでは,電子機器により近接した場合はどうなるだろうか.図 10.1 は,筆者の自宅にある 14 型 CRT を用いたテレビジョン受信機から漏洩する磁界を実測した結果で,正面での磁界と距離の減衰カーブである.測定器は EMDEX ライトで,磁気センサコイルの大きさは,NARDA の EFA-200 が $100\,\mathrm{cm}^2$(直径約 11 cm)であることに対して,EMDEX ライトは直径約 6 mm と小型であり,局部的に不均一な磁界の測定には好都合である.

10.2.4 電子レンジ

電子レンジはマイクロ波を発振して,このマイクロ波が食物などに含まれる

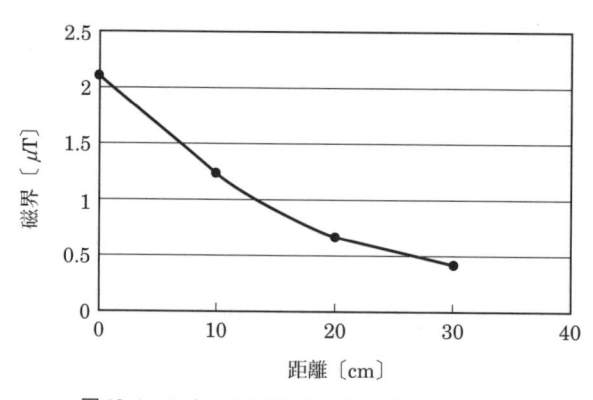

図10.1 4インチ CRT テレビの正面からの磁界

10-2 家電製品からの電磁界漏洩

水の分子に振動を与えることにより熱を発生させることで加熱する．マイクロ波の周波数は 2,450 MHz であり，これは ISM 用の周波数として指定された一般の電気通信には使用しない帯域である．すなわち，多少の電波の漏洩があっても電気通信に障害発生が少ない周波数として選択されたものである．

近年，この 2,450 MHz を無線 LAN にも使用するようになってきており，本来の趣旨とは異なり，今後は電波障害も多くなるかもしれない．

日本品質機構の調査報告によれば，6 モデルの電子レンジにおいて，漏洩する 2,450 MHz のマイクロ波を電子レンジから 3 m の距離で測定している [10.4]．その結果は，114 dBμV/m から最大で 126 dBμV/m (2 V/m) であった．この値から距離を 30 cm として，距離に逆比例するとして単純計算を行えば電界強度は 20 V/m であり，電力密度には次のように換算できる．

$$P = \frac{20 \times 20}{377} = 1.06 \ [\text{W/m}^2] = 0.106 \ [\text{mW/cm}^2]$$

電子レンジは，同時に低周波磁界も漏洩する．その程度は表 10.1 に示したように，機器から 30 cm の距離で 4 μT 程度である．筆者の自宅にある電子レンジからの実測で，細かく距離減衰データをとった結果を図 10.2 に示す．動作時は，電子レンジの電源が搭載している右側面からの低周波磁界の漏洩があった．筆者の測定では，10 cm 以内に近接した場合は，測定器の測定限度の関係で測定できなかった．

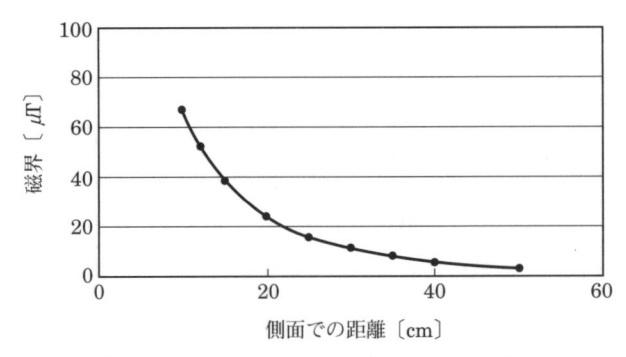

図 10.2 自宅の電子レンジからの低周波磁界漏洩

10.2.5 電磁調理器

近年,電磁調理器が急速に普及している.1991年の日本電気協会の調査「電気用品の漏洩電波の安全性に関する調査研究報告書」では,現在の法律(電波防護指針)には合致していることが確かめられている[10.5].しかし,1998年に発行されたICNIRPの国際的なガイドラインに定められた全身均一曝露に関する値を局部的な磁界強度にそのまま当てはめるとすれば,ガイドラインには適合していないことになる.全身にわたって空間分布を測定して再評価を行えば,ICNIRPガイドラインに適合しているかもしれないが.

この調査で最大の磁界漏洩値(20 kHzの動作周波数の磁界)は,鍋の位置を中央ではなく少しずらして使用し,なべ検出器(電磁調理器の上に鍋がないときは動作しないようになっている)が動作する寸前の最悪条件に設定したときに測定された.測定は機器から20 cmの距離で行い,結果は$10.6\,\mu$Tであった.20 kHzの磁界曝露に関する電波防護指針値は$91\,\mu$Tであり,ICNIRPの参考レベル(一般公衆に対する規定)では$6.25\,\mu$Tである.

電磁調理器に関しては,電磁界の健康影響に関する関心の高まりから市民団体が実測などを試みている.2002年に日本子孫基金というNPOが測定し,結果を機関誌「食品と暮らしの安全」156号に発表している.ここでの測定条件の一例を図10.3(a)に示す.測定はこの条件以外でも行っているが,この図のように,鍋の隣に測定センサを置いて測定し,その結果を「普通の使い方でICNIRPガイドラインを超える被爆.調理プレート上,鍋の周囲は最大で16倍の値」と報告している.

ICNIRPガイドラインに規定されている100 kHz以下の低周波電磁界の曝露に関する基本制限では,問題となる人体は頭部と体幹(内臓などのある胴体部分)である.したがって,電磁界測定を行ってICNIRPガイドラインに不適合となった場合は,基本制限に立ち返って判定を行う必要がある.日本子孫基金の測定条件は鍋の側に頭を置くような条件であり,こうした使用条件は実際上はありえない.電磁界の測定評価に際しては,現実的な使用条件と機器からの

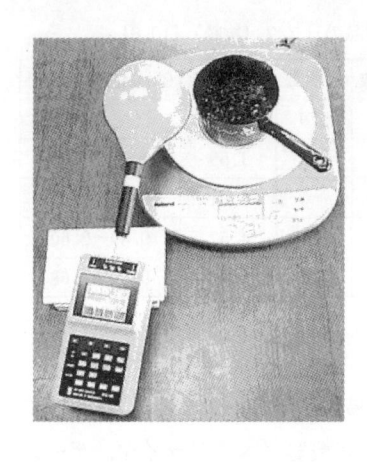

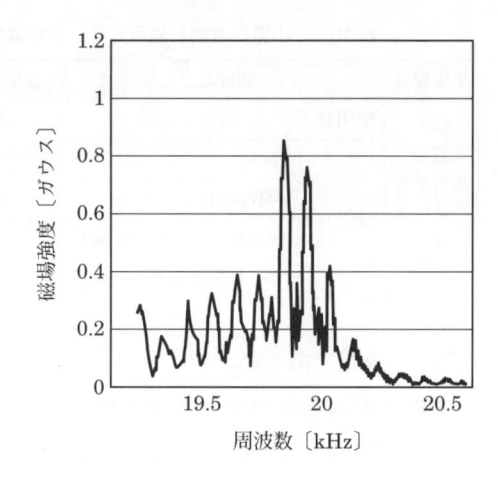

(a) 電磁調理器からの測定　　　　　　(b) 測定結果の例

図 10.3　電磁調理器からの電磁界測定の例

漏洩電磁界レベルの最悪条件の設定を考慮しなければ，不毛な報告に終わる．

また，図 10.3(b) は同じく日本子孫基金の報告にある測定結果で，19.8 kHz 付近と 19.9 kHz 付近に二つのピークがあり，一見すれば二つの周波数成分が同時に存在しているように測定結果として表示される．実際の電磁調理器では動作周波数が時々刻々変化しているので，同時に二つの周波数成分が存在することはない．このような測定評価では，機器から漏洩する磁界に関する基礎的な情報と理解がなければ，ただ「測定した」ということに終わってしまう．

10-3　家電製品に関する疫学研究

E.E. ハッチらは，アメリカの九つの州で行われた住環境下における磁界曝露の研究の一環として，使用している家庭用電気機器との関係を調査した [10.6]．急性リンパ性小児白血病（ALL）の患者 640 名（1989 年から 1993 年にかけて 0～14 歳で白血病と診断されたケース）と 640 名の対照を対象として研究を行った．その結果，母親が妊娠中に電気毛布やマットレスを使用するとリスクが増大し，オッズ比は 1.59（95% CI：1.11−2.29）となった（表 10.2）．しかし，電動ミシンの使用は逆にリスクを下げ，オッズ比 0.76（95% CI：

表10.2　小児白血病と使用している家電製品のリスク（抜粋）[10.6]

使用機器	頻度など		症例数	対照数	オッズ比	95% 信頼性区間
母親の電気毛布やマットレス	使用せず		547	579	1.00	
	使用した	合計	90	61	1.59	1.11 – 2.29
		<Weekly	6	5	1.61	0.46 – 5.65
		<6 H/day or <2 months	37	27	1.52	0.89 – 2.60
		>6 H/day or >2 months	47	29	1.63	0.99 – 2.68

0.59 – 0.98）であった．

　子供が電気毛布やマットレスを使用した場合の ALL のリスクは 2.75 倍（95% CI：1.52 – 4.98）であった．その他の電気機器（ヘアドライヤ，ゲームセンタでのビデオゲーム，家庭でのテレビジョンでのビデオゲーム）もリスクを増加させるが，使用の頻度や使用年数との関係は明確にはならなかった．子供がテレビを見る時間が長いとリスクが増加するとなっているが，テレビジョンを近くで見ても離れて見ても，リスクの程度は同じであった．

　この報告で研究者は，多くの機器使用に関する量-反応関係の不確かさ，選択バイアス，機器からの磁界の実測がされていないことなどは今後の課題である，と結んでいる．

10-4　パソコンからの電磁界

　パソコンも家庭で使用されるようになり，一般事務にも広く使用されてきているので，身のまわりの電磁界として本章で取り上げる必要があるだろう．パソコンの電磁界の健康影響といえば，表示装置（VDT）としてのモニタの話題に集中することが多い．1980 年頃にパソコンが一般事務にも普及しはじめた時期があったが，このときに様々な問題が提起され，VDT からの電磁界漏洩が疑われたからである．これらの問題は第 9 章で述べたように，電磁界に関してはその後の研究結果で問題がないことがわかっている．

　それでは，VDT 以外のパソコン機器からの電磁界漏洩はどの程度のものだろうか．表 10.1 に示した家電製品からの低周波磁界漏洩調査のときに，パソ

表10.3 パソコン機器からの低周波磁界漏洩の例 [10.4]

機器	モデル	磁界測定値	スペクトラム測定					
			1位		2位		3位	
			磁界	周波数	磁界	周波数	磁界	周波数
ノートパソコン	84	−	−	50	−	250	−	150
	87	−	−	50	−	150	−	85
デスクトップPC＋液晶モニタ	90	−	−	50	−	130	−	250
	93	−	−	50	−	150	−	250
CRTモニタ	94	−	−	60	−	120	−	180
	95	−	−	74	−	52	−	150
液晶モニタ	98	−	−	50	−	150	−	250
	101	−	−	50	−	150	−	1,232
インクジェットプリンタ	80	−	−	48	−	150	−	245
	81	−	−	50	−	150	−	102

単位：磁界〔μT〕，周波数〔Hz〕　−印：0.1μT以下

コン機器からの漏洩電磁界の測定も行われた．2003年3月の家電製品協会報告書から代表的な数値をまとめたものが表10.3で，測定されている磁界の周波数は50Hzや250Hzといった低周波である [10.4]．測定の結果は，通常の使用環境としての50cmでは0.1μTを超える値は記録されていない．これらの多くは電源回路にインバータを用いており，それらの周波数は測定対象周波数範囲を超えているので，測定されてはいない．また，50cmの距離では0.1μT以下であっても，それぞれの機器に近接すればより大きな磁界値となる．

10-5 電車の中の磁界

第5章の「個人曝露の実態とドミナントな曝露は？」の項で，24時間連続磁界曝露測定を行ったときに，通勤時の電車内における磁界曝露量が無視できないことを述べた．この原稿の執筆を進めながら，磁界測定器EMDEXライト（外形を図10.4に示す）を持ち歩き，電車に乗ったときの車内での曝露状況を調査した．その結果を表10.4から表10.6にまとめた．

第10章 身のまわりの電磁界

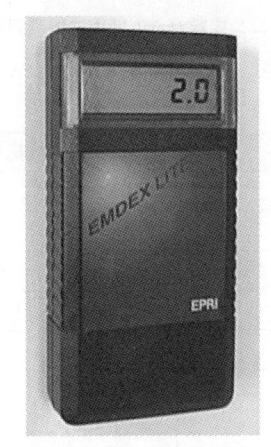

図10.4　EMDEXライトの外形

　磁界値は時々刻々変化するので，その変化の範囲を記録した．特定の乗車区間で，瞬間的に1回だけ大きな磁界値を示した場合を「瞬間的な最大値」という欄に記入している．表10.4は，電車への給電がパンタグラフによる電車での測定結果で，あえてそうしたパンタグラフのついている車両を選択して乗車した．ここでは0.5μTを超える場合が多く，最大では3.2μTを記録した．

　最後尾の車両は単に牽引されているだけなので磁界の漏洩は少ないのではないかと想像し，先頭車両の場合と合わせて調査を行った．その結果を表10.5に示す．0.5μT程度以下の漏洩磁界のケースが多いが，必ずしも常にそうしたレベルにあるとは限らず，最大で3.5μTを記録した．

　地下鉄は漏洩磁界が少ないと言われているが，表10.6に実測例をまとめた．確かに，0.5μT程度以下のケースが多い．しかし，最大で5.9μTという値も記録している．地下鉄では架空給電でパンタグラフを持っている路線もあり，また，第3軌条（車輪のための2本のレールに加えて，三番目に給電のためのレールを設ける）で側面から給電する路線もある．第3軌条に近い座席と遠い座席で差異があるものと考え，座った座席が進行方向に対して右か左かを記録に残した．

　川島正敏らの報告では，オフィス作業者5名について24時間連続で曝露磁

10-5 電車の中の磁界

表10.4 電車での磁界曝露：パンタグラフのついている車両に乗車時

測定日	路線	区間	車両	条件	運行時の磁界	瞬時的な最大値
4月28日	東急東横線	中目黒〜武蔵小杉	パンタ	座る	$0.8 - 2.4 \mu T$	
4月22日	JR総武線	御茶ノ水〜新宿(快速)	パンタ	立つ	$0.08 - 0.6 \mu T$	
5月5日	JR南武線	立川〜稲城長沼	パンタ	座る	$0.35 - 0.8 \mu T$	$1.9 \mu T$
4月28日	JR南武線	武蔵小杉〜稲城長沼	パンタ	座る	$0.2 - 0.8 \mu T$	$2.4 \mu T$
4月27日	京王井の頭線	渋谷〜明大前(急行)	パンタ	座る	$0.3 - 2.0 \mu T$	$3.0 \mu T$
4月27日	京王線	調布〜稲城	パンタ	座る	$1.7 - 3.2 \mu T$	
4月21日	京王線	調布〜明大前(特急)	パンタ	立つ	$0.15 - 0.35 \mu T$	$0.7 \mu T$

表10.5 電車での磁界曝露：先頭や最後尾の車両に乗車時

測定日	路線	区間	車両	条件	運行時の磁界	瞬時的な最大値
5月25日	JR南武線	稲城長沼〜溝の口	最後尾	座る	$0.2 - 0.6 \mu T$	
5月13日	京王線	調布〜新宿(特急)	最後尾	立つ	$1.7 - 2.4 \mu T$	
5月25日	東急田園都市線	武蔵溝の口〜あざみ野	最後尾	座る	$0.3 - 0.55 \mu T$	$1.74 \mu T$
5月23日	ゆりかもめ線	新橋〜国際展示場前	最後尾	座る	$0.3 - 0.8 \mu T$	$3.5 \mu T$
5月17日	JR山手線	目白〜巣鴨	先頭	立つ	$0.1 - 0.6 \mu T$	
5月23日	京王井の頭線	渋谷〜明大前	先頭	座る	$0.4 - 0.8 \mu T$	$1.3 \mu T$
5月23日	臨海線	展示場前〜大崎	先頭	座る	$0.1 - 0.35 \mu T$	

表10.6 電車での磁界曝露：地下鉄に乗車時

測定日	路線	区間	車両	条件	運行時	瞬時的な最大値
4月21日	地下鉄新宿線	初台〜神保町	パンタ	座る	$0.2 - 0.6 \mu T$	
4月28日	地下鉄日比谷線	神谷町〜中目黒	パンタ	立つ	$0.6 - 1.1 \mu T$	
4月28日	地下鉄日比谷線	中目黒〜神谷町	パンタ	座る	$0.2 - 2.0 \mu T$	$4.6 \mu T$
4月27日	地下鉄銀座線	浅草〜渋谷	進行左手	座る	$0.04 - 0.2 \mu T$	$1.1 \mu T$
4月27日	地下鉄銀座線	渋谷〜浅草	進行右手	座る	$0.06 - 0.3 \mu T$	$0.5 \mu T$
4月22日	地下鉄丸の内線	新宿〜大手町〜霞ヶ関	車両中央	立つ	$0.03 - 0.07 \mu T$	$0.17 \mu T$
5月25日	横浜地下鉄	あざみ野〜センタ南	進行右手	座る	$0.35 - 1.05 \mu T$	$5.9 \mu T$

界を測定している．測定日数は 150 日，延べ測定時間は 3,287 時間である[10.7]．オフィスでの曝露，家庭での曝露とともに通勤時の曝露も測定された．交流電車での曝露は延べ 58.8 時間測定され，中央値は $1.03\,\mu\mathrm{T}$ であるが，最大値は $102.3\,\mu\mathrm{T}$ を記録し，この値がこの調査における最大値でもあった．直流電車での曝露は延べ 9.7 時間測定され，中央値は $0.11\,\mu\mathrm{T}$，最大値は $5.26\,\mu\mathrm{T}$，電車（新幹線）の場合は，延べ 17.6 時間測定され，中央値は $0.25\,\mu\mathrm{T}$，最大値は $22.9\,\mu\mathrm{T}$ であった．

こうした低周波交流磁界を，我々は日常的に浴びているということである．

10-6 アマチュア無線と近傍電磁界曝露

アマチュア無線は，個人が趣味として無線通信を楽しむ世界である．世界で最もアマチュア無線家が多いのは日本だと言われている．この趣味は電波の発信を行うことから免許制度が採られ，資格のグレードによって発信できる無線電力に制限がある．アマチュア無線局は，無線局周辺の住民が曝露する可能性がある電波発信に対して，1999 年に法制化された電波防護指針に適合することを証明する義務を負い，無線局の免許が交付されている．基本的には，電波防護指針に合致しないアマチュア無線局は存在しない．

アマチュア無線では，自ら創意工夫を凝らしたアンテナを作成することもその醍醐味のひとつであるので，以下のような注意が必要となる．

10.6.1 アマチュア無線局の電波防護指針への適合確認法

それぞれのアマチュア無線局では，使用する無線周波数，送信電力，アンテナの種類と性能を勘案して，アマチュア無線局の近隣における電波強度の測定もしくは推定を行う．送信アンテナから距離 R〔m〕離れた地点での電力密度 S〔W/m²〕は，円球面の面積 $=4\pi R^2$ から，送信アンテナの高周波電力を P〔W〕として，次のように求められる

$$S = \frac{P}{4\pi R^2} \; [\mathrm{W/m^2}] \tag{10.1}$$

10-6 アマチュア無線と近傍電磁界曝露

　送信アンテナの利得を G とする．この G は絶対利得であり，単位は dBi で示されるが，デシベルではなく実数に換算しておく．この絶対利得 G は，遠方界に対して規定された利得である．また，八木アンテナのように指向性があるときは，その指向性や俯角減衰度を考慮する．

　したがって利得を考慮すると，式(10.1)の空間に存在する電力密度 S は，

$$S = \frac{PG}{4\pi R^2} \; [\mathrm{W/m^2}] \tag{10.2}$$

となる．

　送信アンテナから十分離れた遠方界とみなすことができる距離 R においては，この式 (10.2) は当然成立する．そして，その得られた電力密度から，その地点の電界強度 E_0 〔V/m〕は空間インピーダンス $Z = 120\pi = 377\,\Omega$ を使用して計算できる．

$$E_0 = \sqrt{Z \times \frac{PG}{4\pi R^2}} = \sqrt{120\pi \times \frac{PG}{4\pi R^2}} = \sqrt{30 \times \frac{PG}{R^2}} \tag{10.3}$$

　電波は大地で反射する（厳密には電界は大地で反射する）．送信アンテナからある程度離れた地点では，送信アンテナから直接到来した電波と，大地に反射してからその地点に到来した電波が強め合ったり打ち消し合ったりする（図10.5）．最悪のことを考えて，その地点では大地の反射によって78 MHz以下の周波数では完全に反射があり，電界が2倍になると想定する．78 MHz以上の周波数では，電界の反射は1.6倍と想定する．電界が2倍ということは，その地点での電力密度は4倍になっていることになる．この想定倍率は，アメリカのFCCでも同じ数字を使用している．

　したがって　ある距離 R における電界強度の想定値 E 〔V/m〕は，

$$E = 2 \times E_0 \; [\mathrm{V/m}] \tag{10.4}$$

となる．

　この遠方界の推定法を近傍電磁界強度に対しても適用できると仮定して，厳しい方向の計算結果が出てくると判断することがある．

　果たしてそうであろうか．近傍界で空間インピーダンスが $377\,\Omega$ と異なる場

231

第10章 身のまわりの電磁界

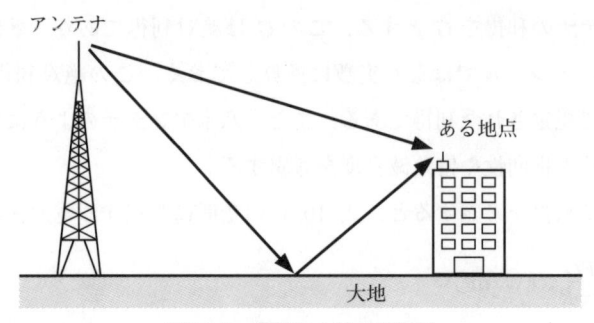

図10.5　電波の大地での反射

合は，問題が発生する．式(10.3)を考えると，ある地点での空間インピーダンスが377Ωより小さい場合，377Ωとして計算した電界強度より実際の電界強度は小さくなる．この場合は，377Ωとして計算すれば過剰側に立っており，電波防護指針に適合していると判断できる．

しかし，その地点の空間インピーダンスが377Ωより大きいと，377Ωとして計算した電界強度に対して実際の電界強度の方が大きくなり，場合によっては電波防護指針に適合しなくなるおそれがある．すなわち，上記計算方式は大きく空間インピーダンスに依存するということになる．アンテナの種類と空間インピーダンスに関しては第2章で解説を行ったので，参照のこと．

アメリカのアマチュア無線家のための指針では，「遠方界の手法を近傍界にも適用すると，過大側に評価される」と規定しているが，同時に「しかし，それは参考データである．更に正確な解析のために，EZNECなどの数値解析をすすめる」となっており，遠方界の手法の近傍界への適用を「絶対視」してはいない [10.8]．

10.6.2 過剰な方向での評価の限界

アンテナ解析ソフト EZNEC で近傍界の電界と磁界を求め，それぞれの地点における空間インピーダンスを計算した例を以下に示す．半波長ダイポールアンテナの場合を図 10.6 に示す．周波数は 1.9 MHz で計算し，横軸は波長に対する比で表した．この場合は，アンテナから半波長以内に相当する距離では，空間インピーダンスは 300 Ω 以下に低下している．

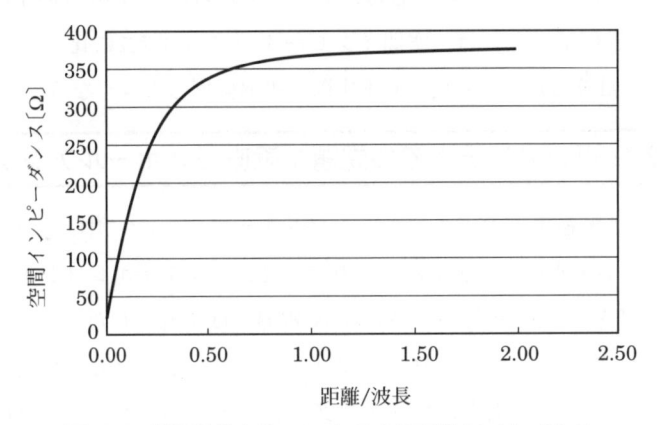

図 10.6 半波長ダイポールアンテナの空間インピーダンス

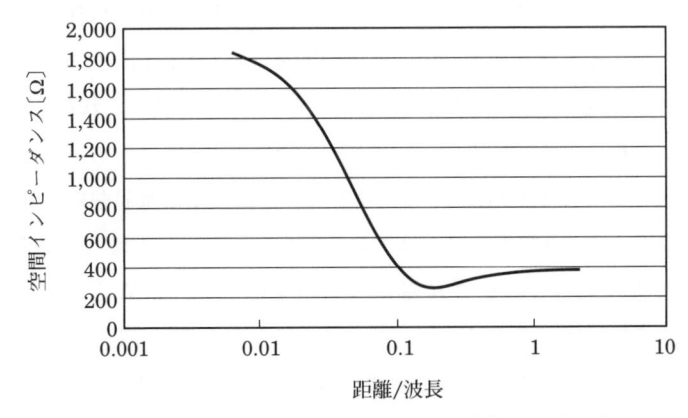

図 10.7 16 分の 1 波長ダイポールアンテナの空間インピーダンス

第10章 身のまわりの電磁界

したがって，空間に与えられた電力密度から，近傍界で空間インピーダンスを377Ωとして電界強度を計算したとすれば，実際のインピーダンスは377Ωより小さくなっているので，実際の電界強度は計算値より小さくなり，電界への曝露は過大側に評価されることになる．

次に，アンテナのエレメント長を短くして計算を行う．1.9 MHzの電波の波長は158 mである．そこで各エレメント長を5 mとして，16分の1波長のダイポールアンテナを設定する．計算の結果を図10.7に示す．このような短いエレメント長のアンテナの場合は，アンテナから波長の10分の1に相当する距離より近距離になれば，空間インピーダンスは377Ωに比べて大きくなり，377Ωで計算した電界強度よりも実際の電界強度は大きくなる．

10.6.3　短いアンテナでの課題：垂直モノポールアンテナ

アマチュア無線用の垂直モノポールアンテナでは，1.9 MHzなどのHF帯用に1〜3 m長の垂直アンテナが売られている．アンテナエレメントの長さを2.5 m，直径を10 mmとして，EZNECで電界強度を計算した．こうした短いアンテナでは放射抵抗が0.039Ωと小さくなり，アンテナとしての効率は非常に悪くなっている．給電点にマッチングとして$49+j10340$〔Ω〕を挿入したことで，SWRは1.03とした．このアンテナへの送信電力を100 Wとし，アンテナ給電点の位置から水平に距離を取り，アンテナの周りには何もないFree Spaceとして，それぞれの地点での電界強度を計算した．同時にアンテナ利得を1として，前述の式（10.4）にしたがって計算を行った．これらを合わせて図10.8に示す．

電波防護指針では1.9 MHzでの一般公衆の曝露限度は電界強度275 V/mなので，EZNECによる解析結果ではアンテナから1.5 m以上離れなければならない．しかし，遠方界法を近傍界にも適用するという計算法を用いるならば，50 cmまではアンテナに近づいてもよいことになる．もし，曝露限度値としてICNIRPの一般公衆に対する参考レベルを適用することにすれば，参考レベルは63V/mとなり，アンテナから2.5m以上の距離をとらなければならない．

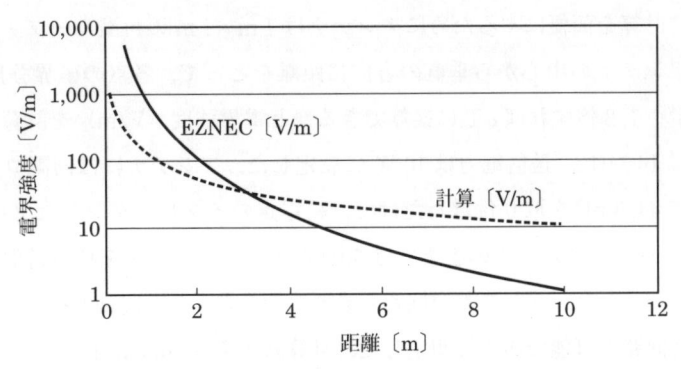

図10.8　短い送信アンテナのときの，遠方界法の計算値とEZNECによる解析結果

こうしたケースは実質的にはありえないかもしれないが，マンションなどでアンテナを建設するスペースが十分に確保できない状態でアマチュア無線を楽しむときに代替的なアンテナとして使用する可能性もあり，注意が必要となる．

10.6.4　ループアンテナ利用時の課題

　近傍界における磁界の推定はどうだろうか．ループアンテナは磁界放出型アンテナであり，大きいループアンテナやスモールループアンテナなどとして用いられている．ループアンテナからの磁界も遠方界になり，電磁「波」になってしまえば磁界にこだわる必要はなく，電界で考えてもよい．
　これらのループアンテナからの近傍磁界は要注意である．アマチュア無線家のための簡易的な，「磁界放出型のループアンテナからの磁界強度の推定式」は提示されていない．アメリカのアマチュア無線家のための指針にも推定式は提示されておらず，計算結果がわずか一例のみ示されているに過ぎない[10.8]．
　アンテナ建設スペースが十分に取れない場合に利用されるものに，スモールループアンテナ（マグネチックループアンテナ）と呼ばれ，アンテナの直径が使用する無線周波数の波長に対して10分の1以下のサイズとなっているものがある．
　ループアンテナからの近傍磁界の計算例を示す．EZNECを利用して解析し

第10章 身のまわりの電磁界

た例で，計算を簡便にするためにアンテナは 1 m×1 m の角型ループアンテナとし，アンテナの中心から垂直の方向に距離をとって，各点の磁界強度（A/m で計算，1.2 倍すれば μT に換算できる）と電界強度（V/m）を計算した．周波数は 14 MHz，送信電力は 10 W に設定した．アンテナには同調コンデンサとして 44.5 pF を取り付けただけで，給電点のインピーダンスは $Z = 0.154 + J\,0.1$〔Ω〕である．このままでは 50 Ω のインピーダンスを持つ送信機に接続できず，インピーダンス整合回路が必要となるが，整合回路の損失が無視できる整合回路が可能であると想定した．計算結果を表 10.7 に示す．

ICNIRP の一般公衆に対する参考レベルは，電界強度 27.5 V/m，磁界強度 0.073 A/m である．この曝露規定に適合するためには，電界強度で考えれば 1.5 m 以上の距離をとればよいが，磁界強度を考えると 2.75 m と 2 倍近い距離をとらなければならない．総務省の電波防護指針対応に関しても同様で，59 V/m の電界限度以下になるためには 1 m 以上の距離でよいが，0.16 A/m の磁界限度以下になるためには 2 m 以上の距離を確保する必要がある．このように磁界放出型のループアンテナでは，近傍における磁界曝露を十分に考慮する必要がある．

表 10.7　ループアンテナからの電磁界放射の計算例

距離〔m〕	磁界〔A/m〕	電界〔V/m〕
0.50	2.891	199.4
1.00	0.844	55.4
1.50	0.327	19.7
2.00	0.159	8.7
2.50	0.091	4.6
2.75	0.072	3.6
3.00	0.058	2.9

10-7 EAS からの電磁界

EAS（Electronic Antitheft-Surveillance）とは，電子的な手法で盗難を防止するための監視システムである．万引きなどの被害が甚大で商売ができないというケースがあり，大きな社会問題になっているが，これに対処するのが EAS である．EAS に関しては，詳しくは成書を参照のこと．

これら EAS では，電磁界を利用して物品の盗難防止を図っているので，人々が防止システムから発信される電磁界を浴びることになる．どういう周波数の電磁界が利用されているのかはほとんど公表されていない．公表すれば，それらの盗難防止装置の動作を妨害する機器が作られてしまうので，当然である．

P. A. サントゥッチの論文によれば，アメリカの実例として，図書館の盗難防止システムからの電磁界で心臓ペースメーカの誤動作が発生している [10.9]．この EAS から発振される電磁界の周波数や発振強度などに関しては，論文には記載されていない．この事故は，EAS から約 30 cm 離れた場所に立っていて発生している．日本でも同様の事例が発生し，詳細な調査が行われている [10.10]．

EAS からの電磁界放射の実例について数少ないデータがある．モデル名などが実名で明記されて，1996 年のアメリカの OST 年報に掲載されている [10.11]．このデータをもとに作成したものが表 10.8 である．動作周波数は 200 Hz から 9 MHz と広範囲にわたり，磁界を利用しているものもあれば電波として利用しているものもある．発振強度のデータを見ると，アメリカで販売されている EAS を測定しているので，IEEE の電磁界曝露規定にはほとんどが合致していることがわかる．しかし，1998 年に発行された ICNIRP の一般公衆に対する参考レベルを超えているものが大半である．

人は EAS 機器の近くを一瞬通り過ぎるだけなので，瞬間的な曝露に関する規定を準用することができる．ICNIRP ガイドラインでは，

① 100 kHz を超える電磁界に関してはピーク値に関する規定があり，100

表10.8　EASから放射される電磁界強度 [10.11]

モデル	動作周波数	磁界実測値	IEEE C95-1 1991	ICNIRP (一般公衆)	総務省電波防護指針 (一般公衆)	評価：実測/ICNIRP	評価：実測/IEEE
Knogo #2	219 Hz	220 μT	規定なし	22.7 μT	規定なし	9.7倍	
Sensormatic Isle keeper	536 Hz	107 μT	196 μT	6.25 μT	規定なし	17倍	合致
Sensormatic Ultra Pro	58 KHz	Peak 39 μT	196 μT	6.25 μT	87 μT	6倍	合致
Sensormatic Pro-max	58 kHz	Peak 39.7 μT	196 μT	6.25 μT	87 μT	6倍	合致
Knogo #1	2 MHz	0.26 μT	9.8 μT	0.46 μT	1.3 μT	合致	合致
Checkpoint QS-2000	8 MHz	0.32 μT	2.4 μT	0.092 μT	0.33 μT	3.5倍（合致）	合致
Sensormatic Saver	8 MHz	0.3 μT	2.4 μT	0.092 μT	0.33 μT	3.3倍（合致）	合致

注：これらのモデルは日本国内で販売されているモデルと同じとは限らない.

kHzで1.5倍，10 MHzでは32倍となっている．10 MHzを超える場合は，電界・磁界強度は32倍を超えないこと．

② 100 kHz以下の電磁界のピークは$\sqrt{2}$倍（すなわち正弦波における実効値とピーク値の関係）だけを論じており，瞬時的な曝露に関する緩和策はない．

これらから，周波数8 MHzで動作している機器の場合は9.6倍の磁界まで許容されるとして，表10.8では評価欄に（　）で記入してある．

10-8　電磁界防護用品の効能

10.8.1　電磁界の健康影響の不安

電磁界の健康影響に人々は不安を感じ，そうした不安を解消することを狙った電磁界防護グッズが販売されている．しかし，これらの電磁界防護グッズの効果には大きな疑問がある．電磁界防護効果の検証法の標準となる手法は確立

されてはいないが，これまでの多くの電磁界防護グッズは，実使用状態もしくは実使用状態を模した試験状態で科学的に検証されているとはいえない．

10.8.2　電磁界防護繊維などの効果検証方法

電磁界防護グッズの効果検証に「KEC (Kansai Electronic Industry Development Center) 法」や「アドバンテスト法」を用いている場合がある．これらは，近接電磁界法や TEM (Transverse Electromagnetic Mode) セルを用いたシールド素材としての測定法である．

アドバンテスト社の近接電磁界法（図10.9）で考える．二つの金属製チャンバの間に窓を開け，電磁界送信アンテナを入れたチャンバ側から発信し，受信アンテナを入れたチャンバで受信をする．窓に何もないときは電磁界が通過するが，試験片を置くと電磁界の直進は遮断される．試験片の有無で得られた電磁界の伝達比から，シールド素材の電磁界遮断特性を得る．これらの試験方法では，試験片のシールド素材の縁から電磁界がまわり込まないようにしてある．この方法は，シールド素材の試験方法としては妥当な試験法である．

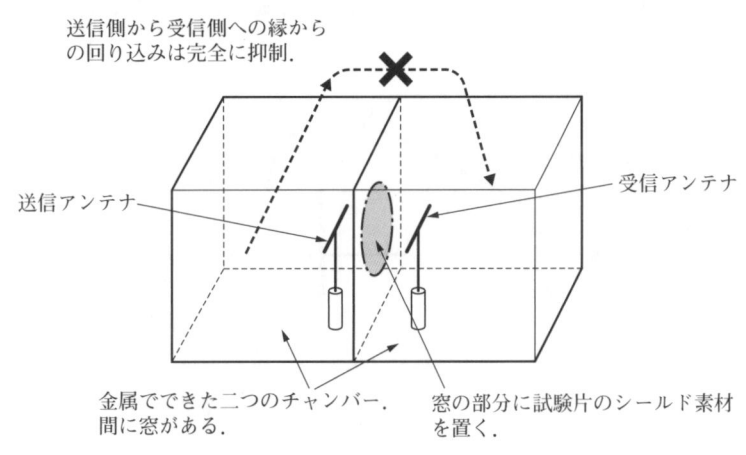

図10.9　アドバンテスト社などの近傍電磁界に対する電磁界シールド効果試験法

第10章 身のまわりの電磁界

10.8.3 金属性物体の近接と受信アンテナの感度

図 10.9 に示すようなシールド材料の試験法には，もうひとつ課題がある．ほとんどすべての電磁界測定器のセンサは，近傍に金属などがない状態で校正される．総務省電波防護指針でも，電磁界の測定に当たっては電磁界の発信源および金属物体から 10 cm 以上離れていなければならない（周波数が 300 MHz 以下の場合は 20 cm），と規定されている．

シールド材料（金属製）による電磁界防護効果を検証する場合，シールド材のないときの電磁界強度は正しくは把握できるが，電磁界測定センサ（受信アンテナ）に金属製シールド材が近接して置かれた場合は，シールド材料の電磁界遮断効果なのか受信アンテナの感度低下によるものかを考察しなければならない．

10.8.4 回折を考慮した検証

電磁界には回折という現象があり，有限の大きさを持つシールド材の縁から回り込む性質がある（図 10.10）．無限大のシールド素材を用いるか，もしくは人体保護の場合には頭から足のつま先まで隙間なく電磁界シールド素材でおおったときにのみ，図 10.9 の測定で得られた電磁界遮断性能が実効的に発揮

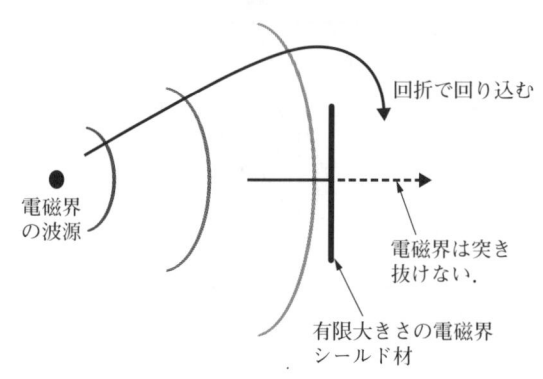

図 10.10　有限の電磁界シールド材を波源から離して置いたときの遮断効果の劣化

できる．実際のOAエプロンやOAフィルタは有限の大きさであり，開口しているので，KEC法などで素材としての電磁界シールド効果が得られたとしても，実際の製品でも遮断効果があるのかは別途再検証しなければならない．

関連する報告が過去にある．平出真一郎らは，電磁界シールド機能を持つニットを開発した［10.12］．アドバンテスト社の近傍電磁界シールド測定装置（図10.9）で測定を行い，シールド効果のあるニットを完成させた．その素材で，パソコンなどから漏洩する300 MHz以下の電磁界をシールドできるベストを製造したが，ベストという被服に仕上げた状態での電磁界シールド特性の検証は行われていない．素材としての繊維に電磁界シールド機能があれば，そのままOAエプロン・被服などに加工しても機能が生かされていると誤解する向きが多い例である．

電磁界シールド繊維を用いて，携帯電話ハンドセットから放射される電波による心臓ペースメーカの誤動作防止の研究も行われている．垂澤らによる研究では，10 cm×10 cmのサイズの金属繊維をファントムの上に置き，1 cmの距離に置いたダイポールアンテナから発射された1 GHzの電磁界の減衰量を測定している［10.13］．KEC法で48 dBの電磁界減衰効果のあった繊維でも，13 dBの効果しか得られていない．さらに，報告では数値は記載されていないが，「アンテナと金属繊維の距離を大きくすると減衰度は低下した」とある．これは，KEC法で効果が得られても有限の大きさのシールドでは図10.10に示す回折効果で電磁界シールド効果が発揮できなくなることを意味している．

加納隆らによる同様な報告がある［10.14］．携帯電話の電波による心臓ペースメーカの誤動作を防ぐために，KEC法では50 dBのシールド繊維を無線機とファントムの間に挿入し，ファントム内の電界強度を測定した．そのデータを図10.11に示す．距離が短い場合は40 dB程度の減衰度が得られるが，距離を離すと減衰度は低下している．加納らは10 cmのところまで実測しているが，そのデータを延長していけば，40 cm程度の距離ではシールド効果が回折効果によって皆無になることがわかる．この場合は，距離が離れたときに回折効果でシールド効果が発揮できなくても，そうした距離ではペースメーカは携

241

第10章 身のまわりの電磁界

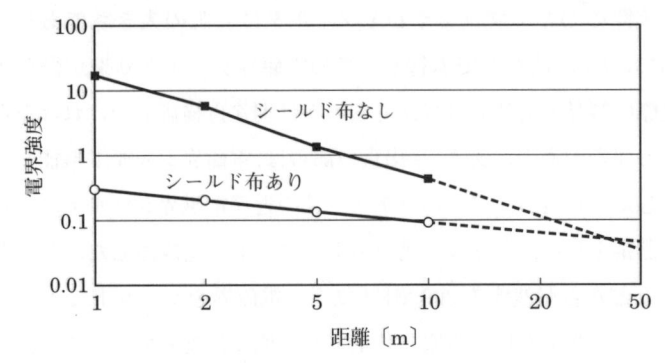

図10.11 ペースメーカの電磁界防護にシールド布の効果(アマチュア無線機, 433 MHz, 1 W)
[10.14]

帯電話の電波によって影響を受けず，近距離で影響を受けるような場合にシールド布の効果が発揮しているので，このシールド布の効能はあるといえる．

10.8.5 化学繊維協会のガイドライン

日本化学繊維協会では，次のような統一試験方法を「ガイドライン」として定めている．日本化学繊維協会のWebページに次のように示されている．

① 電磁界シールド効果の測定方法はKEC法とする．シールドボックス内で特定周波数の電磁界を発信させ，試料を通過する電界および磁界を他方で受信し，試料通過による減衰を測定する．周波数範囲は10 MHz〜1,000 MHz．
② 表示には，周波数に対応した電界および磁界の遮蔽率を明記する．また，電界部分だけを表示する場合は「電磁界（電界）」磁界部分のみを表示する場合は「電磁界（磁界）」と明記する．
③ 注として，本測定方法は試料間の電磁界シールド効果を把握するための測定方法である．再現性に優れた方法ではあるが，測定条件が実際の着用条件とは異なるので，この測定値は製品のシールド効果を表しているものではない．製品のシールド効果は，実際の着用条件に合わせた測定方法により確認する必要がある，

10.8.6　OA電磁界防護エプロンの効果はない

　VDT作業に関連する電磁界の健康影響に関しては，第9章で述べた．VDT作業における電磁界の影響に不安を感じて，OA電磁界防護エプロンを使用しているケースがある．

　OA電磁界防護エプロンの場合，使用しているシールド繊維で頭の天辺から足のつま先まで1mmのすきまもなく覆えば，99%電磁界をカットすることが可能である．しかし，有限の大きさの電磁界シールド繊維（生地）を身につけただけでは，電磁界は縁から回り込む性質を持っているので，OA電磁界防護エプロンはほとんど電磁界の防護効果が発揮できなくなり，気休めの効果しかない．

　冨永によれば，VDT電磁界環境やオフィス内の電磁界環境が健康に悪影響を生じさせる可能性はきわめて小さい［10.15］．電磁界防止エプロンの使用，配付の妥当性について質問がしばしば寄せられるが，その必要性はないと言えよう．必要なのは，時間規制，作業量規制や一般的環境対策であり，電磁界防止エプロンの使用でVDT作業の精神的な負担やストレスから注意がそれるようならば，むしろ逆効果である．

　OA作業環境では，図10.12にあるように，OA電磁界防護エプロンがあっ

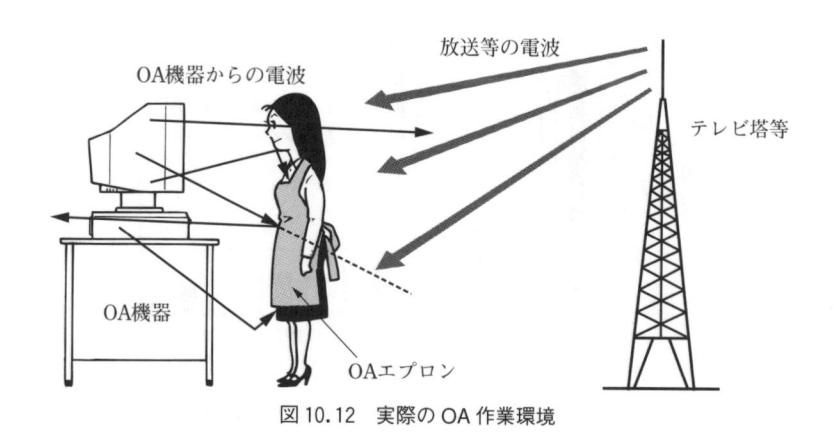

図10.12　実際のOA作業環境

ても電磁界は回り込むし，OA機器からの電磁界だけではなく，テレビ塔からの電磁界（電波）もある．OA機器から漏洩する電磁界の中でも，電波の帯域（30 MHz〜1,000 MHz）はテレビジョン放送などの電気通信に影響を及ぼさないように規制され，設計されている．したがってこうした電波帯域では，OA機器から漏洩する電磁界をOA電磁界防護エプロンで防護しても，実質的に意味はない．

10.8.7 OA電磁界防護エプロンと画面フィルタの効果検証

VDTからの電磁界防護で何らかの意味が残っているのは，低周波電磁界である．低周波電磁界に関しては現在も研究が行われていることもあって，健康影響を気にする人もいる．電界は過去の研究からほとんど問題はないとされているので，磁界の影響が注目されている．そこで筆者らの報告を紹介する[10.16]．低周波電磁界に着目して，OA電磁界防護エプロンとOA画面フィルタの電磁界効果を調査した．

OA画面フィルタの測定結果を図10.13に示す．VLF磁界の効果測定で，14インチCRTタイプVDTの前面にOA画面フィルタを置き，画面の前方20 cmの所にループコイルを置いて，スペクトロアナライザで周波数分析

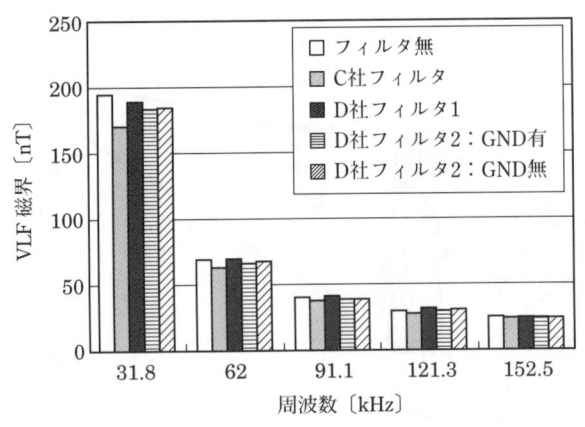

図10.13 各種OAフィルタのVLF磁界低減効果

を行いながら磁界を測定した．図 10.13 から見てわかるように，磁界に対するシールド効果はない．

OA 画面フィルタの電界シールド効果を表 10.9 に示す．画面フィルタは NR 社製で，大地への接地線が取り付けてあり，測定は接地して行った．VDT は，低周波電磁界の規制以前の旧タイプを用いた．その結果は，正面では確かに電界強度は半減しているが，その他の方向では効果がないことがわかった．

次に，OA 電磁界防護エプロンに関する筆者らの報告を紹介する［10.16］．測定は 17 インチ CRT タイプ VDT を木製台の上に置き，画面の前方 40 cm に OA エプロンを非金属の支持棒に吊り下げ，さらに 10 cm の距離にコンビノバ社製低周波電磁界測定器のプローブを設置して行った．ELF と VLF の 2 バンドで電界と磁界を測定した結果を表 10.10 に示す．電界に関しては 2% のカットから最良で 22% のカット率に過ぎず，磁界に関してはほとんど効果がなかった．

このように，OA 電磁界防護エプロンや OA 画面フィルタの金属素材では，

表 10.9 OA フィルタの電界シールド特性例

	ELF			VLF		
	フィルタ無し	フィルタ有り	減衰率	フィルタ無し	フィルタ有り	減衰率
正面	36.80	15.99	56.5%	5.30	1.92	63.8%
90 度	22.30	17.28	22.5%	7.02	6.20	11.7%
180 度	21.00	18.60	11.4%	6.51	6.31	3.1%
270 度	27.00	24.50	9.3%	3.98	3.20	19.6%

単位：電界〔V/m〕

表 10.10 OA 電磁界防護エプロンの電磁界シールド効果の測定［10.16］

電磁界の種類	MPR II 推奨値	エプロン無し	A 社製	B 社製 (Ni メッキ)	B 社製 (Cu メッキ)
VLF 電界	2.5 V/m	1.96 V/m	22% カット	2% カット	9% カット
ELF 電界	25 V/m	2.12 V/m	22% カット	8% カット	10% カット
VLF 磁界	25 nT	8.16 nT	2% カット	1% 増加	変わらず
ELF 磁界	250 nT	50.6 nT	変わらず	変わらず	変わらず

その物理的な特性から低周波磁界を遮断することはできないが，シールド素材を接地することで電界を遮断できる可能性はある．OA画面フィルタの低周波電界防護機能は，画面フィルタを接地して使用することができるので，シールド効果は発揮できる．一部のカタログにはそのように記載されている．

10.8.8 携帯電話ハンドセット用電磁界防護グッズ

携帯電話の電波（電磁界）の健康影響に関する不安感は世界共通で，日本だけではなくイギリスでもそうした防護グッズが販売されている．イギリスのDTI（貿易産業省）は，携帯電話から発せられる電磁界をカットもしくは吸収できるとして一般に販売されている防護グッズに関する調査を行い，2001年に結果を報告した［10.17］．実効的に電磁界防護効果がないものや，大幅に電磁界をカットできると同時に携帯電話機の通信性能まで落としてしまうものがあげられている．

表10.11にシールドケースの場合の測定結果をまとめた．SC-1からSC-4までの4種類のグッズを携帯電話に取り付けた場合と取り付けない場合において，電話機本来の目的である通信電力，発信電界強度，1g当たりの頭部のSAR

表10.11　携帯電話用シールドケースの電磁界防護効果［10.17］

電話器	防護グッズ	相対通信電力〔dB〕	最大電界強度〔V/m〕	最大1g SAR〔W/kg〕	通信電力低減率〔%〕	1g SAR低減率〔%〕
Nokia 5110	なし	5.2	50.6	1.708	83.8	97.1
	SC-1	－2.7	8.2	0.049		
Ericsson T10s	なし	2.4	28.5	0.552	6.7	24.6
	SC-2	2.1	24.6	0.416		
Nokia 5110	なし	5.1	46.9	1.521	－25.9	18.2
	SC-3	6.1	42.3	1.245		
Ericsson T10s	なし	2.0	23.5	0.528	－44.5	87.1
	SC-4	3.6	8.6	0.068		

表10.12 携帯電話の受話器の部分に貼り付ける電磁界防護グッズの効果（抜粋）[10.17]

電話器	防護グッズ	電話の位置	相対通信電力〔dB〕	最大電界強度〔V/m〕	最大1g SAR〔W/kg〕	通信電力低減率〔%〕	1g SAR低減率〔%〕
Ericsson A1018s	none	15 degree	6.2	26.19	0.442	4.50	10.86
	ES-1		6	23.66	0.394		
Nokia 3210	none	cheek	2.4	45.74	1.366	2.28	0.88
	ES-2		2.3	46.13	1.354		
Ericsson A1018s	none	cheek	5.7	44.53	1.352	0.00	－19.53
	ES-2		5.7	47.91	1.616		
Ericsson T10s	none	cheek	－0.1	30.69	0.654	－41.25	－7.49
	ES-2		1.4	32.92	0.703		

を測定し，グッズによる減衰率を求めた．結果はSC-1，SC-4は87%から98%のSAR低減となっている．しかし，SC-1は本来の通信能力を83%以上も低下させている．これは，携帯電話の通信システムから判断して，ハンドセットから中継塔に向かってより大きな送信電力を発信させなければならなくなり，バッテリーの消耗になる．SC-2はSAR低減効果が少ないが，通信能力への影響も少ない．

表10.12は，通話中に耳と接するスピーカ部分（受話器）にのみ装着して電磁界カットを試みる製品に関する効果検証結果である．このグッズだけでは効果は非常に薄い．SARの低減は良いものでも10.9%であり，最悪では19.5%も悪化する．全体を見れば，SAR削減効果はないと言える．

10.8.9　実際の使用の局面を模した試験法

これまでに述べてきたように，ほとんどの電磁界防護グッズは科学的な効果の検証が行われていない．わずかに，実際の使用の局面を模した手法が報告されたケースがある．黒川悟らは，携帯電話などによる心臓のペースメーカの誤動作を防ぐために被服にシールド繊維を使用し，この防護効果の検証法として図10.14に示す方式を開発した［10.18］．生体を模したファントムの中には，

第10章 身のまわりの電磁界

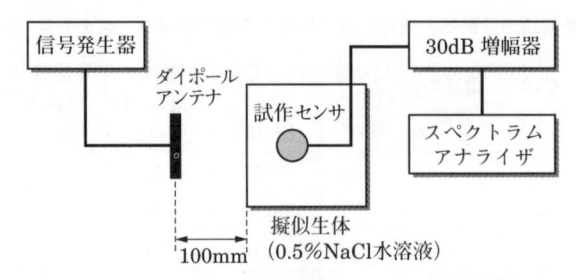

図10.14 ペースメーカへの電磁界防護シールド効果試験法 [10.18]

生理食塩水を満たした．内部に挿入する電界センサとして，実際に使用されている心臓のペースメーカ電極構造を考慮し，特性インピーダンス 50Ω の同軸ケーブルの先端に生体等価インピーダンスとして 510Ω の抵抗を接続したものを開発した．

この手法で試作した電磁界防護被服には，24.5 dB のシールド効果があることが実証された．この手法は，ファントム内部のセンサの感度が近接して置かれた金属性物体（電磁界シールド繊維）によって低下したとしても，最終的に心臓ペースメーカの電極に誘導する電磁界ノイズ成分が減少すればよいので，心臓ペースメーカへの影響度の評価法としては妥当である．

10.8.10 完璧な電磁界防護服の例

回折のない電磁界の防護服も開発され，使用されている．これは図10.15に示すように，宇宙服のごとく頭から手の先，足の先にいたるまで完璧に隙間なく覆うようにできている．無線通信設備などの保守作業のために，強い電波を発信している送信アンテナに近接して作業を行う人のための防護服である．防護の主役は，この防護服の中に埋め込まれたステンレススティールである．

10.8.11 その他の電磁界防護グッズ

その他に多様な電磁界防護グッズがある．これらの防護用品に関しては，安全性を含めて副作用がないか，すなわちマイナスイオンを発生させるために微量であるが放射性物質が含まれていないか，あるいはAC電源のアース側を検

10-8 電磁界防護用品の効能

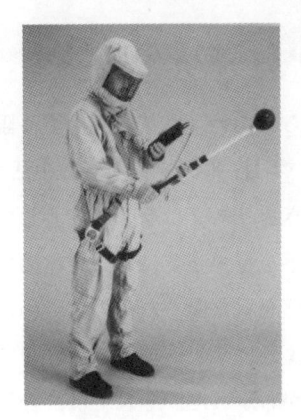

提供：アステック
図10.15　KW-Dard™の写真

出して機器の筐体を接地することで電界の放射を抑える用品が，何らかの故障や誤操作でAC電源のホット側に接続となり，感電事故の発生に繋がらないか，などを確かめる必要がある．

| 10.8.12　防護グッズへの対処 |

これまでに述べてきたように，ほとんどの電磁界防護グッズにおいて，科学的に検証して実使用の局面で効果があるものは皆無といえる．それでは，どうやって電磁界の健康影響を防ぐべきか，電磁界防護グッズによる防護ではなく，電磁界の発生源から少しでも離れること，使用時間や傍にいる時間を減らすこと，この二つが重要な防護手段である．

第10章 身のまわりの電磁界

この章のまとめ

　電気のない生活は考えられない．電気を利用する限り電磁界の問題は避けて通ることはできない．長い年月，電気を使用して生活をしてきて，特段の問題・障害がないのであれば大きなリスクはなく，安心してもよいといえる．いたずらに電磁界に関する不安感を持つ必要はない．電磁界防護グッズの科学的な効能はほとんどなく，不安感を取り除くための気休めの効果しかない．

　しかし，本章で述べたように，生活環境では今まで気がつかなかったような電磁界の曝露があることがわかった．それでは，今後いかに対処すべきか？

　電気文明の長所（至便）と短所（リスク）を冷静に，科学の目で考えていく必要がある．予防原則には，こうした情報の把握（理解）も含まれる．

あとがき

まだ結論は出ない

　電磁界の健康影響はこれまでに「基礎コース」として述べてきたように，幅が広く奥行きも深い．それゆえに，これまでの研究でわかったこともあればまだわかっていないことも多い．

　「健康影響があった」という報告だけを恣意的に集めれば「電磁界は危険」という結論になり，「健康影響は見つからなかった」という報告だけを恣意的に集めれば「電磁界は危険ではない」ということができる．本書では，双方の報告を併記し，色々な情報を羅列するように解説した．そして，情報の羅列にとどめ，結論は記述しなかった．本書を読まれた方は本書をベースにして，この電磁界の健康問題を，科学の目で冷静に考えて欲しい．また学究的な立場にある方は，さらなる研究を推し進めてほしい．問題があるという研究と，問題がないという研究結果のどちらが正しいのか，なぜ相反する結果が出るのかを究明しない限り，このテーマの結論は出ない．

リスク

　リスクの考え方のひとつに，「特定の環境要因によるリスクを可能な限り最低にすることは，全体としてのリスク低減にはならない」というものがある．世の中に存在すると考えられる健康影響の要因は，電磁界だけではない．また，個人の立場で軽微なリスクを過度に怖がると，それが精神的なストレスとなって思わぬ健康障害を招くおそれがある．これは明らかなリスク増大である．

　本書で紹介したICNIRPガイドラインなどでは，「低周波電磁界の限界値は，50 Hzなどでは1 mT」という提案があり，これを規制の対象と考えるレベルであるとすれば，IARCの判定のもととなった小児白血病のリスク増大とい

う「0.4μT以上の曝露」というレベルとの乖離をいかに考えるか，これは筆者のみならず，読者全員の考えるテーマである．

　参考までに，IARCの低周波磁界の発癌性判定2Bを受けて，日本でのリスクを推定したデータがある．小児白血病の発症率を年間10万人当たり3〜4例とし，15歳未満の人口を2,000万人，0.4μT以上の低周波の磁界曝露を受けている割合を2〜3%として低周波磁界によるリスクを2倍とした場合，年間の推定余剰リスクは12（16）〜18（24）人と推定される．

　このようなリスクをいかに考えるか，学究的な立場の人や政策決定者のみならず，市民レベルでもこのテーマに取り組む必要がある．そのためには情報公開も必要であり，市民の勉強も必要と思われる．

本書のあとに読むべき本の紹介

　本書は，基礎コースの本としてまとめた．本書の記述に当たって参考にした文献は巻末に掲載してあるが，本書の後に以下に示す専門書を読むことをすすめる．⑤は内容的には古くなっているが，専門的な知識の基礎コースの本として候補にあげておきたい．筆者もこの本の入手がきっかけとなって，電磁界の健康影響の世界に踏み込んだ．

① 　上野照剛，重光司他編「生体と電磁界」学会出版センタ（2003）
② 　「電磁界の生体影響に関する現状評価と今後の課題」電気学会（1998）
③ 　「電磁界の生体影響に関する現状評価と今後の課題　第Ⅱ期報告書」電気学会（2003）
④ 　高周波電磁界の生体効果に関する計測調査技術専門委員会編「電磁界の生体効果と計測」コロナ社（1995）
⑤ 　大森豊明編著「電磁気と生体」日刊工業新聞社（1987）

　そして，当然ながら，本書に紹介したものに限らず，原著論文を読むことをすすめる．インターネット全盛の時代であるが，インターネットに公開されている情報は，すべてが必ずしも科学的な見地に立っているとはいえない．原著

論文に触れることにより，本書の中で数行だけ概要を紹介した研究はどのようにして行われたのかが理解できて，徐々にこのテーマを深く理解できるようになる．

最後に，本書のカバーデザインや挿絵として使用した郵便切手は，筆者のコレクションである．

謝　辞

最後に，本書をまとめる機会を作っていただいた東京電機大学出版局の植村八潮さんに感謝いたします．

―――――――― 著者紹介 ――――――――

み うらしょうえつ
三浦 正悦

1948年秋田県生まれ，1969年国立秋田高専・電気工学科を卒業，同年NECホームエレクトロニクス（株）に入社，2000年に退職するまでにテレビ受信機およびパソコン用モニタの開発などに従事．

電気に関連する郵便切手を40年間専門収集．

現在，電磁界の健康影響に関して研究，生体電磁気学会会員，日本産業衛生学会会員，（社）電子情報技術産業協会のEMF専門委員会幹事．

著　書　「おもしろ電気通信の歴史」総合電子出版社（2003）
　　　　「仕事で使うデジタルカメラ」共著，リック（1997）

参考文献

第1章の参考文献
[1.1] EMF RAPID, "EMF Electric and Magnetic Field Associated with the Use of Electric Power 'Question and Answer'", NIEHS, 2002

第2章の参考文献
[2.1] 電波防護標準規格「ARIB RCR STD-38」電波産業会, 1998
[2.2] 相本篤子他「平成3年度電磁波の安全性に関する調査研究・報告書（2）疫学的文献概要」EMC, No. 62 p. 76-90, 1993
[2.3] J. E. Manson et al, "Walking Compared with Vigorous Exercise for the Prevention of Cardiovascular Events in Women", New England Journal of Medicine, No. 347, p. 716-72, 2002
[2.4] 加藤正道「医学的側面から見た個体・動物レベルでの研究」第1回電磁界の生体影響に関するシンポジウム予稿集, 電気学会, 1997

第3章の参考文献
[3.1] 近藤宗平「人は放射線になぜ弱いか？」講談社ブルーバックス, 講談社, 1991
[3.2] 草間朋子「放射能 見えない危険」読売科学選書, 読売新聞社, 1990
[3.3] 深見哲男「次世代山岳救助無線システムの提案と課題」平成14年度電気関係学会北陸支部連合大会, C-38, p. 174, 2002
[3.4] G. Kubinyi et al, "Effect of Continuous-Wave and Amplitude-Modulated 2.45 GHz Microwave Radiation on the Liver and Brain Aminoacyl-Transfer RNA Syntheses of in Uetro Exposed Mice", BioElectroMagneitcs, Vol. 17, p. 497-503, 1996
[3.5] 電気学会「第1回電磁界の生体影響に関するシンポジウム予稿集」, 1997
[3.6] 国際非電離放射線防護委員会（ICNIRP）「時間変化する電界，磁界および電磁

　　　　界への曝露制限のためのガイドライン（300 GHz まで）」, 1998

[3.7]　島田信勝他「500 kV 送電線によって起きる静電誘導電圧の生体に及ぼす影響の程度について（1）」日本医師会雑誌, Vol. 62, No. 10, 1969

[3.8]　N. Wertheimer, E. Leeper, "Electrical Wiring Configuration and Childhood Cancer", American Journal of Epidemiology, Vol. 109, No. 3, p. 273-84, 1979

[3.9]　IARC, "Monographs on the Evaluation of Carcinogenic Risks to Humans", Static and Extremely Low-Frequency Electric and Magnetic Fields, Vol. 80, 2001

[3.10]　S. K. Dutta et al, "Radio Frequency Radiation-Induced Calcium Ion Efflux Enhancement from Human and Other Neuroblastoma Cell in Culture", BioElectromagnetics, Vol. 10, p. 197-202, 1989

[3.11]　M. Feychting et al, "Magnetic Fields and Cancer in Children Residing near Swedish Hgh-Voltage Power Lines" American Journal of Epidemiology, 1993

[3.12]　M. S. Linet et al, "Residential Exposure to Magnetic Fields and Acute Lymphoblastic Leukemia in Children", The New England Journal of Medicine, Vol. 337, p. 1-8, 1997

[3.13]　久光正他「超低周波交流磁気の非熱効果による白血病細胞のアポートシス誘導」磁気と生体研究会誌, 第 23 巻, 1996

[3.14]　伊坂勝生他「身の周りの電磁界」第 1 回電磁界の生体影響に関するシンポジウム予稿集, 電気学会, 1997

[3.15]　K. Fransson, "Electomagnetic Hypersensitivity among Members of the TCO Association", TCO, 1996

[3.16]　"Eectromagnetic Fields, Electromagnetic Hypersensitivity and Neurological Disease-a review 1998：23", National Institute of Working Life, 1998

[3.17]　電気安全環境研究所「第 4 回電磁界の健康影響に関するシンポジウム予稿集」2003

第 4 章の参考文献

[4.1]　電気学会高周波電磁界の生体効果に関する計測技術専門委員会編「電磁界の生体効果と計測」コロナ社, 1995

[4.2]　高村勉他「電圧印加で植物の成長促進を試みる」EMC, No. 54, 1992

[4.3]　志賀健「磁場の人体影響」日本医事新報, No. 3732, 1995

[4.4]　上野照剛「磁界の生体作用」医器学, Vol. 69, No. 5, 1999

[4.5]　J. Jejte et al, "Influence of a 7 mT Static Magnetic Field and Iron Ions on Apoptosis and Necrosis in Rat Blood Lymphocytes", Journal of Occupational Health, 2001

[4.6]　中川恭一「磁気健康法」実業の日本社, 1979

[4.7]　中川恭一「続・磁気健康法」実業の日本社, 1986

[4.8]　R・ベッカー著, 舟瀬俊介訳「クロス・カーレント」新森書房, 1993

[4.9]　R. Becker, "Cross Currents", G. P. Putnam's Son, 1990

[4.10]　前田坦「生物は磁気を感じるか」講談社ブルーバックス, 講談社, 1985

第5章の参考文献

[5.1]　WHO, "Environmental Health Criteria 35：Extremely-Low Frequency (ELF) Fields", Geneva, 1984

[5.2]　大森豊明「電磁気と生体」日刊工業新聞社, 1987

[5.3]　城内博他「VDT 作業と電磁波」あたらしい眼科, Vol. 8, No. 2, p. 197-207, 1991

[5.4]　WHO, "Environmental Health Criteria 69：Magnetic Fields", Geneva, 1987

[5.5]　A. Ahlbom et al, "A Pooled Analysis of Magnetic Fields and Childhood Leukemia", British Journal of Cancer, Vol 83, No 5, p. 692-698, 2000

[5.6]　兜真徳「生活環境中電磁界による小児の健康リスク評価に関する研究報告書」文部科学省のインターネットで公開, 2003

[5.7]　M. Feychting et al, "Magnetic Fields, Leukemia, and Central Nervous System Tumors in Swedish Adults Residing near High-Voltage Power Lines", Epidemiology, Vol. 5, No. 5. 1994

[5.8]　P. J. Villeneuvea et al, "Brain Cancer and Occupational Exposure to Magnetic Fields among Men：Results from A Canadian Population-based Case-control Study", International Journal of Epidemiology, Vol. 31, p. 210-217, 2002

[5.9]　De-Kun Li et al, "A Population-Based Prospective Cohort Study of Personal Exposure to Magnetic Fields during Pregnancy and the Risk of Miscarriage", Epidemiology, Vol. 13, p. 9-20, 2002

[5.10] H. Jonai et al, "Cytokine Profile of Human Peripheral Blood Mononuclear Cells Exposed to 50 Hz EMF", Industrial Health, 1996

[5.11] J. Miyakoshi et al, "Increase in Hypoxanthine-Guanine Phosphoribosyl Transferase Gene Mutations by Exposure to High-Density 50-Hz Magnetic Fields", Mutat. Res. Vol. 349, p. 109-114, 1996

[5.12] 宮越順二「低周波電磁界の生体影響(細胞生物学的影響)」生体電磁界シンポジウム予稿集, 2003

[5.13] R. P. Liburdy et al, "ELF Magnetic Field, Breast Cancer and Melatonin：60 Hz Fields Block Melatonin's Oncostatic Action on ET + breast Cancer Cell Proliferation", J. Pineal Res, Vol. 14, p. 89-97, 1993

[5.14] M. Ishido et al, "Magnetic fields (MF) of 50 Hz at $1.2\mu T$ as well as $100\mu T$ Cause Uncoupling of Inhibitory Pathways of Adenylyl Cyclase Mediated by Melatonin 1 a Receptor in MF-Sensitive MCF-7 Cells", Carcinogenesis, Vol. 22, p. 1043-1048, 2001

[5.15] S. Tachiiri et al, "Simultaneous Exposure to Extremely Low Frequency (60 Hz/5 mT) Electromagnetic Fields and Melatonin Does Not Affect the Proliferation Rate of MCF-7 Cells", Electricity and Magnetism in Biology and Medicine (Edited by Bersami), p. 841-843, Kluwer Academy/Plenum Publishers, 1999

[5.16] J. M. R. Delgado, "Embryological Changes Introduced by Week, Extremely Low Frequncy Electromagnetic Fields", J. Anat, 134, p. 533-551, 1982

[5.17] R. Berman et al, "Development of Chicken Embryos in Pulsed Magnetic field", BioElectromagnetics, Vol. 11, p. 169-187, 1990

[5.18] 小穴孝夫「鉄道の磁場環境とその安全性」JR総研月例発表会予稿集, 2001

[5.19] M. Yasui et al, "Carcinogenicity Test of 50 Hz Sinusoidal Magnetic Field in Rats", Bio ElectroMagnetics, Vol. 18, No. 8, 1997

[5.20] NIEHS NIH, "Assessmutent of Health Effects from Exposure to Power-Line Frequency Electric and Magnetic Fields", NIEHS Working Group Report, NIH Publication No. 98-3981, 1998

[5.21] NIEHS NIH, "NIEHS Report on Health Effects from Exposure to Power-Line Frequency Electric and Magnetic Fields", NIH Publication No. 99-4493, 1999

[5.22] WHO-IARC, "Static and Extremely Low-Frequerncy (ELF) Electirc and Magnetic Fields", Monograph on the evaluation of Carcinogenic Risk to Humans, Vol. 80, Part 1, 2002

[5.23] A. I. Vistnes et al, "Exposure of Children to Residential Magnetic Fields in Norway, "Is Proximity to Power Lines an Adequate Predictor of Exposure ? ", Bio Electromagnetics, Vol. 18, No. 1, p. 47-57, 1997

第6章の参考文献

[6.1] 電気学会「電磁界の生体影響に関する現状評価と今後の課題」, 1998

[6.2] S. M. Michaelson et al, "Physiologic Aspects of Microwave IIradiation of Mammals", American Journal of Physiology, Vol. 201, p. 351-356, 1961

[6.3] A. W. Guy et al, "Effects of 2450 MHz Radiation on Othe Rabbit Eye", IEEE Trans, Microwave Theory Tech, Vol. 23, p. 492-498, 1975

[6.4] D. B. Williams et al, "Biological Effects Studies on Microwave Radiation : Time and Power Thresholds for the Production of Lens Oopacities by 12.3 cm Microwaves", USAF School of Aviation Medicine, p. 55-94, 1955

[6.5] R. L. Carpenter at al, "The Action of Microwave Power on the Eye", J. Microwave Power, Vol. 3, p. 3-19, 1968

[6.6] H. A. Kues et al, "Effect of 2.45 GHz Microwaves on Primate Corneal Endothelium", Bioelectromagnetics, Vol. 6, p. 177-188, 1985

[6.7] 斎藤賢一他「サルの眼のマイクロ波照射実験」電子情報通信学会, ELF 及び RF 電磁界の生体影響研究会資料, No. 5, 1992

[6.8] S. M. Barwin et al, "Effects of Modulated VHF Fields on the Central Nervous System", Annals of the New York Academy of Science, Vol. 247, p. 74-81, 1975

[6.9] N. H. Stenbeck, "Microwave Debate", MIT Press, 1985

[6.10] 斉藤賢一他「ニワトリ有精卵およびマウス胎生期における高周波照射が鰐化率, 諸臓器重ならびに遅延型皮内反応におよぼす影響」成長, 1989

[6.11] M. Repaachili et al, "Lymphomas in $E\mu$ -Piml Transgenic mice Exposed to Pulsed 900 MHz Electromagnetics Fields", Radiation Research, Vol. 147, p. 631-640, 1997

[6.12] M. Bornhausen et al, "Prenatal Exposure to 900 MHz, Cell-Phone Electromagnetic Fields Had No Effects on Operant-Behavior Performance of Adult Rat", Bio ElectroMagnetics, Vol. 21, No. 8, 2000

[6.13] E. E. Matntiply et al, "Summary of Measurement Radio-frequency Electric and Magnetic Fields (10 kHz to 30 GHz) in General and Work Environment", Bio-electromagnetics, Vol. 18, p. 563-577, 1996

[6.14] 城内博「職場における電磁環境問題」プラズマ・核融合学会誌, Vol. 75, No. 1, 1999

[6.15] フリーマントル著, 新庄哲夫訳「KGB」新潮選書

[6.16] 吉永良正「電磁波が危ない」カッパサイエンス, 光文社, 1989

[6.17] A. M. Lilienfeld et al, "Evaluation of Health Status of Foreign Service and Other Employees from Selected Eastern European Posts, Final Report", NTIS PB-288163. U. S. Department of Commerce, 1978

[6.18] 多氣昌生「高周波電磁界について」第1回電磁界の生体影響に関するシンポジウム予稿集, 電気学会, 1997

[6.19] 徳丸仁「電磁波は危なくないか」講談社ブルーバックス, 講談社, 1989

[6.20] H. Dolk et al, "Cancer Incidence near Radio and Television Transmitters in Great Britain 1：Sutton Coldfield Transmitter", American Journal of Epidemiology, Vol. 145, No. 1, 1997

[6.21] H. Dolk et al, "Cancer Incidence near Radio and Television Transmitters in Great Britain 2：All High Power Transmitters", American Journal of Epidemiology, Vol. 145, No. 1, 1997

[6.22] K. Fulleret al, "NRPB-W 23, Radio-frequency Electromagnetic Fields in the Cookridge Area of Leeds", National Radiological Protection Board, 2002

[6.23] Q. Balzano et al, "Electromagnetic Energy Exposure of Simulated Users of Portable Cellular Telephones", IEEE Tran. On Vehicular Tech, p. 390-403, 1995

[6.24] H. N. Kritikos et al, "Hot Spot Generated in Conducting Spheres by Electromagnetic Waves and Biologica 1 Implications", IEEE Trans. BME, Vol. 19, No. 1, p. 53-58, 1972

[6.25]　藤原修他「携帯電話の電磁界による頭部内のホットスポット形成と SAR の FDTD 解析」電子情報通信学会論文誌 B, Vol. J 83-B, No. 1, p. 81-87, 2000

[6.26]　「電磁波影響の研究」日経バイト, 2002 年 9 月号, p. 70-90, 2002

[6.27]　三浦正悦「携帯電話からの電磁界を中心として：電磁界が生体へ及ぼす影響に関する小研究」トランジスタ技術, 2003 年 1 月号, CQ 出版社, 2003

[6.28]　T. Hondou, "Rising Level of Public Exposure to Mobile Phones：Accmulation through Additivity and Reflectivity", Journal of the Physical Society of Japan, Vol. 71, No. 2, p. 432-435, 2002

[6.29]　A. Toropainen, "Human Exposure by Mobile Phones in Enclosed Areas", Bio-electromagnetios, Vol. 24, p. 63-65, 2003

[6.30]　J. D. Boice Jr. et al, "Epidemiologic Studies of Cellular Telephones and Cancer Risk-A Review", SSI report, 2002

[6.31]　不要電波問題対策協議会「医用電気機器への電波の影響を防止するため－携帯電話端末などの使用に関する調査報告書」電波産業会, 1997

[6.32]　「電波の医用機器などへの影響に関する調査研究報告書」電波産業会, 2002

[6.33]　須賀幾他「ペースメーカ植込み患者に及ぼす携帯電話の影響」セラピューテックリサーチ, 23 巻, 3 号, 2002

第 7 章の参考文献

[7.1]　高嶋廣夫「遠赤外線の科学」工業調査会, 2000

[7.2]　「低エネルギーの電子でも DNA が破壊」日経サイエンス, 2003 年 11 月号. p. 14-15, 2003

[7.3]　ワークサイエンスリポート「ACGIH（2002）の物理的因子と TLVs と日本産業衛生学会（2002）の物理的因子の許容基準、および電離放射線障害防止規則の被爆限度、レーザ光線障害防止対策要綱」労働科学研究所, 2002

[7.4]　梶光雄「色の再現性について」パソコンリテラシ, 2003 年 5 月号, パーソナルコンピュータユーザ利用技術協会, 2003

[7.5]　P. E. Hartman et al, "Breakthrough of Ultraviolet Light from Various Brands of Fluorescent Lamps：Lethal Effects of DNA Repair-Defective Bacteria", Environmental and Molecular Mutagenesis, Vol. 27, No. 4, p. 306-313, 1996

[7.6]　電気学会「電気工学ハンドブック」1988
[7.7]　D'Agostini, S. DeFlora, "Potent Carcinogenicity of Uncovered Halogen Lamps in Hairless Mice", Cancer Research, Vol. 54, p. 5081-5085, 1994
[7.8]　A. Camoirano, S. DeF1ora et al, "Genotoxic Effects in Bacteria of the Light Emitted by Halogen Tungsten Lamps Having Treated Quartz Bulbs", Mutation Research, Vol. 441, p. 21-27, 1999
[7.9]　草間朋子「放射能―見えない危険」読売新聞社, 1990
[7.10]　「原子力百科事典 ATOMICA」財団法人高度情報化縛研究機構
[7.11]　労働省労働衛生課「VDTと労働衛生」日本労働総合研究所, 1986
[7.12]　酒井一夫「低線量放射線の事前照射による放射線誘発遺伝子損傷の軽減」2000年研究年報, 電力中央研究所, 2000
[7.13]　徳丸仁「電磁波は危なくないか」講談社, 1989

第8章の参考文献

[8.1]　徳丸仁「電磁波は危なくないか」講談社, 1989
[8.2]　V. P. Korobkova et al, "Influence of the Electric Field in 500 and 750 kV Switchyards on Maintenance staff and Means for its Protection", CIGRE Report 23-06, 1972
[8.3]　郵政省「電波利用における人体の防護指針」電波通信技術審議会答申第38号, 1990
[8.4]　国際非電離放射線防護委員会（ICNIRP）「時間変化する電界，磁界および電磁界への曝露制限のためのガイドラン（300 GHz まで）」ICNIRP, 1998

第9章の参考文献

[9.1]　三浦正悦「VDTからの電磁界の実態（1）X線・紫外線」産業衛生学雑誌, Vol. 43, p. A 39-A 41, 2001
[9.2]　三浦正悦「VDTからの電磁界の実態（2）非電離放射線：マイクロ波」産業衛生学雑誌, Vol. 43, p. A 56-A 58, 2001
[9.3]　三浦正悦「VDTからの電磁界の実態（3）非電離放射線：低周波電磁界」産業衛生学雑誌, Vol. 43, p. A 83-A 86, 2001

[9.4] 三浦正悦「VDTからの電磁界の実態 (4) 静電気」産業衛生学雑誌, Vol. 43, p. A 104-A 106, 2001

[9.5] 三浦正悦「液晶VDTからの電磁界」産業衛生学雑誌, Vol. 44, p. A 5-PA 8, 2002

[9.6] 林智他「VDTから出ている電離放射線」大阪大学医療技術短期大学部研究紀要, 自然科学・医療科学篇, Vol. 14, p. 53-62, 1986

[9.7] 冨永洋志夫「VDT作業の物理環境」労働科学研究所, 1990

[9.8] 日本電子工業振興協会/電波障害・イミュニティ対策専門委員会「VDTからの漏洩電磁界の放射に関する調査報告書」日本電子工業振興協会, 1991

[9.9] MPR, "Test Methods for Visual Display Units", MPR, 1990

[9.10] J. Katajainen, B. Knave (Eds.), "Electromagnetic Hypersensitivity", Proceeding 2 nd Copenhagen Conference, p. 113, 1995

[9.11] TCO'95 Certification, "Requirements for Environmental Labeling of Computers. Draft for circulation", TCO Development Unit, 1994

[9.12] JEITA-G-15-1996「情報処理機器用表示装置の低周波電磁界に関するガイドライン（第2版）」電子情報技術産業協会（JEITA）, 1996

[9.13] VDT（表示装置）セミナー「VDTからの電磁界を主とした健康影響に関する最新情報」予稿集, 日本電子工業振興協会, 1999

[9.14] 「デバイス解剖学入門：意外なディスプレイの構造-その2」月刊スーパーアスキー, 1997年7月号, アスキー, 1997

[9.15] P. ピアス編著西山勝夫訳「OA症候群―VDT労働による健康障害？」啓学出版, 1986

[9.16] 松永佳世子他「VDT作業に起因する皮膚障害が疑われた一例」弟61回日本産業衛生学会講演集, 産業衛生学会, 1988

[9.17] 渥美一成他「VDT作業における静電気の影響」臨眼, Vol. 42, No. 5, p. 554-555, 1988

[9.18] ヤン・ヴァールベルグ「皮膚疾患とVDU作業」皮膚, 第33巻, 増刊11号, 1991

[9.19] 岩井善弘「液晶ビジネス最前線」工業調査会, 1993

[9.20] 山口茂, 三浦正悦他「CRTと液晶の電磁界」第73回日本産業衛生学会講演集, p. 637, 2000

[9.21] JEITA-G-11-1996「情報処理機器用表示装置の静電気に関するガイドライン（第

3版)」電子情報技術産業協会（JEITA）,1996

第10章の参考文献

[10.1] NRC (National Research Council), "Possible Health Effects of Exposure to Residential Electric and Magnetic Fields", National Academy Press Inc., 1997

[10.2] 「電磁界の生体影響に関する現状評価と今後の課題」電気学会, 1998

[10.3] 「家電製品から発せられる電磁波（低周波磁界）測定結果報告書」家電製品協会, 2003

[10.4] 「平成7年度製品事故未然・再発防止調査報告書（カラーテレビなどの家電製品から発生する電磁波に係る調査）」日本品質機構, 1996

[10.5] 「電気用品の漏洩電波の安全性に関する調査研究報告書」日本電気協会, 1991

[10.6] E. E. Hatch et al, "Association between Childhood Acute Lymphoblastic Leukemia and Use of Electrical Appliances during Pregnancy and Childhood", Epidemiology, Vol. 9, Z 34-Z 45, 1998

[10.7] 川島正敏他「日常生活における電磁場曝露について」日本産業衛生学会, 2003年総会予稿集, 2003

[10.8] Ed Hare, "RF Exposure and You", American Radio Relay League, 1998

[10.9] P. A. Santucci et al, "Interference with an Implantable Defibrillator by an Electronic Antitheft-Surveillance Device", The New England Journal of Medicine, Vol. 339, p. 1371-1374, 1998

[10.10] 「電波の医療機器などへの影響に関する調査研究報告書」総務省, 2003

[10.11] "EMC Testing of Implantable Cardiac Pacemakers In-Vitro for EMI from Digital Cellular Telephones", Office of Science and Technology Annual report, US Food and Drag Administration, 1996

[10.12] 平出真一郎他「電磁界シールドニットウエアの開発」EMC, No. 81, p. 52-55, 1995

[10.13] 垂澤芳明他「ペースメーカにおけるシールド繊維の効果に関する実験的検討」第2回医療電磁環境研究会資料, p. 8-9, 1997

[10.14] 加納隆他「ペースメーカの電磁波障害対策としてのシールド布の効果」医器学, Vol. 69, No. 10, 1999

[10.15] 冨永洋志夫「生体と電磁環境(8)VDT の電磁界」EMC, No. 86, p. 81-93, 1995

[10.16] 滝田正徳・三浦正悦他「電磁波防護グッズの効果の検証結果」第 73 回日本産業衛生学会講演集, p. 638, 2000

[10.17] SAR Test Report 0113, "On the Effectiveness of Various Types of Mobile Phone Radiation Shields", Department of Trade and Industry, U. K., 2001

[10.18] 黒川悟他「携帯電話利用周波数電磁界による生体内利用機器への電磁界ストレス低減手法に関する研究」京都府中小企業総合センタ技報, No. 27, 1999

索　引

【ア行】

アポトーシス　77
アンテナ　51
アンテナエレメント　51
アンテナの利得　51

イニシエータ　50
インビトロ　50
インビボ　50

疫学　39
遠赤外線　170
遠方界　21

オッズ比　41, 47

【カ行】

回折　247
ガウス　15
過剰危険割合　47
カロリンスカ研究　72

基本制限　195
吸収線量　182

近傍界　21

空間インピーダンス　21

ケース・コントロール研究　40
健康影響　84
健康障害　80

交絡因子　39, 47
交流　20
国際非電離放射線防護委員会　2
国立環境研究所　1, 110
コ・プロモータ作用　51
コホート研究　41

【サ行】

サイクロトロン共鳴　99
サーカディアンリズム　100
参考レベル　195

ジアテルミ　50
磁界　14
時間変動電磁界　20
磁気閃光　107
磁気ネックレス　97

磁束密度　15
実効値　51
磁場　14
周波数　18
周波数スペクトル　20
シューマン共振　78
松果体　57
照射線量　181
症例対照研究　40
人年法　48

生体影響　84
赤外線　170
センサ　51
線量当量　182

相対危険度　41,48

【タ行】

対照　48

低周波電磁界　23
テスラ　15
電界　13
電磁波過敏症　80
電場　14
電波防護指針　193
電離放射線　9
電力密度　22

突然変異　50
トリフィールドメータ　37

【ナ行】

ネクローシス　97

ノルデック研究　72

【ハ行】

バイアス　39
ハイパーサーミア　50
ハザード　85
パブリケーションバイアス　4,48
半波長ダイポールアンテナ　19

比較死亡率比　49
微小アンテナ　29
非電離放射線　17
ヒト　51
標準化死亡比　49

ファントム　51
プール分析　109
プローブ　51
プロモータ作用　51

変異原性　51

放射線ホルミシス　60,185
ホットスポット　140,156

誤分類　126

【マ行】

マイクロ波　24
マウス　135
窓現象　70

脈流　20

メラトニン仮説　70

モスクワシグナル　142
モノポールアンテナ　27

【ヤ行・ラ行】

予防原則　90

ラジオ波　24
ラット　135

リコールバイアス　49
リスク　85
レーザ光線　171
レーザーポインタ　171

ワイヤーコード　50

【英数字】

ACGIH　53
ANSI　192

BEMS　53

EAS　244
ELF　23
EMC　53
EMF　53
EZNEC　25

Healthier-worker Effect　49

IARC　53
ICNIRP　53
ICNIRP ガイドライン　194

KEC　246

MPR 2　53
MRI　53

O/E 比　50

RAPID　122

SAR　151

TCO　54

UV-A　172
UV-B　172
UV-C　172

VDT　54
VDU　54
VLF　54

WHO 国際 EMF プロジェクト　197

【人名】

渥美　213
アルソンヴァル　107
アールボム　109
アワノワ　67
ヴァールベルグ　214
ヴィルヌーヴ　114

ガイ　135
加藤　45
加納　248
川島　237
キュース　137
グビニー　64
クリティオス　156
小穴　120
コロフコワ　193

斉藤　139
サントゥィチ　244
島田　67
シュワン　191
須賀　165

高村　96
ダッタ　70
垂澤　248
ティヨーン　213
デフローラ　178
デルガド　119
ドルク　145
トロパイネン　160

中川　97

バーウィン　138
ハッチ　232
ハートマン　176
久光　77
ビストネス　130
平出　248
フェイヒテング　72
藤原　157
ベッカー　99
ボルンハウゼン　139
本堂　158

松永　213
ミカエルソン　134
宮越　116

安井　121

ラコフ　67

リ　115
リネット　75
リリエンフェルト　142

レパチョリ　139
ワートハイマ　68

環境関連図書

水圏の環境

有田正光 編著
A5 判　420 頁
水圏（湖畔・河川・海岸・海洋等）の環境について，拡散・分散・密度流や水質の基礎から，周辺環境を考慮した景観設計まで，最新の動向を盛り込み，幅広く解説。

地圏の環境

有田正光 編著
A5 判　284 頁
土壌圏の環境問題を基礎から現状を丁寧に解説。解説コーナーを数多く設け，読者の関心に応えるように構成した。

環境問題へのアプローチ

有田正光 編著
石村多門/白川直樹 共著
A5 判　160 頁
工学と哲学の専門家が広い視点から環境問題を解説したユニークな入門書。基礎知識から個々の地球環境問題，経済活動と環境の関わり，倫理観などについて解説した。

水理学演習

有田正光/仲井正則 共著
A5 判　366 頁
各例題・問題の解答を略すことなく詳細に解説。『水理学』の本質を理解できるように配慮されており，講義のテキストや独学書として最適である。

雷保護と接地マニュアル
IT 社会のアキレス腱

加藤幸二郎/森春元 訳
A5 判　312 頁
電子通信機器の発達した今日における雷の隠れた被害を解説し，ネットワークの破壊など IT 社会の意外なアキレス腱を明らかにする。

大気圏の環境

有田正光 編著
A5 判　276 頁
大気圏の環境問題は，煙害の拡散のような局地的な問題から，オゾン層破壊など地球規模の問題まで広範囲に及ぶ。これらについて，最新の知見を含めて平易に解説した。

環境科学の基礎

岡本博司 著
A5 判　176 頁
環境問題の科学的側面をバランス良く取り上げ，幅広い関心がもてるようわかりやすくエッセンスを解説。特に地球上の人類の位置づけをグローバルかつ地球史的な視点から考えられるよう工夫した。

流れの科学

有田正光 著
A5 判　248 頁
数学的記述をできるだけ簡素化し，直感的・物理的に流体力学が理解できるように配慮して，わかりやすい教科書となるように構成した。

GPS 技術入門

坂井丈泰 著
A5 判　224 頁
GPS の基礎知識から応用，将来までを平易に解説。身近な応用例も多く紹介した，開発技術者やビジネスマンに向けた技術解説書。

時間都市
時間のポリフォニーとしての都市像

伊藤公文/松永直美 編
A5 判　192 頁
時間を一分，一年，百年，千年に区切り，都市の在り方や将来像を作品化した。制作者は建築を中心に多様な分野に渡り，海外スタッフも交え 67 の作品を掲載。

電磁界の健康影響　工学的・科学的アプローチの必要性

2004年6月20日　第1版1刷発行	著　者　三　浦　正　悦

発行者　学校法人　東　京　電　機　大　学
代表者　加　藤　康　太　郎
発行所　東　京　電　機　大　学　出　版　局
〒101-8457
東京都千代田区神田錦町2-2
振替口座　00160－5－71715
電話（03）5280-3433（営業）
　　（03）5280-3422（編集）

印刷　新日本印刷（株）
製本　渡辺製本（株）
装丁　福田和雄

Ⓒ Miura Shoetsu 2004

Printed in Japan

＊無断で転記することを禁じます。
＊落丁・乱丁本はお取替えいたします。

ISBN4-501-32400-7 C3055